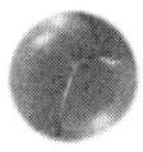

普通高等学校“十三五”省级规划教材
心理学创新系列教材

行为医学与健康

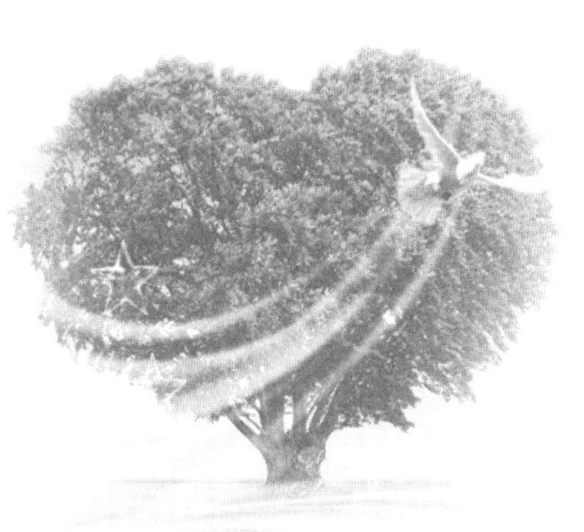

主　编　刘新民　凤林谱
副主编　沈椷华　张锡明　张志如
　　　　刘　涛
编　者（以姓氏笔画为序）
　　　　王　婷　凤林谱　刘　涛
　　　　刘培培　刘新民　吴金庭
　　　　沈椷华　张志如　张　婷
　　　　张锡明　金明琦　秦　莉

中国科学技术大学出版社

内 容 简 介

行为医学是行为科学与医学相结合而发展起来的一门新兴的交叉学科。它主要研究行为科学中与健康相关的知识和技术，并把这些知识和技术应用于疾病的预防、诊断、治疗、康复等领域。本书从行为的视角探讨和分析人类行为的发生、不良行为的危害及矫正，具体内容包括绪论、行为的心理学理论、人类行为发展的基础、人类的本能行为、健康行为改变的理论模型、健康促进与行为改变、健康教育与行为改变、健康管理与行为改变、社区行为与行为干预、常见的异常行为、慢病的行为干预、医疗行为与医患沟通、健康相关行为评估、行为干预与矫正的方法。

本书可供高等学校卫生事业管理类专业作为教材使用。

图书在版编目(CIP)数据

行为医学与健康/刘新民，凤林谱主编. —合肥：中国科学技术大学出版社，2019.9
(心理学创新系列教材)
普通高等学校“十三五”省级规划教材
ISBN 978-7-312-04739-8

Ⅰ.行… Ⅱ.①刘… ②凤… Ⅲ.行为医学—关系—健康 Ⅳ.①R395.1 ②R161

中国版本图书馆 CIP 数据核字(2019)第 174478 号

出版 中国科学技术大学出版社
安徽省合肥市金寨路 96 号，230026
http://press.ustc.edu.cn
https://zgkxjsdxcbs.tmall.com
印刷 安徽国文彩印有限公司
发行 中国科学技术大学出版社
经销 全国新华书店
开本 710 mm×1000 mm 1/16
印张 21.75
字数 439 千
版次 2019 年 9 月第 1 版
印次 2019 年 9 月第 1 次印刷
定价 48.00 元

前　言

行为医学(behavioral medicine)诞生于20世纪70年代,是运用行为科学理论研究人类行为与健康关系的学科,其研究对象和任务与当前在全球兴起的健康促进事业不谋而合。行为医学要把与健康、疾病有关的行为科学技术和生物医学科学技术整合起来,运用于疾病的诊断、预防、治疗和康复中,从行为和生活方式入手,揭示人的生命活动、健康与疾病的本质和规律,促进人类健康行为的改善与生活方式的转变,提升人类健康水平与生命质量。

当今,健康促进(health promotion)已经成为全球推进人类健康事业的重要共识。健康促进是指个人与其家庭、社区和国家一起采取措施,鼓励健康的行为,增强人们改进和处理自身健康问题的能力。1920年,Winslow首次提出健康促进的概念,将其解释为开展健康教育和制定健康政策,提倡通过个人卫生教育和健全社会机构职责,应对各种危险因素,维持和增进健康的生活水准。1986年,世界组织(WHO)在于加拿大渥太华召开的首届全球健康促进大会上提出了"健康促进"官方术语,《渥太华宪章》提出"健康促进是促使人们维护和改善他们自身健康的过程";在2000年的第五届全球健康促进大会上,世界卫生组织前总干事Brundtland认为:"健康促进就是要使人们尽一切可能让他们的精神和身体保持在最优状态,宗旨是使人们知道如何保持健康,在健康的生活方式下生活,并有能力做出健康的选择"。后来,美国《健康促进杂志》认为:"健康促进是帮助人们改变其生活方式以实现最佳健康状况的科学(和艺术)。最佳健康被界定为身体、情绪、社会适应性、精神和智力健康的状态。生活方式的改变会得到提高认知、改变行为和创造支持性环境等三方面联合作用的促进。在三者之中,支持性环境是保持健康持续改善的最大因素。"以上概念框架提出了最佳健康纬度和健康促进的层次。2016年11月21日,由我国与世界卫生组织共同主办的第九届全球健康促进大会在上海举行,发表了《2030可持续发展中的健康促进上海宣言》,呼吁在所有可持续发展目标中促进健康,为全球健康治理规划新方案。从《渥太华宪章》以来30多年的研究说明,人们的健康既取决于个人选择,同时也取决于社会行动。

行为医学关注的核心问题、研究对象、多学科方法等,与当前健康促进的理念、内容与方法高度契合。行为医学聚焦于影响疾病和健康的行为或危险因素,必将成为健康促进的重要理念与方法之一,其研究成果将为健康促进事业做出特别的贡献。本书正是为了满足当前与未来医学与健康发展的需要,探索行为医学在健康促进中的作用,为健康促进提供行为医学理论、方法与技术。

本书可供临床医学、预防医学、康复医学、护理学、应用心理学等专业本科生和研究生作为教科书使用，也可作为广大医护人员、健康相关行业从业人士、医疗卫生管理者、社区健康教育工作者的培训教材或参考书。在本书编著过程中，我们努力按照规划教材建设的要求，以基本理论、基本知识和基本技能为重点，努力体现出其科学性、系统性、先进性、实用性和新颖性，力求内容与形式的创新。例如，章前以案例导入，引出话题，激发兴趣，促进理论联系实际；设置丰富多彩的专栏，展示基础知识、背景材料、经典事例、研究进展，以拓宽知识面，增加学习的深度和广度；采用简明直观的图表，使阐述更显条理性和直观性；即时呈现思考题，以鼓励学生在关键之处及时思考问题，以利于分析、综合和消化等。

全书共分为 14 章。第一章为绪论，介绍行为医学的概念、学科定位、发展历史、研究方法，以及与健康促进的关系等(刘新民)；第二章为行为的心理学理论(金明琦)；第三章为人类行为发展的基础，介绍人类行为的发生发展及其生物、心理和社会基础(凤林谱)；第四章为人类的本能行为，介绍饮食、睡眠和性等本能活动(凤林谱)；第五章为健康行为改变的理论模型(刘培培)；第六章为健康促进与行为改变，介绍健康促进的概念、内容和策略等(张婷)；第七章为健康教育与行为改变，介绍健康信息的传播和干预措施等(秦莉)；第八章为健康管理与行为改变，主要探讨健康管理的策略和健康评估的技术(沈棫华)；第九章为社区行为与行为干预，介绍社区健康教育、干预模式以及评价等(王婷)；第十章为常见的异常行为，主要介绍吸烟、酗酒、吸毒、网络成瘾等常见不良行为(凤林谱)；第十一章为慢病的行为干预，对慢病的行为评估、行为干预方法和行为干预方案进行论述(张锡明)；第十二章为医疗行为与医患沟通，重点介绍患者、患者角色以及医务人员的医疗行为、医患关系和沟通等(吴金庭)；第十三章为健康相关行为评估，介绍行为评估的方法和作用(刘涛)；第十四章为行为干预与矫正的方法，主要介绍健康相关行为干预的基本问题、生活方式的行为干预、致病行为模式的行为干预、成瘾行为的行为干预等(张志如)。

本书是安徽省高等学校质量工程“十三五”规划教材建设项目(心理学创新系列教材，项目编号 2017ghjc154)，也得到了安徽省高校优秀青年人才基金项目(贫困大学生主观幸福感影响因素及干预的研究，项目编号 2011SQRW081ZD)和皖南医学院校级质量工程(医学教育整合课程和教材建设，项目编号 2017kczh02)的资助。本书及系列教材在立项和出版过程中，一直得到中国科学技术大学出版社的大力支持，在此表示诚挚的感谢！

行为医学是一门新兴学科，健康促进也是新兴的事业，其理论与实践处于不断发展和完善之中，本书是对新学科、新事业有关理论及应用的尝试。限于作者的能力和知识水平，书中可能存在诸多不妥甚至错误之处，恳请广大师生和读者不吝赐教。

编　者

2019 年 3 月

目　　录

第一章　绪　论

第一节　行为医学的对象与任务

一、行为医学的概念

二、行为医学的产生

三、我国行为医学发展状况

四、行为医学研究内容

五、行为医学与健康促进

第二节　行为医学的历史渊源

一、古代

二、中世纪

三、近现代

第三节　行为医学产生的动因

一、行为矫正技术的发展

二、生物反馈技术诞生

三、慢性疾病防治需要

四、医疗资源不足与费用上涨

五、心身医学与联络精神病学的缺陷

第四节　行为医学的研究方法

一、观察法

二、实验法

三、调查法

四、测量法

五、案例研究

第五节　行为医学的分支学科

一、健康行为学

二、行为遗传学

三、行为流行病学

四、行为心理学

五、行为病理学

六、行为药理学

七、行为诊断与评估学

八、行为治疗学

九、行为预防学

阅读一　“高血压悖论”

阅读二　维多利亚宣言节选(英文)

专栏 1-1　“弗兰明汉研究”与行为医学

1948 年，一批研究人员进入美国东部的新英格兰城，该城有 6.8 万名居民，他们在那儿开始了当时规模最大的医史研究。这项研究后来成为流行病学极重要的研究之一——弗兰明汉(Framingham)心脏疾病的流行病学研究，简称“弗兰明汉研究”，研究的目的是试图确定中风和心力衰竭的病因。中风和心力衰竭正是 20 世纪导致死亡的最主要的疾病。

弗兰明汉研究以健康人作为调查对象，试图发现哪些因素可能导致中风或心力衰竭，从而寻求因循环障碍死亡的根源。这是一项前瞻性研究。

在研究的起始阶段，研究人员先对弗兰明汉地区所有 30～60 岁的无任何心脏疾病的男性或女性居民进行调查。研究最初调查了 5 127 人，而后每年都有新增的调查对象。研究人员对所有的调查对象进行体检，并详细了解他们的生活方式，每隔两年对这些调查对象检查一次。

研究持续了几十年，陆续发现许多调查对象出现了中风和心脏病发作的症状。于是，一幅个人的“心脏病倾向”图呈现出来了。一些心脏病的致病因素作为非调查对象本人能够控制的因素被确认下来，如年龄、性别、某些疾病、种族等。

然而，这项研究最主要的发现是：心脏疾病和早期死亡的最重要的致病因素是人们的自身行为。心脏病的最突出的致病因素是吸烟、肥胖症、高胆固醇（与高动物脂肪饮食有关）、缺少体育运动以及过分的紧张和应激。

于是，作为美国人最主要死亡原因的心脏病也就有了预防对策——矫正人们的生活方式。

1982年，美国国家科学院医学研究所提交了报告，指出“在美国导致死亡的十大因素中，50%的致病因素可以追溯到生活方式”。这份由全球最权威的科学家团体提出的报告，给出了一个十分可靠而又重要的结论。后来，美国政府依照这一结论采取了一系列措施，产生了显著的预防效果。

显然，要改变生活方式，就需要建立一系列行为科学的指导原则。预防心脏病和预防其他由行为引发的病痛一样，需要以新的、有针对性的行为医学原则为指导。

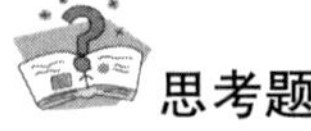
思考题

“行为医学”要解决的主要问题是什么？

第一节 行为医学的对象与任务

一、行为医学的概念

随着社会发展和科技进步，人类的生产生活习惯和行为方式发生了巨大的变化，疾病谱、死因谱、人均寿命、人均健康寿命、生命质量等各种健康需求发生了明显改变，人们逐步发现由生活习惯、行为方式和心理社会因素导致的疾病越来越多。个体自身行为成为了影响健康的重要因素，而仅仅采取传统医学理论与方法处理这些问题是无法达到理想结果的，这就需要另辟蹊径。如同上述弗兰明汉研究揭示的那样，单靠医学来解决疾病与健康问题是不够的，人类自身的行为对其健康有重要影响，那么通过改变不良行为并建立健康行为，能够更好地解决当前面临的健康与疾病问题吗？行为医学便是在这一背景下诞生的一门新兴学科。

行为医学（behavioral medicine）是研究和发展行为科学中与人类健康、疾病有关的知识、技术，并把这些知识、技术应用于预防、诊断、治疗、保健、康复等多学科领域的新兴学科。

行为医学是行为科学与生物医学相结合的一门综合学科，它把与健康、疾病有关的行为科学技术和生物医学科学技术整合起来，运用于疾病防治和身体康复中，从而更好地满足人类对健康的需要。行为医学研究“生物-行为”的发生机制，探索对其进行临床诊断和干预的方法，提供与人类健康需求相关的社会心理、行为科学、生物医学有关的学科服务，改变和优化人类的行为与生活方式，以达到预防疾病和促进健康的目的。行为医学试图弥补传统医学的缺陷，进一步丰富医学理念、理论和技术，促进医学模式向生物-心理-社会医学模式的转变。甚至可以认为，行为医学有可能成为与生物医学、社会医学并列的现代医学体系的三大支柱之一。

思考题

“行为”与“心理”在概念上有何区别与联系？

专栏 1-2 行为与行为科学的概念

行为(behavior)一般是指人和动物心理活动的外在表现，是对周围环境事件的反应。行为主义心理学创始人 Watson 认为，行为是个体活动中可以直接观察到的部分，如语言、表情和动作等。这是狭义的行为概念。心理学家 Skinner 等人扩大了对行为的理解，认为行为是个体内在的和外在的各种形式的运动，包括主观体验、意识等心理活动和内脏活动。这是广义的行为概念。广义概念中可以将内心活动称为内隐行为，外在活动称为外显行为。

行为科学(behavior science)始于 20 世纪 30 年代 George Elton Mayo 的霍桑实验(Hawthorne experiment)。那时的行为科学是研究行为与工作效率的管理学科，指应用心理学、社会学、人类学及其他相关学科的成果，研究管理过程中的行为和人际关系规律的一门科学。这是行为科学狭义的概念。行为科学的概念于 1949 年在美国芝加哥的一次讨论会上被首次提出。

1953 年，在美国福特基金会召开的各大学科专家参加的会议上，行为科学的定义被正式确定。行为科学的定义有广义和狭义之分。美国《管理百科全书》给出的定义是：“行为科学是运用自然科学的实验和观察方法，研究自然和社会环境中人的行为以及低级动物行为的科学，已经确认的内容包括心理学、社会学、社会人类学和其他学科类似的观点和方法。”这是广义的概念。

行为科学的应用范围几乎涉及人类活动的一切领域，拥有众多的分支学科，如组织管理行为学、行为医学、犯罪行为学、政治行为学、行政行为学等。20 世纪 60 年代，为了避免同广义的行为科学相混淆，出现了组织行为学这一名称，专指管理学中狭义的行为科学。现在，行为科学已与管理科学并列而成为现代管理学发展的两大支柱。

二、行为医学的产生

1973 年，美国生物学家 Lee Birk 在《生物反馈：行为医学》一书中首先使用了行为医学（behavioral medicine）这一术语，但该书名容易使人误解行为医学就是生物反馈。在这本书中，他讨论了生物反馈技术对哮喘、癫痫、紧张性头痛、雷诺病等疾病的治疗。随后，关于行为医学学科发展的讨论逐渐地活跃起来，许多心理学家、行为科学家、医学家纷纷开展相关研究。

1974 年，行为医学有两个临床研究中心：一是宾夕法尼亚大学成立了行为医学研究中心；二是斯坦福大学建立了行为医学研究实验室。这两个中心都有各自的临床侧重点，并很快都有了追随者，一些心理学机构和医学院校相继开展了类似的研究。

1977 年 2 月，一批行为主义者，包括人类学、流行病学、医学、精神病学、心理学和社会学等领域的学者聚集在耶鲁大学，召开了第一届国际行为医学大会，正式宣布创立行为医学，这次大会成为了行为医学诞生的标志。会议认为是时候建立一个行为医学的专业团队了，强调有必要总结各种杂志发表的相关论文，促进多学科的交流和融合。会议规定了行为医学的内容和所包含的领域，对行为医学做出了明确定义："行为医学是关于发展行为科学知识和技术的一门学科，它将有助于对身体健康和疾病的进一步理解，并且把这些知识和技能应用到疾病的预防、诊断、治疗和康复中。精神病、神经病和物质滥用，只有在它成为引起生理障碍的原因时，才被包括在此领域内。"

1978 年，第二次行为医学会议召开。会议总结了行为医学的研究成果，讨论行为医学的发展，交流相关的研究成果。会议认为，心身医学是由生物医学与心理学结合发展而来的，主要研究疾病的病因学、病理学等基础医学方面的问题；而行为医学则是以行为科学为主体，结合具体医学问题发展起来的。心身医学与行为医学二者相互补充，相互协作，共同满足健康与疾病对医学提出的要求。会议重新修正了行为医学的定义："行为医学是一门把与健康、疾病有关的行为科学技术和生物医学科学技术整合起来，并将它用于疾病的诊断、预防、治疗和康复的边缘学科。"

1978 年至 1979 年，行为医学获得较快发展。行为医学学会（Society of Behavioral Medicine）成立；行为医学研究院（Academy of Behavioral Medicine Research）建立；《行为医学杂志》（*Journal of Behavioral Medicine*）、《行为医学文摘》（*Behavioral Medicine Abstracts*）相继问世。美国心肺血液学会（National Heart, Lung, and Blood Institute）和美国国立卫生研究院（National Institutes of Health）、美国癌症研究所（National Cancer Institute）等都设立了行为医学分部或分支。在美国，行为医学不仅有了更多的学术交流平台，还获得了联邦政府的基金支持，得以开展研究和培训工作。

从 20 世纪 80 年代起，有关行为医学的著作不断出版，如 Daitzman R J 的《行为医学诊断与干预》(*Diagnosis and Intervention in Behavioral Medicine*)，Davidson P O 和 Davidson S M 的《行为医学》(*Behavioral Medicine*)，Melamed B G 等的《行为医学：在卫生服务中的实际应用》(*Behavioral Medicine: Practical Applications in Health Care*)，Mc Namara J R 的《行为医学实用技术》(*Behavioral Approaches to Medicine*)等。

三、我国行为医学发展状况

我国现代行为医学相关研究分散于多个学术领域。20 世纪 80 年代以后开始有行为医学相关论著出版。

1981 年，在 WHO 于北京举办的精神病学教学讲习班上，一些专家强调了在医学教学中讲授行为科学的重要性，呼吁要尽快树立生物-心理-社会医学模式的观念。学习班结束时，卫生部有关领导在与高等医学院校的教师座谈会上，提出了要积极创造条件，尽快在我国医学院校开设行为科学课程的观点。不久，华西医科大学率先在本专科、卫生管理班、护士班开设了行为科学课。

1984 年下半年，卫生部委托华西医科大学为部分医学院校举办了一期行为医学师资培训班。

1985 年，我国第一台“机电生物反馈仪”在天津研制成功并应用于临床，在治疗神经症和心身疾病方面有较好的疗效。同年，在天津市成立了“天津市生物反馈研究培训中心”和“全国行为医学研究会”，并决定发起成立“中华医学会行为医学及生物反馈学会”，组建了筹备组。

1989 年，经中华医学会第二十届常务理事会第三次会议通过，正式成立“中华医学会行为医学及生物反馈学会”。1990 年，在天津召开了成立大会和全国首届行为医学学术会议，上海中医药大学沈家麒教授当选为首任主任委员。1992 年，在青岛举行第二次全国行为医学学术会议，上海第二医科大学杨菊贤教授当选为第二届主任委员，该学会更名为“中华医学会行为医学分会”。

迄今为止，中华医学会行为医学分会已成为国内最活跃的行为医学专业学术团体，为我国行为医学的研究、教学、临床工作，以及学科建设做出了较为突出的贡献。历届行为医学分会换届简况如表 1-1 所示。

到目前为止，我国已经有山东、上海、湖南、天津、山西、广西、安徽、广东、河北、浙江、甘肃等相继成立了省级行为医学分会。

《中国行为医学科学》杂志作为中华医学会行为医学分会的会刊于 1992 年创办，2009 年更名为《中华行为医学与脑科学杂志》。该杂志在引领我国行为医学研究、展示行为医学研究成果、推动学术交流方面起到了重要作用。

表 1-1 中华医学会行为医学分会历任学术负责人

	主任委员	候任主任委员	副主任委员	年份	地点
第一届	沈家麒		刘力生 屈承端 杨菊贤	1990	天津
第二届	杨菊贤		罗和春 屈承端	1996	青岛
第三届	杨志寅		李凌江 张锡明	2005	北京
第四届	杨志寅	白　波	刘新民 耿庆山 李凌江 张锡明	2009	广州
第五届	白　波		刘新民 耿庆山 韦　波 吕佩源 季建林	2012	杭州
第六届	白　波	季建林	吕佩源 邓云龙 杨艳杰 吉　峰	2015	青岛

四、行为医学研究内容

医学的发展已经证实，除了影响人类健康的生物、社会和自然因素外，不良的心理行为因素也是影响人类疾病的重要因素。全球患有心理行为障碍的人数多达10亿，每年死于与吸烟行为有关疾病的人数有250万之多，有80%的疾病与饮食习惯相关。在我国，约有50%的致死性疾病与不良的生活方式和行为有密切的关系。众多研究与临床资料说明，当前和未来威胁人类健康的主要因素是人类生活本身——不健康的生活、行为方式。研究不良行为对人类健康的影响是行为医学研究的主要内容。

1. 行为发生的机制　行为是内在生理、心理活动的外部表现。广义行为也包括内在的心理活动，不仅包括满足生理需要的、本能的、生理的、心理的行为，而且那些满足社会需要的社会性行为均属于行为医学研究的内容。行为医学涉及的学科包括生物科学领域的神经行为学、行为生理学、行为药理学、行为解剖学、行为病理学、行为遗传学等，它们主要借助动物实验来研究人类行为的生物学机制；行为医学还包括社会科学领域的社会学、人类学、伦理学等，它们主要运用社会学方法研究人类行为发生、进化、发展的机制及规律，这方面的研究为不良行为的防治与干预提供了理论基础。

2. 人类文化、教育对行为的影响　人类社会文化包括道德、价值观念、风俗习惯、行为规范和法律制度等，以及医药科学发展及社会意识形态对医学行为有明显影响的方面。开展健康教育和提高文化素养，有利于改变不良的生活方式，从而减少相关疾病的发生，提高生活质量。

3. 行为与健康和疾病的关系　目前，研究已经发现，行为对人的健康的影响和对疾病的发生、发展和转归作用非常明显。人的不良行为是导致疾病的重要因素，几乎所有的疾病都与不良行为有不同程度的关联。特别是当前对人类健康威胁最大的慢性疾病，如高血压、冠心病、糖尿病、恶性肿瘤、高脂血症等，都与吸烟、酗酒、紧张、少动以及饮食等行为因素有密切关联。行为医学的研究已经证明，通过调整人的行为，可以预防疾病的发生，提高健康水平和生活质量。例如，美国从中小学生入手，普及“两降（降血压、降胆固醇）运动”知识，到 2004 年，冠心病病死率下降 59%，脑卒中病死率下降 64%。据 WHO 的调查估计，导致疾病的各因素的占比分别为：内因 15%，社会因素 10%，医疗因素 8%，气候地理因素 7%，个人生活方式的因素占 60%。

4. 求医行为与医疗行为 疾病与患者角色、求医行为、遵医行为、医生角色、医患沟通等都与健康和疾病转归有关，研究求医行为和医疗行为有助于减少医患矛盾，提高医疗服务质量。

5. 不良行为的预防与矫正 不良行为的内涵十分宽泛，包括影响自己和影响他人的所有行为。行为医学领域的不良行为指的是影响个体健康的行为，如物质滥用、贪食、偏食、少动、冲动等。运用行为干预技术，通过矫治不良行为减少疾病发生、增强健康水平是行为医学的重点内容。

6. 疾病的行为诊疗方法与技术 研究行为医学的诊断、测评、干预与治疗技术，并可将其运用于临床，实施行为、疾病与健康的评估和防治。

专栏 1-3 行为医学的属性

行为医学与其他医学分支学科以及行为科学、心理科学等既有密切联系又有显著差别，有其独特的理念、理论和方法。

第一，行为医学是一门跨专业、跨领域的综合性新兴学科，它跨越了传统的专业与学科的界限。如果说内、外、妇、儿、神经、精神等学科是科学的分类，行为医学则是科学的综合。行为医学整合心理学、社会学、管理学、教育学、人类学、精神病学，甚至是经济学和政治学的理论与方法，使之形成促进人类健康和疾病防治的综合性研究方法。

第二，行为医学重点面向与健康相关的心理行为因素的作用规律，因此行为医学有自己的重点研究对象，并拥有专门领域的专家。同时它要求并动员所有医学专业人员，尤其是临床医护人员和管理者，都能运用行为医学的理念、理论、技术、方法去解决不同领域的健康和疾病及管理问题。

第三，行为医学努力推进医学理念的转变。它从传统的关注疾病转向关注健康，再到关注生命质量；从关注生存到关注长寿，进而关注健康寿命；将医学的范畴从传统的防病治病拓展到生物、心理、社会、环境、经济、政治等因素对健康的影响，从而更加全面地阐释现代医学模式的整体性，对医学理念、医学教育、医学临床、卫生政策和医院管理等提出了新的要求。

第四，行为医学试图促进医学疑难问题的解决。行为医学强调，医学面对的是不满足于只是活下去的人，而是不断追求生活质量、幸福和发展的人。如果忽视了医学必备的人文精神，淡化了对人的整体性的理解，轻视了人的心理、行为、精神因素的作用，将很难理解在医学技术高度发达的今天，为什么患者还有那么多的抱怨和不满？为什么医患关系会如此紧张？为什么医疗纠纷会如此之多?

总之,行为医学要求以人的健康与疾病为对象,以广大医学工作者为主力军,融合多学科专业人员,研究和推广行为医学的理论与技术,使广大医务工作者能够准确地识别、判断、理解和处理服务对象的行为,以适应每一位患者的个性化要求,使医学对健康与疾病的认识、理解、预防、治疗和康复都能提升到一个新水平。

五、行为医学与健康促进

当今,健康促进(health promotion)已经成为全球推进人类健康事业的重要共识。健康促进是指个人与其家庭、社区和国家一起采取措施,鼓励健康的行为,增强人们改进和处理自身健康问题的能力。1920 年,Winslow 首次提出将健康促进理解为开展健康教育和制定健康政策,主张通过开展个人卫生教育和健全社会机构职责,应对各种危险因素,以维持和提高健康的生活水准。1986 年,在加拿大渥太华召开的首届全球健康促进大会上,WHO 提出了"健康促进"这一官方术语,《渥太华宪章》提出,"健康促进是促使人们维护和改善他们自身健康的过程"。在 2000 年的第五届全球健康促进大会上,WHO 前总干事 Brundtland 认为,"健康促进就是要使人们尽一切可能让自身的精神和身体保持在最优状态,宗旨是使人们知道如何保持健康,在健康的生活方式下生活,并有能力做出健康的选择"。后来美国《健康促进杂志》提出,"健康促进是帮助人们改变其生活方式以实现最佳健康状况的科学(和艺术)。最佳健康被界定为身体、情绪、社会适应性、精神和智力均达到健康的水平。生活方式的改变会得到提高认知、改变行为和创造支持性环境等三方面联合作用的促进。在三者中,支持性环境是保持健康持续改善最大的影响因素。"以上概念框架提出了最佳健康维度和健康促进的层次。2016 年 11 月 21 日,由我国与 WHO 共同主办的第九届全球健康促进大会在上海举行,发布了《2030 可持续发展中的健康促进上海宣言》,呼吁在所有可持续发展目标中促进健康,为全球健康治理规划新方案。从《渥太华宪章》以来 30 多年的研究说明,人们的健康不仅取决于个人选择,同时取决于社会行动。

健康促进既强调个体的全面健康,也关注整个人群的健康,涉及人们日常生活的各个方面,并重视环境对健康的作用。环境因素在人类追求健康的过程中占有重要地位,包括自然环境和精神氛围。健康促进运用多学科理论,多种形式相配合的综合方法促进人群的健康,强调社区群众应积极有效地参与并且付诸行动,还重视卫生部门等社会领域各方面的参与。

1986 年《渥太华宪章》明确提出健康促进是实现《阿拉木图宣言》的初级卫生保健目标的重要策略,根据《渥太华宪章》,可总结出健康促进的五个基本活动领域,包括制定促进健康的公共政策、创造支持性环境、加强社区的行动、促进个体与群体的行为改变和卫生部门调整卫生服务方向。其中，促进个体与群体的行为改变，是指健康促进要通过提供信息、开展健康教育、提高生活技能来支持个人和社会的发展，提高个体与群体的健康素养，从而使群众能更有效地维护自身的健康和他们的生存环境，并积极改变不良行为，采取有益于健康的行为。鼓励个人进行自主学习，积极应对人生各阶段有可能发生的各种问题，以及有可能在各场所(学校、社区、工作场所等)出现的与健康有关的问题；调整卫生服务方向要求卫生部门的作用不仅限于临床与治疗服务，还必须包含健康促进这一核心内容。调整服务方向意味着转变观念，从以“疾病为主”转为“以健康为中心”，真正体现预防为主，使投入的卫生资源与人民的需要相一致，重视卫生研究及专业教育培训的相应转变，以人类的发展为目标，并将满足人的总体需求作为服务目标。

有研究者提出了健康促进的十个活动领域：① 建立促进健康的公共政策；② 创造健康支持环境；③ 加强社区行动；④ 发展个人技能；⑤ 调整卫生服务方向；⑥ 强调对健康的社会责任；⑦ 增加健康投资来解决健康和社会方面的不公平；⑧ 巩固和拓展健康的伙伴关系；⑨ 增强社区服务能力；⑩ 建立健康促进的有力保障。

行为医学的产生有着特定的历史背景。它是伴随着科技进步、社会发展和健康需求的升级而诞生的，现代生活节奏的加快使人们的生活压力越来越大，生活水平的提高进一步激发了人们对健康的关注。众多的研究证明，疾病的产生、发展、转化、治疗和康复，都与心理状态和生活方式密切相关。这充分说明行为习惯与生活方式已经成为影响健康的重要因素，甚至可以认为，当前和未来人类健康面对的主要威胁更多地来源于人类活动的本身——不良行为和生活方式。同时，研究表明，单纯依靠生物医学无法解决好当前的防病治病和健康保健问题。因此，综合多学科理论与方法，侧重行为改善研究，提高疾病防治效果和提升健康水平的行为医学将进一步显示其发展前景。

可见，行为医学关注的核心问题、研究对象、多学科方法等，与当前健康促进的理念、内容与方法高度契合。行为医学必将成为健康促进的重要理念与方法之一，其研究成果必将为健康促进事业做出特别的贡献。

第二节　行为医学的历史渊源

作为一门学科，行为医学只有短暂的历史，但其思想却源远流长。行为医学与西医有着共同的历史，要了解它的产生与发展，必须要了解它在西方医学和心理学史中的两大根基。这里主要简述西方医学有关行为医学思想的发展过程。当然，东方医学的思维方式对该领域同样有着很大的贡献，尤其是中国古代医学典籍里，有关行为医学思想的记载非常丰富，因为中医的整个理论体系几乎都是建立在对人的行为的观察和分析基础之上的。

一、古代

行为医学与传统医学以及心理学在古人文科学上有着相同的根基。在遥远的过去，巫师会综合利用安慰剂、意识转换、神精刺激类药物、宗教信仰、草药、外科手术、行为改变、饮食、物理和社会环境调适等方式进行治病。那时没有身体疾病和心理疾病的区别，心灵和身体并不被分开看待(心身一元论)，因此人被认为是不独立于环境而存在的，个人的物理和社会环境与健康疾病综合在一起考虑。早期的内科医生都是集治疗师/牧师于一身的，使用生物、药学、物理、行为等多方面知识进行保健和治病。随着文明的进一步发展，医学知识和方法开始分化并独立发展。西方早期医学的发展被社会学家 Wolinsky 根据健康和疾病概念的演变分为几个重要时期。

第一个时期为公元前 15～公元前 12 世纪，以希腊健康女神 Hygieia 为代表。在这段时期，普遍认为每个人都尽享健康，只要有节制地生活就不会生病，生病了就应去寺庙祈祷健康。在接近公元前 13 世纪时，Melampus 成为希腊第一位内科医生，他认为疾病是机体紊乱的结果，并试图使用草药进行治疗。

专栏 1-4 健康女神 Hygieia

> 希腊神话中 Hygieia 是医药神 Asclepius 的女儿，她掌管清洁卫生和健康，被人奉为健康女神，其形象是一个用碗喂蛇的少女。Hygieia 的碗跟其父亲 Asclepius 的蛇杖一样，有一条蛇盘旋在上面，两者同样具有医学、健康的象征意义，是医学领域常用的符号之一。目前，Hygieia 之碗已成为了许多欧美国家药店的标志，在几乎所有药店的入口都会悬挂一个这样的记号。
>
> 英语单词 hygiene(卫生保健)就来源于 Hygieia 的名字，现作医学术语用，表示卫生、卫生学、保健(法)等意思。hygienic 则是 hygiene 的派生形容词。

第二个时期为公元前 12 世纪～公元前 5 世纪，以 Asclepius(希腊文 Ασκληπιοs)为代表。这个时期主要通过手术和药物治疗身体缺陷和疾病，休息、音乐、按摩和释梦都被应用于治疗。这一时期的医生们往往同时身为哲学家和祭司。Asclepius 被认为是第一位疾病专家。

专栏 1-5 医术之神 Asclepius

> 希腊神话中的 Asclepius(见图 1-1)怀着拯救人类的志愿，寻求防治疾病的药物，以高超的医术拯救了许多濒危患者，使“冥府”大量“减员”。掌管人间生死的主神 Zeus 感到自己的威望受到了威胁，于是将 Asclepius 以雷电击死。事后，Zeus 有些懊悔，又将 Asclepius“升”为医神，使他成为人类的庇护者。

有一次，Asclepius 为治疗疾病而陷入沉思时，一条毒蛇悄悄地盘绕在他的手杖上，他把蛇杀死了。这时又出现一条毒蛇，口衔药草，使死蛇得以复活。Asclepius 顿悟了：蛇一直都被认为是智慧的化身，蛇有毒可以致人死命，但同时也具有神秘的疗伤能力。从此 Asclepius 行医人间，不但带着手杖，而且手杖上总是盘绕着一条蛇。

在西方，有蛇盘绕着的权杖是医学及医学界的标志，WHO 的会徽就是一条蛇盘绕的权杖，美英德等国家很多医疗机构的标志上也都有蛇的形象。

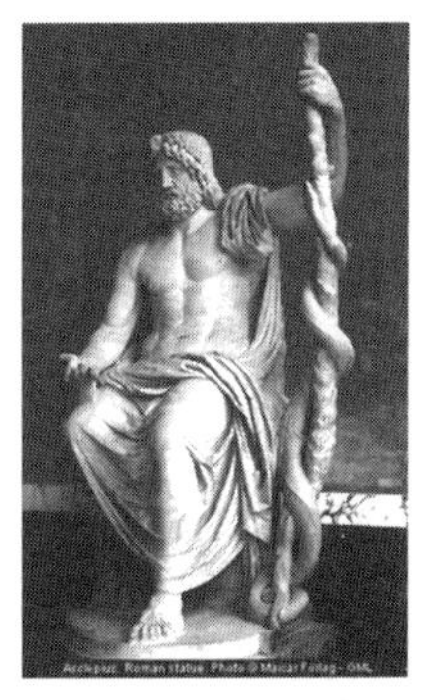

图 1-1 Asclepius

第三个时期为从公元前 5 世纪开始至“黑暗时代”结束，以 Hippocratic 为代表。Hippocratic 是第一位现代意义上的医生。他消除了医生在诊断和治疗中对超自然的依赖，推崇使用科学的、依赖于合理和系统化的临床护理方法。他理解的社会环境对健康和疾病的影响，促进了对生理与心理疾病诊疗的更多理解。

Aristotle(公元前 384～公元前 322 年)属于 Hippocratic 时代。但他是在西方行为和医疗思想界具有惊人影响力的人物。他的著作《论灵魂》(Peri Psyches) 奠定了心理学实验研究的基础，被认为是西方历史上第一本心理学专著。他的著名论断“幸福就是知晓事情的原委”，形成了现代科学的一个基本原理，即在学习和理解的基础上发现现象的原因。Aristotle 检查动物生命的感觉、运动、动机和社会各个方面，他仔细描述了解剖上的细微差别，并指出这些有利于不同类型的动物生存和繁荣。他揭示了人类和非人类灵长类动物器官的可比性、类型成型和适应当地环境的方式、各个物种为自身谋利的本能行为。Robinson(1997)认为直到 Darwin 时代，才有超越其形成的对自然史和动植物世界精辟的理论解释。在心灵和身体问题上，Aristotle 认为，“身体和灵魂通过个人的气质相互连接，相互影响”。因此，作为西方最有影响的人物之一，他支持巩固了这种身体和心灵具有互动性的本质。这种权威性直到与中世纪的神学发生冲突时才遭到严峻的挑战。

二、中世纪

对科学而言，中世纪被称为“黑暗的中世纪”。

在中世纪之前的古希腊和古罗马时代，医学技术曾经发展到一个相当高的水平。而欧洲的中世纪却是一个宗教至上的狂信徒时代，基督教影响了医学的进程，科学被教会认为是违背上帝教义的。希腊、罗马文明从此黯淡，医学也几乎重新回到了原始的巫医时代，狂热的基督徒拒绝一切手术和药物治疗，认为只要前往罗马或耶路撒冷朝圣、向上帝祈祷和涂圣油，就可以包治百病，还可请神父来念经驱邪等。而教会的神职人员对此也是极力推崇，甚至威胁说，“接受世俗医疗的罪人都是异教徒”！教会建立了一个制度化的观念来看待身体和行为的分离，认为思想和行为是一个人的灵魂的反映。直到15世纪，教会才开始允许进行人体解剖，前提是医师只能解剖身体，而不能评论其灵魂、思想或行为。

但在中世纪黑暗的日子里，仍有一些有智慧的学者，传承着医学的艺术和技巧，把希腊的哲学思辩保留下来，使民间医学与教外医学没有间断。

三、近现代

在17世纪，Descartes把教会的二元论定型为还原论和机械的生物学。由于他生活在一个发表不同意见就可能遭到迫害的时代，无情的社会压力影响了他的研究。当他获悉Galileo被审判后，于1633年停止了自己一部著作的出版，以躲避调查。Descartes还原论和机械的方法，最终取代了Aristotle的西方主流思想的灵魂身体观。他创造了一个把灵魂及其行为留给上帝的方法，使关于健康和疾病的医学研究完全远离心灵主义或宗教方面顾虑的威胁。这个方法中，人体被概念化为机械性的，归结为基础的部件和系统，并以此解释疾病现象。这一立场使得他可以开展安全的实证研究，以免被教会定性成为异端邪说。在当时的社会环境里，身体独立于头脑而运作并独立于心灵的控制被认为是合理的。

这一时期出现了流行病学——行为医学的一个重要的基础领域。流行病学一词起源于Hippocratic，它作为一个鲜明的研究领域，始于中世纪“毒物学之父”Paracelsus的作品。1532年，John Graunt开始研究流行病学领域的生物统计问题。同时期的还有“临床医学之父”Thomas Sydenham对地方性传染病的研究；Bernardion Ramazzini开始了社区疾病暴发的研究，他被称为“职业病学之父”。

在工业革命时期，社会结构快速变化，引发了新的健康问题，掀起了Hippocratic医学的回潮。新的城市污染导致的疾病和糟糕的工作条件，引起人们对城市化和工业化带来的环境健康问题的关注。时代的发展要求人们从只关注身体疾病的机械观，转移到更加Hippocratic式的强调环境和社会背景下考察个人的健康状况的综合观。公共卫生研究的兴起，推动了生活状况、工作条件和公共卫生的改善。

19～20世纪医疗和科研取得了巨大的突破，在急性疾病的治疗方面获得了惊人的进步。这些进步是因为采用了科学方法治疗疾病和识别疾病，无论是手术、药物和疫苗接种还是其他新技术，都导致了生物心理社会的综合方法的再次远离，走向了还原论的力学模型。疾病再次被看作是机器故障，医生的工作就是修复机器。在痴迷机械论和还原论的医疗时代，人情味变得极其淡漠。从“hospital”派生出了“Hospitalism”(医院病，因长期住院发生的心理的和身体的消极变化)一词，反映了住院导致的种种问题，如医源性问题。医生们无法解释，为什么无论多么好的卫生条件，长期住在医院和孤儿院的婴儿总是日渐消瘦甚至死亡。而他们一旦被送回家，就往往会恢复得很快。

19～20世纪，技术进步支撑的机械模型作为快速解决西方社会面临的疾病的一种方法是非常有效的。Engel(1977 年)认为,这一成功使还原论的方法在西方世界成为民间主导的疾病治疗理论,并已取得不容置疑的教义地位。不幸的是,这个教义模型在 20 世纪运作的方式和中世纪无多大区别,临床医生和研究人员往往忽视了这一显而易见的现象。

到了 20 世纪中叶,慢性疾病已取代急性疾病成为导致人类死亡的主要因素,这对医学的要求发生了明显的改变。20 世纪医学快速有效地识别和响应在慢性疾病的预防和管理方面的新要求。行为医学是这种变化的体现。

综上所述,行为医学包括很多不同的领域。行为医学来自 20 世纪 70 年代行为技术的兴起和应用,以及 Hippocratic 医学理念和还原论派在心理学和医学领域交替发展的历史,行为医学是 Hippocratic 医学的最新的表现。因此,行为医学思想既很新,也很"旧",因为它既是现代医学的新兴学科,也是疾病的预防、诊断、治疗和康复的古代生物心理社会模式的现代发展。

专栏 1-6 多学科治疗模式

多学科治疗模式(multi-disciplinary treatment model)是一种新型的会聚型的医疗模式。该模式是由多学科协作团队(multi-disciplinary team,MDT)以流行病学和循证医学的科学思维理念为导向,以 MDT 为整合平台,以多元化的临床治疗经验为参考,针对某种疾病,如恶性肿瘤、肥胖症和糖尿病等,进行定期定时临床讨论,提出综合性的临床治疗方案,以获得满意的疗效。

当前的多学科治疗模式已不只是对患者进行多学科会诊,还对整个医疗过程进行全程指导,并且包括设计和实施临床、基础研究、将基础研究成果向临床应用转化等内容,新阶段的 MDT 模式已扩展到在多学科专家组技术支持下,借助专家会诊方式,由特定人员对患者治疗过程进行全程指导等"一站式"的特色式医疗,使 MDT 治疗超出单纯多学科综合治疗的概念而一跃成为完整的诊治路径。这对学科建设、科研创新、临床教学等有着重要意义。推行多学科的综合治疗模式可以将"经验主义"变为"规范化诊治",使以往"单科单兵作战"变成多学科专家"团体作战",发挥多学科的专业互补优势,提供最"适宜"的诊疗方案,减少不恰当的治疗,体现了"以患者为中心"的理念,让患者得到最适宜、最系统和最便捷的服务。

第三节 行为医学产生的动因

影响现代行为医学诞生的基本因素有很多,其中一个重要的问题是"医学能独立承担人类健康发展的重任吗"。而微观层面上,行为医学的存在价值至少包含五个方面:行为矫正和行为分析技术的发展与进步、生物反馈技术的开发与应用、慢性疾病成为死亡率主因的突显、健康费用的剧增以及心身医学与联络精神病学临床应用的缺陷。

专栏 1-7 医学能独立承担解决人类健康问题的重任吗？

随着科技进步与社会发展，生物医学加速更新，技术日新月异。但是进入21世纪后，在总体上，疾病种类并没有减少，死亡率也没有显著降低，新的健康问题还在不断涌现。同时，人们对健康的要求不断提高。从疾病到健康，从诊治到预防，从救治到养生，从追求保健到提高生活质量，从疾病防治到健康促进，等等。越来越多的人开始反思健康问题究竟应该由谁来解决，怎样去解决。

现代健康领域的一些学者认为，真正解决健康问题不能只靠医学。传统医学的理念与方法只能解决一部分的健康问题，而更高层次的健康问题绝非是医学可以独自解决的，它需要多学科的参与和广泛的协作。

一、行为矫正技术的发展

行为矫正技术已成为一项非常有力的干预措施，它是行为医学建立的基础。在 20 世纪 70 年代，行为主义心理学应用厌恶疗法程序来减少不良行为并增加健康行为，使行为治疗的效果明显提升。由只关注行为本身，转变为既关注行为本身也关注行为发生的情境，从而导致了治疗效果的改善。“刺激-反应”模式被逐渐摒弃，新的“认知-行为”方法在治疗肥胖、吸烟和其他不良行为时展现出了较好的效果。Michael J. Mahoney 是在行为矫正中引入“认知-行为”方法的核心人物，为随后的干预措施奠定了坚实的基础。

20 世纪六七十年代的行为矫正和行为分析作为干预措施获得了成功，是行为医学得以发展的主要因素。这两种方法是治疗某些行为和心理问题的有力技术。在 20 世纪 60 年代中期，这些技术的应用超越了心理健康的领域，成功地被应用于其他问题的行为治疗。行为医学的早期成功大部分得益于它在改变外显行为时，显示出行为技术作用的信度和效度，这恰好满足了当时临床医学的期待，得到了经验导向的医学界的认同。行为分析和行为矫正有了很高的科学性，治疗的功效可以在患者的生活环境下得以延续。

专栏 1-8 什么是行为分析？

行为分析(behavior analysis)由美国心理学家 W. S. Hunter 提出。他认为，心理学已由争论心理学是什么和是怎样的思辨时代进入了实验时代，心理学已走上了客观研究人类行为的道路，心理学应当努力地描述和解释、预测和控制有机体对外在的，主要是社会环境的外显行为。他同其他的行为主义者一样，力求避免使用带有心灵色彩的术语。他认为“心理学”(psychology)一词源自古希腊的“灵魂”(psyche)一词，也就是所谓的“心灵”(soul)。所以他采用“人类行为学”(anthroponomy)一词来取代心理学，其中“anthropo”是指人，“nomy”是指控制人的行为的法则。

二、生物反馈技术诞生

20 世纪 60 年代，生物反馈的发展给研究者和临床医生提供了另一种有效治疗手段。它很快被应用于临床行为干预之中，同行为矫正和行为分析技术一样成为行为医学的有效手段。

生物反馈由 J. V. Basmajian，J. Kamiya，H. D. Kimmel，N. E. Miller 和 J. Olds 等人发起，利用仪器（通常为电子仪器）通过视觉或听觉信号等，揭示人体内部正常或异常活动的方法。它通过操纵那些一般情况下感觉不到的生理活动，以达到控制机体内部活动的目的。例如，心脏跳动的快慢，一般是人们意识不到的，也难以随意使之加快或减慢。但是，如果把心脏跳动以一定的信号来表示，就可以通过使信号变强或变弱，来达到加快或减慢心率的目的，以此对心动过速或心动过缓进行治疗。根据其作用是正向的（积极的或阳性的）还是负向的（消极的或阴性的），可以把它分为正反馈和负反馈；根据反馈环节中是否有外感受器的参与，又可把它分为内反馈和外反馈。生物反馈打破了传统的学习理论认为自主神经系统所支配的器官不能进行学习、不能随意控制的观念，开辟了“内脏学习”的新领域；通过生物反馈训练，可以改变有机体的内环境，改变神经、循环、呼吸、消化等系统的工作状态，为治疗多种疾患提供新的手段。

生物反馈的意义并不在于其技术本身，更重要的是其引起了人们对行为改变的理念、理论与方法的深入思考。

三、慢性疾病防治需要

医疗保健内容和性质的改变为行为医学的发展提供了时间和空间。当行为矫正、行为分析和生物反馈技术的发展，为单纯的药物治疗提供新的手段并呈现优势的时候，恰好赶上了当代健康和疾病概念重点的转变。

近一个世纪以来，公共卫生的进步降低了很多传染性疾病的死亡率，如天花、肺结核、伤寒和小儿麻痹症等。这些疾病的急症处理构成了 20 世纪的主导医疗模式，它们只关注发现和解决疾病的一种原因。随后，人们逐渐意识到成人的主要致死疾病往往不是一种原因所致的疾病，而是找不到单一的特定因素的慢性疾病，如心血管疾病和代谢性疾病等。这些疾病往往是多因素引起的，且无法被立即治愈，需要经过长期的健康管理。例如，2003 年我国调查地区居民两周患病率是 14.3‰，慢性病患病率为 151.1‰；2013 年，我国调查地区居民两周患病率是 24.1‰，慢性病患病率为 330.7‰。

对此现象，行为医学的理论往往比传统医学理论能提供更好的解释，所倡导的行为技术能较好地应对这些疾病的高风险因素。行为分析也是慢性疾病日常管理的有效举措。行为因素在慢性疾病发展中所起的作用，使传统的医疗与药疗观念发生了改变，发展行为治疗等行为医学的技术显得非常必要，这些新的治疗措施的运用可以适应慢性疾病的防治需求。

四、医疗资源不足与费用上涨

在20世纪70年代,促使行为医学领域快速发展的另一个重要因素是医疗费用的大规模提升。这使得预防性的卫生保健得到了广泛的关注,同时也使得行为医学的发展更加迫切。

随着人类社会对医疗保健需求的日益增加,卫生保健费用逐年上涨,已经成为各国卫生事业发展的沉重负担。例如,大多数欧洲国家全年卫生保健总费用占到国民生产总值(GNP)的7%～9%,日本约为14.95%,美国约为14%,药品费用占卫生总费用的比例为10%～20%。

在我国,统计数据显示最近的20多年时间里,医疗总费用增长了28倍。其中重大疾病的平均医疗费用由2002年的8.5万上涨至2010年的25万,且以每年高于10%的幅度猛增。以恶性肿瘤为例,平均治疗费用起码要15万;急性心肌梗死的早期治疗平均需要12万。这些数据在我国政府的《中国卫生统计年鉴》中有比较准确的显示。我国医疗费用急速增长,已成为国家财政的包袱之一。

五、心身医学与联络精神病学的缺陷

在行为医学出现之前,人们对心身医学和联络精神病学有着很多的期待。虽然研究它们的初衷是缩小医学中心身二元论的差距,但临床医学认为其并没有能够提供更为有效的研究和治疗。临床医学专业的研究者认为,这些以精神动力学角度为主导去看待和处理疾病的措施,一方面缺少干预导向性的研究,另一方面,其主要治疗模式为主观的语言治疗,缺少客观目标,因此难以被接纳。1982年,Agras对心身医学和行为医学的杂志进行了对比,发现两类型的论文所强调的临床重点相似,但在临床问题解决中,有实验控制的干预措施的论文在行为医学论文中占15%～20%,在心身医学论文中仅占3%。心身医学和联络精神病学的研究确实为行为医学的形成奠定了基础,而行为医学之所以更为成功,是因为它的研究和干预措施都较为客观。行为医学的临床干预控制性研究、评估手段、治疗协议等在临床治疗中非常实用。

专栏1-9　行为医学与心身医学的关系

对于行为医学和心身医学两者关系的看法见仁见智。有的学者认为行为医学只是心身医学的发展(West,1982),而其他学者则认为它是一种独立的学科门类(Waddington & Blint,1983)。那些学者之所以认为行为医学是心身医学的发展和新生,是因为两者在定义和目标上都非常接近。简单地说,两者的目标都是将行为科学的知识应用于医学中(Delprado & Glen,1986;Waddington & Blint,1983)。但有些学者认为由于两者的基础假设和研究方法有所不同,所以行为医学是处于发展中的独立学科。

行为医学和心身医学确实有一些共同的形成因素，即都不同于传统精神分析思维方式。其实，在精神分析形成理论体系之前，心身医学就已经发展起来。早在1818年，Heinroth第一次使用了"心身医学"这一术语，将其理解为"健康和疾病当中心理与身体的相互影响"。这对行为医学来说也是非常适用的定义。1843年，医学心理学工作者编年史(Annales Medico-Psychologiques)领域的第一本主要杂志在德国公开发行。因此，1872年Tllke在他的《健康和疾病中心理对身体的影响》一书当中已经可以引用大量心身医学方面的论文。Groddek采用了"It"作为专业术语，相当于Freud采用的"Id"。Groddek是第一个将精神分析应用到躯体疾病的治疗中的，他还创建了融合两者的心身医学的理论。由于精神分析理论取得了一定的成果，它成为了心身医学的主导原则和治疗的基本模式。

众所周知，心身医学建立在20世纪70年代Freud的精神分析理论和关于意识的认识的基础上(Waddington & Blint, 1983; Engel, 1982; Kazdin, 1978)。语言性治疗是它的主要干预措施，由联络精神病学指导。由于心身医学的理论没有客观的可测试的假设，既难以被证实也难以被证伪，因此关于其科学性的努力并没有取得满意的结果。更糟的是它没有厘清行为和健康、疾病之间的关系，也没有用科学的实验研究去证明谈话性治疗的有效性。而行为医学则是建立在行为矫正、学习理论和对行为和生理的客观观察的基础上的，这些范式是由巴甫洛夫和Skinner创造的。简而言之，有着共同的历史基础的行为医学和心身医学也共享着一些共同的目标和相关定义，但由于它们的基础假设、科学方法和历史祖先有所不同，因此两个学科有着独立的起源和界定。

总之，随着科技的进步与社会的发展，人们对医学的目的认识愈来愈深入，医学的主要对象虽然是疾病，但最终目的应该是健康。因此，要用疾病与健康的双重思维考虑医学问题。在过去的一个世纪里，不良生活方式引发的慢性非传染性疾病成为影响人类健康的"头号杀手"，而这些"慢病"却是与生活方式密切相关的疾病。在美国，此类疾病的消耗要占所有医疗费用的70%。可以认为，现代人所患的疾病多数与生活方式及行为有关。一般来说，高超的医疗技术只能减少10%的过早死亡，而健康的生活方式却可以减少70%的过早死亡，并且花费很少。要改变生活方式，就需要行为科学的指导原则和方法。行为医学这样一个崭新领域正是在这一背景中逐步地呈现与发展出来的。

思考题

如何理解推广和普及行为医学的意义？

1992年,WHO在加拿大维多利亚召开的国际促进心脏健康会议发布上的《维多利亚宣言》(*The Victoria Declaration on Heart Health*)指出,当前主要的问题是在科学论据和民众之间架起一座健康金桥,使科学更好地为民众服务。这座健康金桥有四大基石,即合理膳食、适量运动、戒烟限酒、心理平衡。这四大基石构成了健康的生活方式的基础,健康的生活方式能使高血压患病率减少55%、脑卒中患病率减少75%、糖尿病患病率减少50%、肿瘤患病率减少33%,而且可以使现代人的平均预期寿命延长近10年。

第四节　行为医学的研究方法

行为医学是一门跨越自然科学和社会科学两大领域的综合性学科,它兼容了多学科研究方法,以多维角度研究个体和群体有关健康的行为。行为医学的研究方法大体上有以下几个。

一、观察法

观察是人们在日常生活中认识外界事物最常用的方式,而观察法是了解人的行为最常用的方法。观察法又称外观法、自然观察法或客观观察法,是在自然条件下通过有目的、有计划地观察被试者的言语、表情和行为而进行行为研究的方法。

依据研究情景的不同,可分为自然观察法和控制观察法。前者是指在自然情境中对研究对象的行为进行直接观察、记录,再通过分析、解释来了解其行为变化的现象、特点及规律;后者则是在研究者预先设置的特定情境中对研究对象进行观察研究。观察法是行为医学研究的重要研究方法之一,通过围绕被观察对象的日常活动而进行系统观察获得资料和数据,并根据现场观察所获得的资料和数据,得出研究结论。

依据研究的角度不同,可分为客观观察法和主观观察法。前者是对研究对象的外显行为进行观察,然后进行综合分析;后者是从研究对象的口头报告、日记、作品或问卷回答中分析其心理和行为。

观察法对人的行为进行研究,其研究者无需人为地对被试对象施加任何外部影响,但可以掌握生动活泼的实际资料,客观性强,可靠性高,研究结果有较大的现实意义。

连续性观察,是指在一段时间内对某一对象的某一问题进行多次观察。这种方法多用于个性化行为问题的研究,从中了解其行为的一般规律。对研究对象某一行为规律的认识可能需要较长时间。

轮换性观察,是指对同一问题进行观察研究时,为了印证其普遍性,常常需要对几个甚至几十个研究对象进行反复观察。这种方法通常适用于对患者行为的一些共性问题的研究。

隐蔽性观察，是指研究者以局外人、参与者身份或处在隐蔽位置，在被试者不知情的情况下对被试者行为进行观察和研究，力求使被试者的行为变化在日常情境中真实流露，避免被试者了解实情后可能出现不自然或故意掩饰的情况，从而保证了观察结果的真实性。这种观察方法既适用于共性行为问题的研究，也适用于个体行为问题的研究。

观察研究要遵循几个基本原则：① 重复性原则。对于行为研究，不能仅根据一两次观察就给出结论，以避免因偶然性而导致出现误差。要多次反复地观察，才有助于发现研究对象行为的特征及规律，获得有重要价值的信息，使所得结果具有科学性和代表性；② 针对性原则。即在每一次具体观察研究的过程中，要有针对性地确定一个观察主题，以避免观察指标设置太多，彼此相互干扰，无法得到准确的研究结论；③ 真实性原则。真实性是研究和获得有价值结果的重要原则。行为的确定要以科学依据和事实为基础，不能想象或猜测，隐蔽性观察的研究方法就是体现这一原则的方法之一。

二、实验法

实验法是指研究者有意控制某些条件，促使研究对象发生一定的行为，以研究某些行为的规律的方法。实验研究具体方法包括实验室实验、现场实验、模拟实验研究。

（一）实验室实验研究

在研究个体行为的生理机制、异常行为的病理变化等方面可采用该方法。实验室实验研究的优点在于能够严格控制客观条件，排除许多干扰因素，获得客观性较强的研究结果。这在弄清行为与疾病之间是否有联系，与行为有关的疾病的诊断和治疗方面十分有用。但实验室的实验结果也不是绝对正确的，对实验室研究结果的推广与应用，要持慎重态度。

（二）现场实验研究

现场实验研究是将实验法延伸到社会的实际生活情境中进行研究的一种方法。它是在现场或自然发生的情况下，对一定条件进行控制的研究。从对控制实验的干扰因素来看，现场实验虽不及实验室实验那么便利，但它具有更接近真实生活、研究范围更加广泛、实验结果易于推广等优点。

（三）模拟实验研究

模拟实验研究是由研究者根据研究需要，人为地设计出某种模拟真实社会情境的实验场所，探讨人们在特定情境下行为的发生及其变化规律的一种研究方法。例如，研究者可请有关人员扮演患者，设计一些医患交往情境，以观察医生对患者的态度、人际沟通能力等表现情况。模拟实验的情境虽然是人为设计的，但对被研究对象而言，只要他们未察觉到自己置身于人为情境中，其产生的行为反应会与真实反应极为相近，基本上是真实的、可信的。正因如此，该研究应尽可能营造接近真实情况的环境。

三、调查法

调查法是指研究者根据所需研究的问题，预先拟出一些问题，让调查对象根据自身的意愿选择作答，再对调查结果进行统计分析的一种方法。这种研究方法简便易行，所得结果对了解被试者知识、态度、环境与行为的关系有一定参考价值。研究人员若要了解患者的心理需要、生活方式、求医行为、生命质量状况等问题，通常会采用调查法进行研究。

（一）调查法的分类

调查法按时间可分为：

1. 现况调查　指在特定的时间或时期内，对被试者的健康状况、行为现状、生活方式等进行的调查研究。如果是调查疾病的断面情况，调查时间不宜过长，一般控制在一个月内。

2. 回顾调查　是调查过去一定时期内的情况，如健康状况、行为或生活事件等。病例对照研究就是一种回顾性的调查研究，它是一种通过分析结果寻找原因的方法，如调查某一疾病患者与正常对照组在过去一段时间内行为生活方式的异同。

3. 前瞻调查　其具有前瞻性，开始研究的时候并无试验的结果，是根据原因推断结果的方法。例如，按有无酗酒行为将调查对象分为两组，通过观察了解某一种疾病在两组之间的发病率的差异，以确定不良行为与特定疾病之间是否有关系。不良行为对健康影响的干预研究也多采用前瞻调查研究。

（二）调查法的抽样

调查法一般可采用两种方式进行，一种是问卷调查，多用于短时间内大范围人群的资料收集；另一种是访问调查（访谈法），多采用面对面的个别访谈形式，由调查者按被调查者所述做好记录。行为医学的现况调查研究按照调查范围，可分为全面调查（即普查）和非全面调查，后者又可分为抽样调查、典型调查、重点调查和个案调查。

1. 普查　可以是在一定的时间内根据调查目标对一定范围人群中每个成员进行调查，也可以是对几个年龄组或具有某种行为的人群中的每个人进行调查。理论上只有开展普查才能取得总体参数。

2. 概率抽样　它是从总体中随机抽取一定数量的观察单位组成样本，并对样本进行调查，然后通过样本信息来推论总体的特征。如果只需要了解行为、疾病或健康状况的分布，而不是以尽早发现为目标，就可采用此法。与普查相比，概率抽样调查涉及的观察单位较少，可将调查工作做得细致深入，以获取准确的资料；同时又比普查节省人力、物力和时间。概率抽样包括单纯随机抽样、系统抽样、分层抽样、整群抽样等。

3. 非概率抽样 在非概率抽样中，每一个调查对象被选中的概率是未知的，一般不能认为样本对总体具有代表性，无法估计抽样误差的大小。常用的非概率抽样方法有：① 偶遇抽样，也称便利抽样。在这种抽样中，研究者根据实际情况选择自己使用最为方便的方式来选取样本。此方法虽在抽样的随机性上有所缺失，但节省了时间和费用。偶遇抽样也常用于预试验或预调查。② 立意抽样，又称目的抽样或判断抽样。根据研究目的的需要和研究者的主观判断选定研究对象，如只选那些有代表性的人作为研究对象。例如，要了解居民对医疗保健的需求，可对经济收入中等的成年人进行调查，了解一般人群的需求；也可以调查经济收入高者、儿童或老年人，了解特殊人群的需求。③ 雪球抽样。该方法需要分步进行：第一步，选择并调查几个符合特征的人，将这些人作为提供情况者，并依靠他们去选出其他合格的人；第二步，调查这些合格的人，通过他们去选定在第三步中可被调查的更多的人。如此类推下去，样本就像滚"雪球"那样越来越大。对吸毒者、保姆、性服务者的调查均可采用雪球抽样方法。

（三）调查法的注意事项

采用调查法要注意以下几个问题：① 精心设计。问卷可采用封闭式和开放式问卷形式，一般情况下应尽量设计成封闭式问卷，以便资料的录入和分析；② 科学抽样。要严格依据抽样方法要求进行抽样，确保样本的代表性及实施的有效性；③ 现场组织。要进行预调查，以发现问题。大规模调查时要统一标准和方法，严格控制现场调查的质量，确保调查数据的真实性和完整性。

四、测量法

测量法是借助量表等工具对行为问题进行定量研究。

（一）心理测验

心理测验是用心理量表测试人的心理现象状况的一种研究方法。心理量表依据不同的研究目的而设置，通过文字、符号、图像等多种形式来呈现。心理测试有智力测试、特种能力测试、人格测试以及诊断测试等类别。

（二）仪器测量

常用的有脑电图、肌电记录仪、生理多导仪等，测试人的心理生理能力、神经行为功能等。

五、案例研究

案例研究是指以个人或由个人组成的团体（一个家庭或一个企业）为研究对象，进行深入细致研究的一种方法。案例研究首先要收集充足的资料，可以通过会谈、观察和测试等方法获取，内容涉及个体的基本资料、家庭背景、成长的历史和环境、心理特征、生活事件、疾病的发生和发展情况等，还可涉及他人（家庭成员、朋友和邻居等）的印象和描述，以及个体的自述材料、信件、日记和医疗记录等，其中最重要的信息来自个体的报告。长期以来,案例研究方法在探讨行为和描述治疗方法方面获得了极大的成功,许多经典的案例研究极大地促进了我们对疾病的理解。

案例研究的最大价值在于其内容的真实性和丰富性,它所包含的内容是其他研究所无法比拟的。案例研究可以是从独特的视角来理解或说明典型问题,也可以是进行科学而系统的研究的先行步骤。在理解独特的行为现象时,任何方法都不可能替代案例研究,它特别有助于描述罕见的或不寻常的现象,描述有创新性的会谈、评估或治疗方法,驳斥普遍认可的或被广泛接受的理论解释,往往是新知识和新假说的起点。

案例研究也存在一些缺陷。在资料收集中,会谈对象所报告的内容可能是选择性的,研究人员也可能倾向于选择与自己的理论观点相一致的事件,由此可能导致研究结果产生偏差。另外,从单一的案例研究的结果是不能推导出具有因果关系的结论的。

第五节 行为医学的分支学科

行为医学是一门与多个学科相关的交叉性学科,它的研究范围十分广泛。人们根据行为医学涉及的领域可将其划分为好几个分支学科,但是这些分支学科的发展大多还不够成熟。

一、健康行为学

健康行为学研究的是正常人的行为,主要探讨人类在各年龄阶段健康行为发展的特点和规律,并通过行为咨询、干预和指导等方式,预防各种行为问题的发生。研究表明多种多发病和常见病的发生大多与行为因素和心理因素有关,而且很多疾病可以通过改变不良行为、建立相应的健康行为来防治。该学科运用行为医学的原理和技术,提高人们对各种心理行为致病因素的抵抗力,有效调控压力等紧张刺激,达到防治疾病和提高生活质量的目的。

二、行为遗传学

行为遗传学从遗传与环境因素的相互作用出发,在行为表现、系统、分子、基因等多个层面上,深入系统地探索人类复杂行为发生、发展的遗传基础和环境因素,以及遗传和环境的交互作用,揭示人类行为产生、发展的生物学原理,从而达到控制行为、预防和治疗异常行为及其疾病的目的。

三、行为流行病学

行为流行病学是应用流行病学方法研究行为、疾病与健康的关系及其在人群中的分布和影响分布的因素,并进行行为干预,以减少疾病的发生和增进健康的学科。与健康相关的行为可分两大类：一是健康导向性行为，是人们为了健康保健而采取的行为，如求医行为、自我保健行为、免疫接种、健康检查、治疗和康复活动等；另一种是与健康相关的行为，其并非是人们为了保持健康而发生的行为，如吸烟、吸毒、贪食、性变态行为等，这些不良行为即健康相关行为。这一类健康相关行为大多不是单纯的生物学问题，而是生物、心理、社会文化与环境的复合行为。它是群体生活方式的表现形式之一，是一种群体性行为。运用流行病学的理论和方法，描述、测量和研究影响这些行为的因素，及时预防、干预或改变这些行为是行为流行病学研究的主要任务。

四、行为心理学

行为心理学，20 世纪初起源于美国的一个心理学流派，它的创建者是美国心理学家 J. B. Watson。行为心理学认为，心理学不应该研究意识这种看不见、摸不着的东西，而应该研究行为。行为心理学主张心理学是一门科学，和其他科学的研究一样，只使用客观的方法。行为心理学有四个重要论点：① 强调科学心理学所研究的只包括能够客观观察和测量的外显行为；② 构成行为基础的是个体的反应，可以通过研究多个反应来反映行为的整体；③ 个体行为不是由遗传决定或与生俱来的，而是在环境因素的影响下被动习得的；④ 经由分析动物实验和儿童试验研究所得到的行为的原理，即可推导、解释一般人的同类行为。

五、行为病理学

行为病理学主要研究问题行为和异常行为，以及与社会、行为、心理因素密切相关的疾病，探讨其发生、发展、转归的机制，以及防治方法。

六、行为药理学

行为药理学是研究药物对动物和人体的行为效应、行为发生过程及其机制的影响，研究范围涉及药理学、心理学、生物化学、解剖学和牛理学等领域。它通过研究药物的行为效应和行为效应的测定、控制方法，试图揭示人类行为的生理机制，并为临床药物治疗奠定理论基础。

七、行为诊断与评估学

行为诊断与评估是对人类行为进行测量、量化和描述的专门技术，是运用心理学技术和方法来评估人的行为表现或者心理状态，并且确定其性质与程度的过程。由于人类行为极具复杂性、主观性和难以觉察性，行为评估很难做到完全科学、客观和准确。行为评估在相当程度上受观察者和被观察者自身的态度，动机，观察方式、方法和经验的影响。因此，对人类行为进行客观、全面的科学诊断与评估是一项非常有难度的工作。

八、行为治疗学

行为治疗学主要研究行为医学的技术，是对异常行为或相关疾病进行干预和治疗的学科。治疗手段主要是可操作的、程式化的行为疗法，如生物反馈疗法、松弛疗法、系统性脱敏、满灌疗法、厌恶疗法、模仿法、认知行为疗法和自我控制技术等。行为治疗学的主要理论基础是行为主义学习理论，如经典条件反射、操作条件反射和社会学习理论等。行为主义治疗者认为，通过适当的奖励，可以使任何行为被加强和巩固；如果进行处罚，则可以使行为减少或消失。因此，通过适当的治疗，可以消除不适应行为。当然，也可以通过行为治疗建立新的健康行为。

九、行为预防学

预防医学是医学体系的重要组成部分，是研究、探索疾病发生、发展，疾病预防、控制，强身健体的科学。行为预防学是行为医学的观点、原理、技术和方法在预防医学中的具体运用，许多疾病尤其是一些慢性疾病的预防都可从行为的角度进行研究和实践。

阅读一 "高血压悖论"

高血压是心血管病和肾病的主要致病因素，研究证明高血压不经治疗可将人的预期寿命缩短 5 年。20 世纪下半叶医学科学的最伟大成就之一就是治疗高血压的药物的发明。这些药物不但安全、有效，而且便宜。可是，半个多世纪以来，全球高血压患者人数还是在不断地增加。于是，便产生了"高血压悖论"之说。

半个多世纪前，英国著名的生物学家、联合国教科文组织首任总干事 Julian Huxley 有一句名言："医学已经进步到不再有人健康了。"进入 21 世纪后，人们发现事实不幸被 Julian Huxley 言中。虽然医学快速发展，疾病种类还是越来越多，人们的患病率也越来越高。

为什么社会越来越发达，物质越来越丰富，医疗技术越来越先进，药物不断推陈出新，治疗方法和器械多得使人眼花缭乱，疾病反而越来越多？《英国医学杂志》曾刊文说，"生命中许多正常的过程，如生、老、性、死和不快乐，都可以拿来医疗化"。这当然是导致疾病越来越多的一个原因。然而更主要的原因可能是人类对健康和疾病的认识与现实脱节。当今世界变化得太快，人们却还在用旧有的医学模式来解释疾病现象并指导医疗行为，于是悖论就出现了。

"高血压悖论"提示我们：人类的生存条件变了，几十年前吃不饱穿不暖的人们今天却被大鱼大肉、烟海酒湖糖河所包围。传染病和营养不良已经不再是主要的健康威胁，困扰我们的是慢性病、健康危险因素和人类自身的行为。如果我们仍然只相信灵丹妙药，忽视改善环境和个人行为，那这个问题将得不到很好的解决。

“高血压悖论”也证明仅靠药物等医学方法的进步是不足以解决问题的，健康受到更为复杂的诸多因素的影响，自然环境、社会环境、个体因素和基因特性等都会在健康维持中发挥作用，个人行为并非简单的自主选择。我们只有全面地掌握心理社会和环境多方面因素的作用，科学地确认、评估和化解可干预的健康危险因素，才能保护好自己和家人的健康。

阅读二 维多利亚宣言节选(英文)

Policy Principles

There are six principles:

1. Adoption of a public health approach to the prevention and control of cardiovascular disease. Such an approach seeks:

— to prevent the onset of risk factors in children and youth everywhere, and in entire populations not yet affected by widespread prevalence of risk factors;

— to eliminate or reduce risk factors in all populations, but especially in countries where cardiovascular disease has not yet reached epidemic proportions; and

— to foster social norms and cultural practices that support heart health.

2. Adoption of the "four cornerstone" approach to heart health:

— health-promoting dietary habits;

— a tobacco-free lifestyle;

— regular physical activity; and

— a supportive psycho-social environment.

3. Extension of the benefits of prevention and treatment to all population groups, regardless of age, sex, race or socio-economic status. This includes equitable access to health services for individuals who are at high risk for cardiovascular disease or who already have it, and involves the strengthening of existing health promotion and disease prevention programs. It means supporting community development approaches that empower whole communities to address the many social and economic conditions that stand in the way of healthy living. Of particular importance are the identification and management of the following:

— high blood pressure;

— abnormal blood lipid levels;

— abdominal obesity; and

— diabetes.

4. Support for research in the many areas that touch on the prevention and treatment of cardiovascular disease, and development of intervention approaches at both the individual and the community level.

5. Support from richer countries to enable those with limited resources to develop health promotion and disease prevention policies and infrastructures and to improve access to health services.

6. Achievement of a balance between the resources currently applied to prevention of cardiovascular disease and those applied to treatment of it.

（刘新民）

第一章习题及答案

第二章　行为的心理学理论

案例 2-1　“中国第一胖”减肥记

身高 1.55 m，体重 225 kg 的重庆男子梁用于 2007 年被上海吉尼斯大全组委会授予“中国第一胖”的称号。从此，他成为了新闻人物，不管走到哪里，都是人们目光的焦点，而他本人一直饱受体重困扰，和肥胖进行着无休止的斗争。

梁用出生时体重为 5 kg，1 岁时体重达到 15.5 kg，14 岁时体重已达到 180 kg。他的肥胖不是疾病所致，而是源于他无节制的饮食和缺少运动。肥胖给他的生活带来了诸多不便，很多普通人轻松就能完成的动作，他都需要别人的帮助。周围人异样的目光也让他心里很不是滋味。因此，他试过各种方法，节食、运动、针灸、减肥药、减肥茶，甚至吃蛔虫卵等。期间，他最瘦时体重曾降至 110 kg 左右。但在 2006 年结婚之后，他的体重持续增加，最重时一度达到 225 kg。

2010 年，梁用因超级肥胖合并高血压、严重呼吸功能障碍、心衰、腹部严重水肿而病危。肥胖使对他进行检查和治疗都变得非常困难。2011 年，梁用接受了胃旁路手术，并在专业的饮食和运动指导下，走上了健康减肥之路。术后一年，梁用已成功减重 80 多千克。

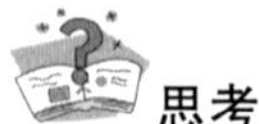

思考题

1. 导致梁用肥胖的原因是什么?
2. 如何用行为理论解释梁用的行为习惯?
3. 肥胖者如何健康合理地减重?

梁用的故事广为人知,他非同寻常的食量除了使人们惊叹以外,还引发了大家对这种非正常摄食行为的警觉和思考。人类的非健康行为是如何形成的?怎样才能建立健康的行为模式?不同学科的学者提出了不同的理论,从不同的角度解释这些问题。心理学作为一门研究人的心理现象和行为活动的科学,在行为的研究和干预上取得了丰硕的成果。无论是行为主义,还是精神分析、人本主义或其他心理学派,都会对人的行为进行观察和研究,并致力于建立健康行为、消除不良行为。在心理学派中,行为主义心理学通过实验研究更直观地为行为的形成提供实验依据并建立了行为的心理学理论。根据其理论对行为进行干预也达到了预期效果。认知学派的心理治疗师也会结合行为治疗的方法对患者的行为进行干预。故本章主要选取行为主义心理学和认知心理学理论观点阐明各种行为问题形成的原因以及消除不良行为的方法,为行为医学工作者开展行为健康教育、行为治疗提供理论依据。

第一节 Watson 的刺激-反应理论

1913 年,一篇名为《一个行为主义者所认为的心理学》的论文发表在《心理学评论》杂志上,这篇被称作"行为主义者宣言"的文章,正式揭开了心理学史上行为主义时代的序幕。文章的作者是 John B. Watson(1878～1958),他是美国第一个将 Pavlov 的研究结果作为学习理论基础的人。Watson 认为,学习就是以一种刺激替代另一种刺激,建立条件反射的过程。在他看来,人类出生时只有几种条件反射(如打喷嚏、膝跳反射等)和情绪反应(如恐惧、爱、愤怒等),所有其他行为都是通过条件反射建立新刺激-反应联结(stimulate-reaction association)而形成的。

一、刺激-反应理论

为研究行为是如何产生的,他精心设计了著名的小白鼠跑迷宫实验。实验所用迷宫是仿照当时著名的汉普敦娱乐场的大型迷宫设置的,只有一个入口,须通过迂回曲折的狭窄通道才能到达预定的出口。实验时,他将小白鼠爱吃的食物放置在迷宫的出口处,然后将小白鼠放在迷宫的入口。起初,小白鼠在迷宫中瞎闯乱撞,费尽周折才到达出口,吃到食物。然而,多次实验后,小白鼠从入口跑到终点的时间大大缩短,走入死胡同或折回原路的次数越来越少。在实验的最后,只要把小白鼠放在入口,它便会直奔目的地,而且即使偶尔"误入歧途",步入"歧途"的速度也很慢,表现得很"迟疑",然后立马回头,重入正途。在小白鼠不是很饥饿时,它会沿途玩耍，在迷宫盲端或死胡同的路口"悠闲"地溜达，而后不慌不忙地走向目的地。显然，此时小白鼠的跑迷宫行为已经不是一种刻板的重复动作，而是一种意志行为了。小白鼠在复杂的迷宫中，凭借什么找到从入口到出口的最佳路线，而且学习速度还如此之快？Watson和他的后继者们通过实验证实，小白鼠是运用不同感觉的相互配合学会识别路径的。单个的视觉、嗅觉、听觉或触觉的损害，并不会明显影响小白鼠跑迷宫的成绩。因而，Watson认为所有的行为都是通过条件反射的方式学习得来的。当然，有些极其简单的反射活动是与生俱来的，这些反射活动构成了一个人全部行为的遗传特征。随着个体的成长，他能学会一系列的复杂行为，但这些复杂行为也不过是一连串相互联系的条件反射而已。因此，Watson在他的《行为主义》一书中写道："给我一打健康的婴儿，一个由我支配的特殊环境，让我在这个环境里养育他们。我可担保，任意选择一个，不论他父母的才干、倾向、爱好如何，他父母的职业及种族如何，我都可以按照我的意愿把他们训练成为任何一种人物——医生、律师、艺术家、大商人，甚至乞丐或强盗。"

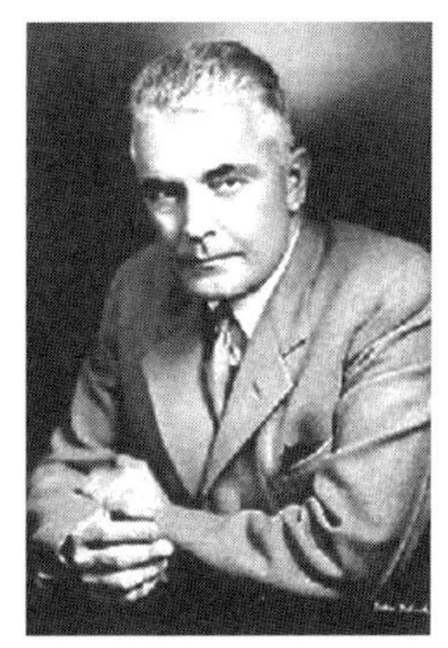

图 2-1　John Broadus Watson

专栏 2-1　Pavlov 的经典条件反射理论

俄国生理学家、心理学家和高级神经活动的创始人Pavlov提出的经典条件反射理论是行为主义发展的基石。他在狗的消化腺生理研究中建立了经典条件反射。正常情况下，当狗饥饿的时候，给狗食物，狗就会分泌唾液。后来，Pavlov在给狗食物时，先给一个铃声，然后紧接着给食物，狗还是会分泌唾液，这种处理使得铃声和食物结合在了一起。多次实验后，只给铃声不给食物，狗仍然会产生分泌唾液的反应，条件反射就这样建立起来了。

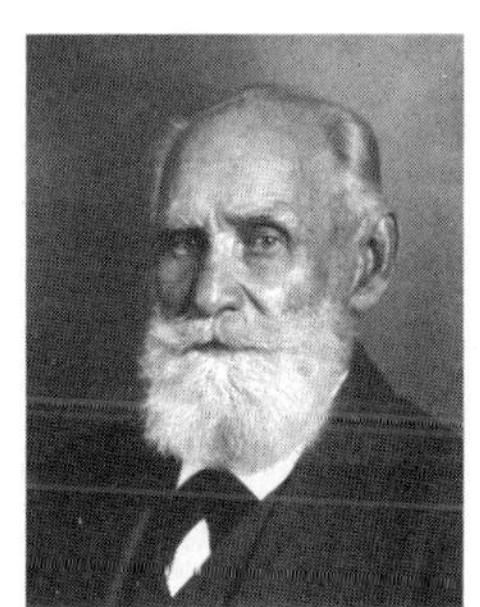

图 2-2　Pavlov

在该过程中存在两类刺激，一类是由先天遗传因素所决定的，能自然地引发反射（分泌唾液）的刺激，如本例中的食物，称为无条件刺激。由无条件刺激所激发的反射，称为无条件反射（unconditioned reflex），如看到食物便引起唾液分泌。无条件反射是种系发展过程中遗留下来的、机体生来就具有的反射，对生命的存活具有根本的意义。另一类是伴随无条件刺激而施加的，最终也能单独引起反射的刺激，称为条件刺激。该类刺激本身不能直接引发反射活动，要与无条件刺激反复结合，才可能单独引发反射活动。例如，通常情况下铃声不能刺激狗分泌唾液，但如果反复在铃声响起后便给狗喂食，久而久之，单独给予铃声刺激也可以使狗分泌唾液。这种由条件刺激引发的暂时性反射活动被称为条件反射，是机体后天习得的。建立条件反射的基本条件是某种无关刺激与无条件刺激在时间上的多次重合或关联。

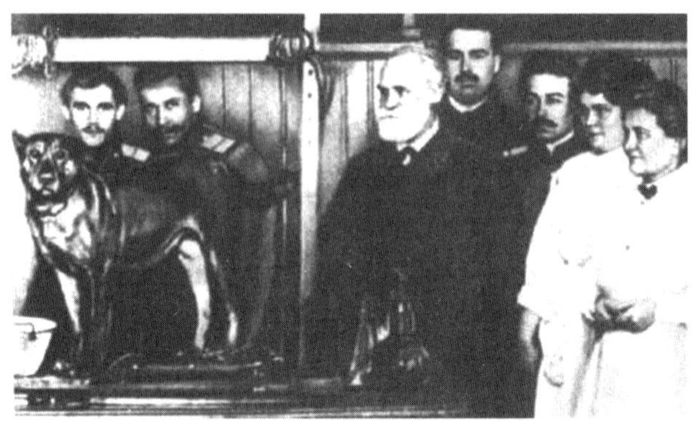

图 2-3 Pavlov 的条件反射实验

Pavlov 认为，人的心理和精神，一切智力行为和随意运动，都是对信号的反应，都是在无条件反射的基础上所形成的条件反射。所以条件反射既是生理现象，也是心理现象，是动物和人的一切学习行为的基础。

二、情绪理论

Watson 认为，情绪是一种遗传的类型反应，包括整个身体机制的深刻变化，特别是内脏和腺体系统的深刻变化。但他认为本能和情绪是有区别的，如果刺激所引起的反应是内部的，而且是局限于主体身体内的，就是情绪；如果刺激引起的是整个有机体的反应，就是本能。Watson 认为，人有三种原始的或基本的情绪，即恐惧、愤怒和爱。

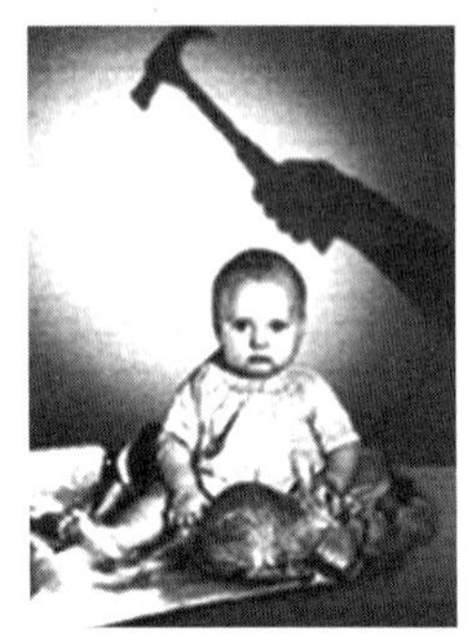

图 2-4 小 Albert

Watson 以形成条件恐惧反应的婴儿实验为实证，提出条件化是使情绪复杂化和发展的机制，人的各种复杂情绪都是在前述三种原始情绪的基础上，通过条件作用而逐渐形成的。为了验证自己的情绪发展理论，Watson 进行了一系列实验研究，其中被心理学界公认为儿童情绪发展的经典实验的是小 Albert 对白鼠形成条件恐惧反应的实验。小 Albert 是一个 11 个月大的男孩。在第一次实验时，Watson 给他一只白鼠，他没有表现出惧怕反应，当他伸手想摸时，实验者在他背后用力敲响了事先悬挂在房中的钢棒，发出刺耳的声音，他被吓了一跳。当第二次看见白鼠时，他想再伸手去摸它，刚一伸手，又听到一个大的、刺耳的声音，他被吓了一跳并开始哭泣。为了不过分伤害孩子的健康，实验停止了一周。一周后，不出现声音，研究者单独向小 Albert 呈现白鼠时，他开始号啕大哭，转身背对白鼠，并迅速向远离它的方向移动。他爬得飞快，以至研究者不得不冲过去抓住他，以免他从桌子的边缘掉下来。小 Albert 对白鼠产生了极度恐惧。这种通过条件作用而形成的行为在我们的生活中比比皆是。例如，很多人会通过吃东西，甚至暴饮暴食来缓解负面情绪。追溯他们的成长过程，通常会发现在他们小的时候，每当心情不好时，家长就会拿食物安抚他们，长此以往便使得这种行为模式固化，形成不良的处理负面情绪的行为习惯。

在小 Albert 的实验中，研究者随后想要探讨这种习得的恐惧是否会迁移到其他物体上，即是否可产生泛化。如果小 Albert 也对其他相似的刺激物产生恐惧，那么这种习得的行为就已经泛化了。研究者依次给小 Albert 呈现一些与白鼠相似的动物和物品（狗、白色皮毛大衣、一袋棉花和 Watson 头上的灰白头发），他对这些东西都感到恐惧。甚至当 Watson 把一个表情和蔼的、孩子们普遍感到亲切的圣诞老人面具呈现给小 Albert 时，小 Albert 也感到了强烈的恐惧。

Watson 通过小 Albert 对白鼠形成条件恐惧反应的实验，证明了他的情绪理论，该实验虽是成功的经典实验，但是由于与心理学研究的伦理原则相违背，受到了广泛的批评。Watson 和他的同事还计划对小 Albert 建立新的条件反射，以消除他的这些恐惧反应，但是矫正实验由于各种原因没能进行。

专栏 2-2　小 Albert 有办法摆脱他的恐惧吗？

小 Albert 实验是严重违反伦理道德的，Watson 没有采取消除小 Albert 的条件反射的措施，必然会在孩子的成长中留下恐惧症的隐患。值得欣慰的是，Watson 在小 Albert 实验中计划去做，但是最终没有完成的工作，4 年以后由 Jones 完成了。

Mary Cover Jones，美国发展心理学家，也是行为疗法的先驱。她因第一个运用行为主义心理学的实验方法研究并消除儿童恐惧症而闻名于世。Jones 的被试是一个叫 Peter 的小男孩，他特别害怕兔子、白鼠等，甚至对皮毛和棉绒也感到非常害怕。Jones 首先创造一个能使 Peter 与其他三个小孩儿一起玩耍的环境，并给他食物。当他玩得高兴时，Jones 就给他们看一只兔子，她天天坚持这样做。开始时，Peter 对兔子感到十分害怕，但随着这一过程的进行，他的恐惧开始减弱。慢慢地，他能够容忍兔子跟自己越来越靠近。到了第 45 次时，他可以将兔子抱在怀里抚摸，并让它轻轻地咬自己的手指头。这就是行为疗法的原型。对 Peter 的治疗研究于 1924 年公开发表在 Jones 的《恐惧的实验室研究》一文中。

由于仅凭一个病例研究便得出某种论题的结论是难以被人接受的，所以在这之后，Jones 以更广泛且更具代表性的实例对 Watson 的行为主义心理学理论与实验研究加以论证。她关于 365 个正常婴儿的观察比较报告获得了心理学界的广泛认可。

第二节　Skinner 的强化理论

Burrhus Frederic Skinner，美国著名心理学家，新行为主义心理学的创始人之一，操作性条件反射的奠基者。

一、操作性条件反射

操作性条件反射(operative conditional reflex)这一概念，是由美国哈佛大学的心理学家 Skinner 提出的。他将动物及人类的行为分为两类：应答性行为(respondent behavior)和操作性行为(operant behavior)。前者是被动的，是被一定的刺激即无条件刺激所诱发，通过经典条件反射形成的，如 Pavlov 在狗身上观察到的行为；而后者却带有主动的性质，虽然也受环境影响，但并不引发于某一明显的刺激，要比应答性行为复杂得多，吃饭、睡觉、走路、讲话、工作、娱乐、争斗等均属于操作性行为。这两类行为的获得或维持均有强化(reinforcement)或奖赏(reward)机制在其中发挥作用。例如，周末访友，预计到朋友家后会见到一位朝思暮想的挚友，那么访友这一行为较之没有其他期望时更易发生，因为奖赏强化了访友行为。与这两类行为相对应，Skinner 把条件反射也分为两类，与应答性行为相对应的是应答性反射，与操作性行为相对应的是操作性反射。应答性条件反射是强化与刺激的直接关联，操作性条件反射是强化与反应的直接关联。Skinner 认为，人类行为主要是由操作性条件反射构成的操作性行为，操作性行为是作用于环境而产生结果的行为。在学习情境中，操作性行为更有代表性。操作性条件反射可以塑造新行为，在学习过程中尤为重要。

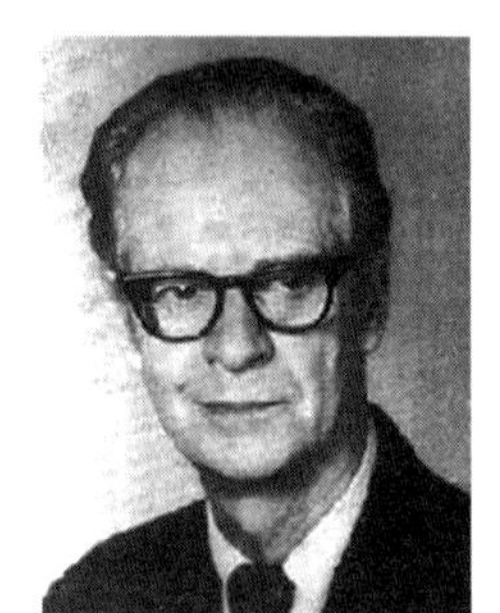

图 2-5　Burrhus Frederic Skinner

Skinner 通过实验发现，动物的学习行为是随着一个起强化作用的刺激而发生的。Skinner 把动物的学习行为推广到人类的学习行为上，他认为虽然人类学习行为的性质比动物复杂得多，但也要通过操作性条件反射来形成。操作性条件反射的特点是：强化刺激既不与反应同时发生，也不先于反应发生，而是随着反应发生，有机体必须先做出希望的反应，然后得到“报酬”，即强化刺激，才能使这种反应得到强化。学习的本质不是刺激的替代，而是反应的改变。Skinner 认为，人的一切行为几乎都是操作性强化的结果。

专栏 2-3　Skinner 的操作性条件反射实验

Skinner 关于操作性条件反射的实验，是在其设计的著名的 Skinner 箱(Skinner's Box)中进行的。如图 2-6 所示，在箱内放进一只白鼠或鸽子，并设一杠杆或键，箱子的构造应尽可能排除一切外部刺激。动物在箱内可自由活动，当它压杠杆或啄按键时，就会有食物掉进箱子下方的盘子中，动物就能吃到食物。箱内有一装置记录动物的动作。Skinner 首先用鸽子做实验。实验箱中装有两个按键，一个是红色的，另一个是绿色的。当鸽子无意中啄动红色按键时，传送强化物的装置就会自动丢出几粒它喜欢吃的食物；啄动绿色按键时，箱内则无任何动静。于是，不久鸽子就学会了啄红色按键。类似结果在老鼠身上同样得到了验证。第二次在 Skinner 箱中安装的不再是两个按键，而是一根杠杆。老鼠在箱中窜来窜去，无意中压了一下杠杆，传送强化物的装置便会送来食物。于是，老鼠很快就学会了按压杠杆。只要它感到饥饿，就会不停按压，俨然做工一般。Skinner 的操作性条件反射实验与 Pavlov 的条件反射实验的不同在于：① 在 Skinner 箱中的被试动物可自由活动，而不是被绑在架子上；② 被试动物的反应不是由已知的某种刺激物引起的，操作性行为(压杠杆或啄按键)是获得强化刺激(食物)的手段；③ 反应不是唾液腺活动，而是骨骼肌活动；④ 实验的目的不是揭示大脑皮质活动的规律，而是为了表明刺激与反应的关系，从而有效地控制有机体的行为。

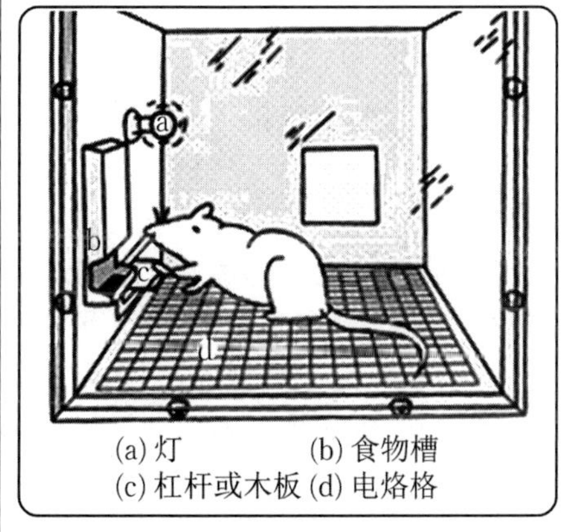

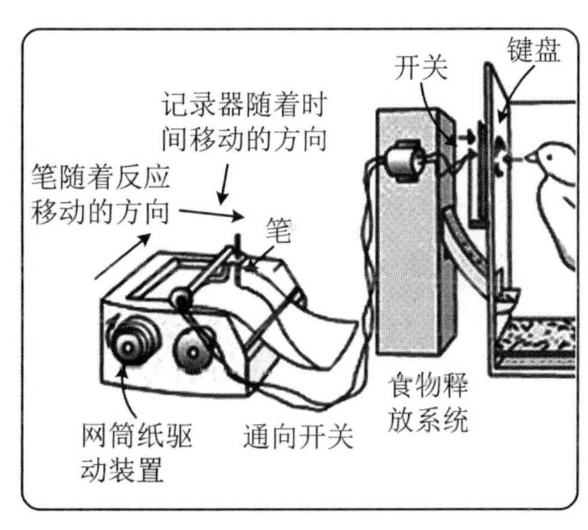

图 2-6　Skinner 箱

二、行为强化

行为强化是操作性条件反射理论中的又一重要概念，是行为学家们最早进行系统研究的基本原理之一。行为强化是行为被紧随其出现的直接结果加强的过程，当一个行为被加强时，它就更有可能在将来再次出现。

对行为强化的最早论证是于 1911 年由 Thorndike 开展的。Thorndike 将一只饥饿的猫关进笼子，并在笼子外面、猫能够看到的地方摆上食物，同时在笼子上安装一根杠杆。只要猫用爪子击打杠杆，笼门就会打开。如图 2-7 所示，当猫刚被放进笼子时，它会做出很多种行为，如抓咬笼子上的栏杆，把爪子从栏杆缝隙中伸出，以及试图从栏杆间挤出去等。最后，这只猫偶然地碰到了杠杆，笼门打开了，于是猫能够走出笼子吃食。随后，每一次 Thorndike 将饥饿的猫重新放进笼子，猫都用更短的时间击打杠杆，打开笼门。最后，Thorndike 只要一将猫放进笼子，它就马上去击打杠杆。逃出笼子和得到食物是对猫击打杠杆的行为起到强化(增强)作用的因素。Thorndike 将这种现象称为效果律(law of effect)，并认为这其中起到决定性作用的是食物这类强化物。

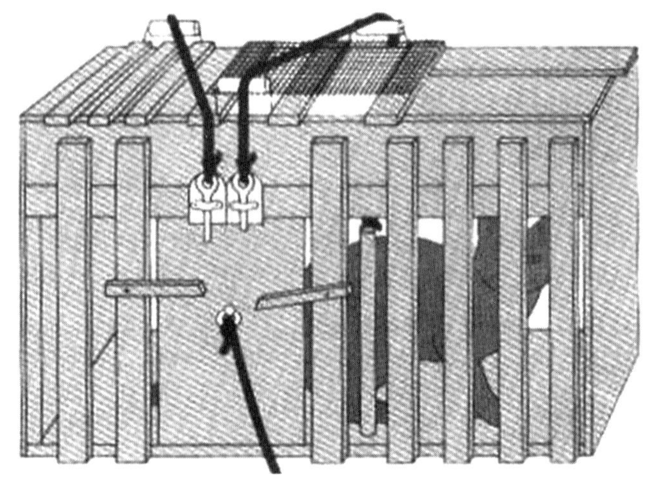

图 2-7 Thorndike 的实验装置

Skinner 的老鼠和鸽子实验也非常清楚地阐述了行为强化的原理。在用老鼠做的实验中，每次老鼠按压杠杆时，就会得到食物。起初，老鼠在盒子里到处查看、活动，用鼻子嗅，用后腿支撑着向上爬。当它碰巧用爪子按压杠杆获得食物后，再次被放进盒子时，它就更有可能去按压杠杆。这样，这个向下按压杠杆的行为就得到了强化，因为它的每次发生都立即跟随着一块食物的出现。这种通过行为强化过程得到增强的行为(按压杠杆)称为操作性行为，这个增强了操作性行为的结果(获得食物)就称为强化物。强化行为的原理是，当一个行为造成了有利结果时，这个行为更有可能在将来的相似环境中被重复。行为强化的原理虽然最初是利用动物实验结果阐述出来的，但也是对人类行为构成影响的自然过程。行为强化可以作为我们日复一日的与自然环境和社会环境相互作用的结果自然发生，也可以作为改变人们行为的矫正项目的一部分，通过人为的计划发生。例如，当一个两岁的孩子在商店中向妈妈索要玩具遭拒时，孩子就会哭闹和尖叫，最后妈妈给他买了玩具，他破涕而笑。如果这个孩子几次哭闹都达到了买玩具的目的，那么这个孩子以后将更有可能在商店中为达目的而哭闹。

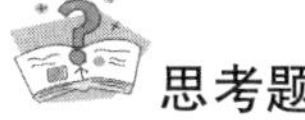

思考题

1. 如何避免儿童形成通过哭闹的方式达到自己目的的行为？
2. 当儿童已形成此种不良行为后，如何去除这种不良行为？

Skinner认为，行为强化包括正强化和负强化两种类型。在正强化中，随着行为出现的刺激称为正性刺激；在负强化中，随着行为消失或者被避免的刺激称为负性刺激。二者之间的本质区别在于，正强化中，反应产生出刺激（正性刺激）；而负强化中，反应消除或阻止刺激（负性刺激）的发生。需要记住的是，正强化和负强化对行为具有同样的作用，都对行为进行强化，行为都更有可能在将来再次发生。在同一个行为的发生与维持中，正强化和负强化可能均产生作用。例如，海洛因成瘾者初期吸食海洛因，其吸毒行为是为了获得吸食毒品后的欣快和愉悦感；随着吸毒时间的延长，再次吸毒则是为了避免或消除令人痛苦的戒断症状。负强化和惩罚的区别是，负强化使得行为增加或加强，而惩罚则使行为减少或减弱（见表2-1）。二者容易混淆的原因主要来自负强化一词的“负”字，该词中的“负”是指随着行为出现的刺激消失或减少，而不具有令人不快的含义。

表2-1　强化与惩罚的比较

类　别	含　义	举　例
强化 （行为被增强）	正强化：行为的结果导致了积极刺激增加，从而使该行为加强； 负强化：行为的结果导致了消极刺激减少，从而使该行为加强	为获得奖励而努力学习； 为避免父母唠叨而努力学习
惩罚 （行为被减弱）	行为的结果导致了消极刺激增加，从而使该行为减弱	因打游戏被惩罚而减少打游戏的时间

强化物包括条件强化物和非条件强化物两种。行为强化影响人类和其他动物行为的自然过程。在进化过程中，通过行为强化学习新的行为是对人类种族和个体生存起着重要作用的生物学特征之一。例如，食物、水和性刺激都是自然的正性刺激物，对于维持个体和种族的生存起重要作用，逃避寒冷、疼痛等自然的负性刺激物，亦对生存发挥重要作用。这些自然的正性和负性强化刺激物被称为非条件强化物，其发展不需要前提条件或经过训练。条件强化物则是指通过与一个非条件强化物或一个确定的条件强化物配合，变成确定的强化刺激的中性刺激物。在代币行为强化训练法中，患者完成某种日常技能，如起床后叠被或打扫卫生，就会获得一个塑料扑克牌筹码或小块彩色图片，用这些筹码或图片可换取喜爱的食物，这些筹码或图片就是条件强化物。

影响行为强化的因素包括结果的直接性、一致性、已形成事件、刺激强度和个体差异。刺激强度越明显，其作为强化物的效果越大。行为的发生与强化结果之间的间隔时间非常重要。一个结果若要成为最有效的强化物，应该在行为发生后立即发生。如果直接结果一贯都随着反应出现，那么结果就更有可能强化反应。Skinner在对学校教学活动的研究中发现，由于班级学生众多，教师无法同时关注所有学生，因此课堂中很多应该被强化的行为没有得到及时强化，而且每个学生学习速度的快慢不同，教师无法为每个学生提供个性化的教学。Skinner通过研制教学机器对这种情况进行补救，以达到如下目的。首先，即时强化，孩子们会立即被告知他的反应是正确的还是错误的；其次，让每个孩子按照自己的速率进行学习，只有在材料完全被掌握后才继续下一阶段学习；再次，学习材料分步呈现，并在孩子出现错误时呈现附加信息。这种教学机器和程序教材的程序学习在全世界超过72个国家的中小学和大学得到广泛运用。Skinner认为，剥夺可以增强大多数非条件强化物和一部分条件强化物的效果，满足则会降低刺激物的强化效果，正如实验中的鸽子和老鼠是处于饥饿还是吃饱的状态对实验结果有很大影响。另外，行为的结果成为强化物的可能性因人而异，如夸奖是大多数人的强化物，但可能对一些人毫无作用。

行为强化可应用于操作性行为的行为获得和行为维持。操作性行为获得后，只要行为得到强化，哪怕是间歇性强化，也会继续发生。行为强化程序包括连续行为强化程序和间歇行为强化程序。连续行为强化程序通常用于一个人学习一个行为或第一次从事一个行为时，这称为行为获得。新行为一旦获得，就可以对其使用间歇强化程序，使这个人继续从事该行为，称为行为保持。但是，如果行为不再造成具有强化作用的效果，行为人就会停止这个行为，即行为消失，如Skinner箱中的鸽子不再因为啄击按键而得到作为强化物的食物时，鸽子啄击按键的行为就会逐渐停止；实验鼠不再因为压杠杆而得到小块食物时，压动杠杆的行为会逐渐减少并最终停止。

思考题

学习了Skinner的强化理论，你是否能够从行为强化的角度帮助不良行为者重建健康行为模式？

第三节 Wolpe的系统脱敏疗法

Wolpe(1915～1997)是出生在南非的美国行为学家。行为治疗之所以能作为心理疗法中的重要手段沿用至今，就是因为Wolpe开创了一种行之有效的非药物疗法——系统脱敏疗法。

一、交互抑制理论

1947～1948 年，Wolpe 在维瓦斯特兰大学实验室用猫进行了一系列实验。他将猫关在实验笼里，先给它们一个听觉刺激（铃声），然后通过电感线圈给予它们几次高电压低安培的电击。几次实验后，所有的猫都对电击做出了各种猛烈的反应，或在笼子里狂野地冲来冲去，或在笼子里四处又抓又刨，或蜷缩起来，颤抖、嚎叫、口吐白沫，表现出类似人类焦虑症和恐惧症的症状。即使不予电击，猫只要听到铃声或看到那只铁笼，都会再次表现出狂乱的行为，甚至仅将猫带回实验室，也会有一些猫表现出慌乱和焦躁不安。他将这些猫禁食 72 小时，然后放回铁笼，铁笼里有猫喜爱的食物。此刻，猫虽然极度饥饿，但仍表现得非常恐惧和不安，不敢碰放在笼子里的食物。在铁笼旁边，甚至是在实验室隔壁的房间中，猫的进食仍受到不同程度的抑制。将猫放回原来喂食的地方，饥饿的猫则急不可耐地狼吞虎咽起来。Wolpe 认为，实验猫出现这种情况的原因，是猫对实验环境产生了泛化的防御性条件反射的缘故，即产生了实验性神经症。猫的这种反应似乎不同于一般的条件反射，因为它不能通过消除强化（即停止电击）而消退。

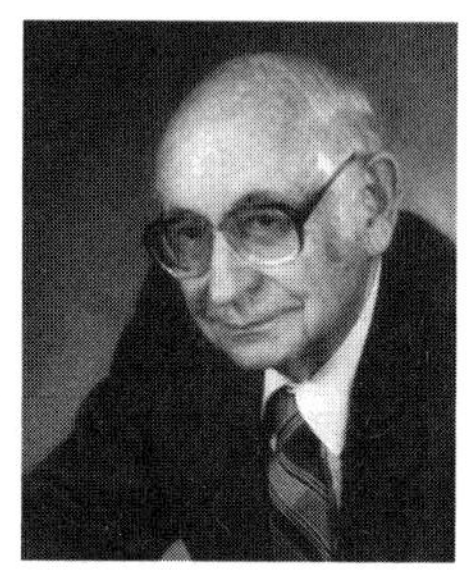

图 2-8　Joseph Wolpe

如何才能消除猫的“恐惧”症状呢？Wolpe 首先将猫放在离实验室很远的地方，猫仍然“惊魂未定”，表现出轻微的焦虑恐惧反应，这时给猫喂食，猫表现得怯生生、小心翼翼的，不一会儿便恢复常态，自然进食了。到了下次进食时，Wolpe 将猫放在离实验室更近一点的地方，猫又出现了一些轻微的焦虑紧张反应，继续进行喂食，同上次一样，猫起初不太自然，不久便适应了。Wolpe 如法炮制，让猫一步一步地靠近实验室。最后，将猫放在铁笼中喂食，它也不再表现出任何焦虑的迹象。但是，如果再对猫施以曾经伴随电击时出现过的听觉刺激，那么这种焦虑反应就会再次被引发出来。实验中，猫的焦虑是在不良环境中由不良刺激引起的不适反应，进食则是由食物刺激诱发的正常反应。Wolpe 认为，这二者是互不相容的，据此提出了交互抑制（reciprocal inhibition）的原理，即个体不可能同时对一个刺激产生两种对立的情绪反应，如在很高兴的同时伴随沮丧的情绪；在焦虑、恐惧的同时，伴随松弛、平静的反应等。如果对一个引起不良情绪反应的刺激再形成一个与不良行为相反的反应，即良好的情绪行为反应，那么，它就会对原来的不良行为反应进行抵制乃至替代，从而缓解或消除原刺激所诱发的不良反应。

二、系统脱敏疗法

Wolpe 将交互抑制的原理创造性地应用于临床实践，称为系统脱敏疗法（systematic desensitization）。这种方法主要是诱导求治者缓慢地暴露出引发神经症焦虑的因素，通过心理的放松状态来对抗这种焦虑情绪，从而达到消除神经症焦虑的目的。Wolpe 认为，人和动物的肌肉放松状态与焦虑情绪状态是一种对抗的关系，一种状态的出现必然会对另一种状态起抑制作用。在全身肌肉放松状态下的肌体的各种生理生化反应指标，如呼吸、心率、血压、肌电、皮电等，都会表现出与焦虑状态下完全相反的状态。同时，能够与焦虑状态有交互抑制作用的反应不仅有肌肉放松，进食活动也能抑制焦虑反应。根据这一原理，在心理治疗时可从能引起个体较低程度的焦虑或恐怖反应的刺激物开始进行治疗。一旦某个刺激不再引起求治者的焦虑和恐怖反应时，施治者便可向处于放松状态的求治者重现另一个比前一刺激略强一点的刺激。如果一个刺激所引起的焦虑或恐惧状态在求治者所能忍受的范围之内，经过多次反复地重现，他便不再会对该刺激感到焦虑和恐惧，治疗目标也就实现了。

Wolpe 在实验研究中，提出了系统脱敏作用和消退作用的原理，但在实践中，就如实验中一样，它们很少以一种单纯脱敏或消退形式孤立地出现。因此，交互抑制(有时也称为反条件作用，我们也可以将其称作建立优势兴奋反射系统作用)常常需要患者对那种引起自身不适应行为的刺激进行系统性的接触与练习，从而产生脱敏作用。正如 Wolpe 的猫，就是在进行了多次有计划的连续的系统脱敏训练后才开始进食的。他的研究完成了从行为主义心理学的学习理论到行为治疗的临床技术的飞跃，把人类的行为治疗推到了一个新的阶段。

专栏 2-4　系统脱敏疗法是如何操作的?

系统脱敏疗法一般分为三个步骤进行：

1. 放松训练

一般需要 6～10 次练习。每次历时半小时，每天训练 1～2 次。反复训练，直至来访者能在实际生活中达到运用自如、随意放松的娴熟程度。

2. 建立恐怖或焦虑的等级层次

这一步包含两项内容：

(1) 找出所有使求治者感到恐怖或焦虑的事件；

(2) 将求治者报告的恐怖或焦虑事件按等级程度由低到高的顺序排列。采用五等和百分制等方法来划分主观焦虑程度，每一等级刺激因素所引起的焦虑或恐怖应小到足以被全身松弛所抵消的程度。

3. 系统脱敏

(1) 进入放松状态：应先选择一处安静适宜、光线柔和、气温适度的环境，然后让患者坐在舒适的座椅上，让其随着音乐的节奏开始进行肌肉放松训练。训练依次包括手臂、头面部、颈部、肩部、背部、胸部、腹部以及下肢部训练，过程中要求患者学会体验肌肉紧张与肌肉松弛的区别。经过这样反复长期的训练，使得患者能在日常生活中灵活掌握任意放松的程度。

(2) 想象脱敏训练:首先应当让患者想象某一等级的刺激物或事件。若患者能在清晰地想象并感到紧张时停止想象、全身放松,则可重复以上过程,直到患者不再对刺激物或事件感到焦虑或恐惧,那么该等级的脱敏就完成了。以此类推开展下一个等级的脱敏训练。一次想象训练应不超过4个等级。如果训练中患者在某一等级出现强烈的情绪,则应降级重新训练,直到可适应时再往高等级推进。当通过全部等级时,可从模拟情境向现实情境转换,并继续进行脱敏训练。

(3) 现实训练:这是治疗最关键的阶段,仍然从最低级开始推进至最高级,逐级放松、完成脱敏训练,直至不引起强烈的情绪反应为止。为患者布置家庭作业,患者可每周在治疗指导后自行对同级刺激开展强化训练,每周2次,每次30分钟为宜。

第四节 Miller的生物反馈技术

一、内脏学习理论

传统医学认为,人体活动可分为骨骼肌运动和内脏、腺体活动两大类。前者可受人的意识控制,随意改变其活动水平,其指挥中枢在大脑皮质;后者由所谓的自主神经系统控制,不随人的意识而改变,其指挥中枢是皮质下的大脑边缘系统和脑干生命中枢。然而,这些观念自创立以来就受到挑战。例如,高明的瑜伽师可以在一定程度内控制自己的心跳、血压和呼吸,中国气功中的静功和日本的坐禅都与此类似。显然,所谓随意运动和不随意运动之间并没有清晰的界限,自主神经系统在一定的条件下也可能被个体随意控制。

最早发现动物内脏条件反射的是Pavlov。其后,他的学生、著名生理学家贝柯大继承了Pavlov的条件反射学说,对大脑皮质和内脏功能的关系进行了大量研究,在实验室中建立动物各脏器的条件反射以及体温、水代谢的条件反射,证实大脑皮质与内脏活动密切相关,并由此建立了"皮质内脏相关学说"(cortico-visceral theory)。该学说主张:人是一个统一的整体,大脑皮质起到统帅作用,其高级神经活动促使机体内环境保持相对稳定,全身各器官功能相互协调、身心统一,并适应外环境的变化。

1967年,Miller将操作性条件反射原理应用到训练动物控制内脏生理活动的实验研究中,致力于如何用主观意志控制自主神经的研究。他在实验中证实,动物内脏反应也可以通过操作性学习加以改变。Miller进行的操作实际上是操作性条件反射的另一种形式,即内脏操作条件反射,实验对象是小白鼠。在实验中,Miller用食物强化的方式,对动物的某一种内脏反应行为,如心率的下降进行奖励,经过

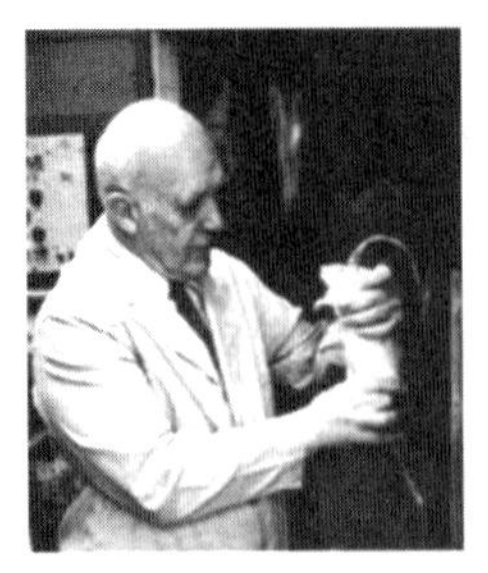
图 2-9 Neal Elgar Miller

这种选择性的定向训练后，动物逐渐学会了“操纵”这种内脏行为，使心率下降。为了消除实验动物骨骼肌系统对内脏学习实验的影响，说明动物控制内脏反应是通过自主神经系统进行的，Miller 使用肌松剂——箭毒麻痹动物骨骼肌系统，同时施以人工呼吸，并改用电刺激动物脑内“愉快中枢”作为奖励手段，或以撤销痛苦电击的方法作为负强化手段，让动物重新进行内脏学习实验。具体实验方法是：给小白鼠注射箭毒，有选择地使其随意控制肌肉全部松弛，此时心脏跳动完全置于自主神经的单独控制之下；以电刺激小白鼠脑部的“愉快中枢”作为正性强化物奖励小白鼠，训练其加快心率或减慢心率。经过几次奖励后，小白鼠就能在短时间内达到预期要求。也就是说，小白鼠为了得到奖励，可学会随意改变心率，这说明内脏操作条件反射现象确实存在。Miller 采用同样的实验方法还分别使动物学会了“操纵”心率的增加，血压的升高或下降，肠道蠕动的增强或减弱等反应。

二、生物反馈技术

20 世纪 30 年代，美国学者 Jacobson 在指导患者进行渐进性放松训练的过程中发现，利用肌电监测患者的肌电活动，并让患者通过肌电活动水平了解自己肌肉紧张和放松的程度，可以帮助患者较快地进行肌肉放松。20 世纪 60 年代，Miller 的内脏操作条件反射在动物身上试验成功后，创立了一项崭新的治疗技术——生物反馈技术。Miller 是生物反馈研究的先驱，并因此而举世闻名。生物反馈（biofeedback）是一种运用仪器（通常是用电子仪器）通过视觉或听觉信号，揭示人体内部正常或异常活动的一种方法。其目的在于，通过操纵那些在其他情况下意识不到或感觉不到的生理活动，使人感受到自己的生理信息，然后学习去控制它们。生物反馈的具体做法通常是：利用电子仪器把体内的活动状态加以放大，变成人所能感知到的信号，通过视觉或听觉呈现给人们，人们可以通过操纵、改变这种信号达到操纵、改变体内原来觉察不到的、不受人们意识支配的生理活动的目的。例如，心脏搏动的快慢，一般是人意识不到的，也难以随意使之加快或减慢。如果我们把心脏活动产生的电信号加以放大，并把它变成可见的视觉信号，或变成可听到的声音，我们就可以通过将看到的视觉信号变大或变小、听到的声音变高或变低而达到使心率加快或减慢的目的。

传统观念认为，骨骼肌是人能够随意控制的，而内脏和腺体等平滑肌则受自主神经支配，是不能随意控制的。Miller 所创立的生物反馈技术第一次打破了这一传统观念，用科学事实证明，通过特殊的学习和训练，人也可以学会随意地控制自己的心脏、血管、胃肠、肾和各种腺体等内脏器官的活动，就像随意控制骨骼肌群那样。因此生物反馈又称“内脏学习”。目前，生物反馈技术已成功地应用到高血压、心律失常、紧张性头痛、支气管哮喘等躯体疾病及焦虑症、睡眠障碍等精神疾病的治疗中，并取得了较好疗效。

专栏 2-5　生物反馈技术与高血压防治

医学上对高血压的防治研究已经从降压药物、生活方式进展到对应激的研究。用生物反馈来治疗高血压，其效果已被国内外许多研究报告所证实。1984年，美国预防、检测、评估与治疗高血压全国联合委员会推荐使用非药物方法(包括放松、生物反馈等)治疗高血压。在现实生活中，人并不能直接感受到血压的具体变化，只有在血压超过了一定的限度，身体产生了一些症状时，如头晕等，人才有可能意识到血压升高了，但是这种意识也是一种模糊的感觉，人并不能精确地知道血压的具体数值。生物反馈治疗高血压时，通过血压计、肌电反馈仪、计算机等仪器，将采集到的血压或者肌电等信号转化为人体能看到的东西，每次血压升高或者肌肉变得紧张的时候，仪器就会发出闪光或者发出“哔哔”声，如果想降低血压或者放松肌肉的话，就需要借助一些方法减缓闪光或者降低“哔哔”声。这就是一个学习的过程，经过一段时间，就可以形成有关血压和肌肉紧张水平的感觉，并且形成一种新的、健康的降低血压或者肌肉紧张度的习惯。经过学习后，个体即使在没有仪器时，也能随心所欲地重复这一反应，使得自身的血压有意识地调控在比较稳定的水平。当然，这只是一个简单的例子。生物反馈的内在机制是十分复杂的，这就是我们目前全力投入研究它的机制的原因。

第五节　Bandura 的社会学习理论

Bandura 之前的行为主义者大多以动物实验构建他们的理论体系。但由于人总是生活在一定的社会条件下，所以 Bandura 主张要在自然的社会情境中而不是在实验室里研究人的行为。

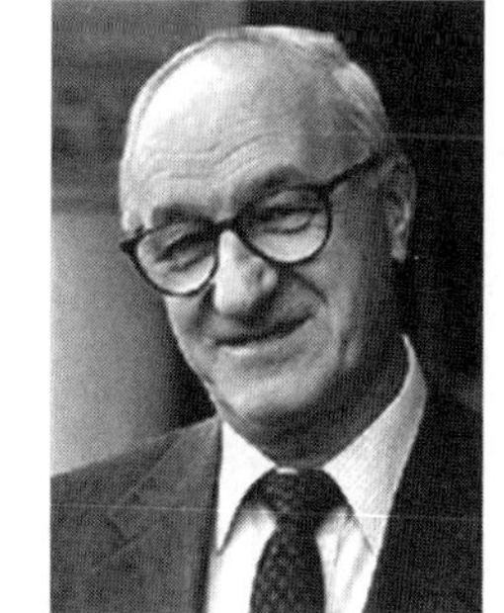

图 2-10　Albert Bandura

一、攻击行为实验

人们在社会情境中，通过观察和模仿他人，学到很多行为。这种通过观察而习得的反应，称为榜样作用(modeling)。为了说明榜样作用的效果，Bandura 和他的助手们进行了一系列试验，其中最著名的是波波玩偶实验。

关于攻击性行为，有学者认为是出于人的攻击本能，也有学者认为是因人受到了挫折才发生。Bandura 则明确指出，人类并不是生来就带着一个行为库的，人的一切行为方式都是后天学习的结果，攻击性行为也是社会学习的结果。在波波玩偶实验中，实验者让儿童目睹一位成年人（即行为榜样）殴打一个塑料充气小丑娃娃，名叫波波玩偶。“行为榜样用棒槌敲它的头部，把它朝下猛摔，坐在它上面，反复地打它的鼻子，把它抛到空中，用球击打它……”看完录像后，儿童被带到一间有玩具的房间里，但他们不能动玩具。记忆过程开始了，儿童因此变得愤怒和沮丧，然后把这些儿童领到一间放着波波玩偶的房间，动机状态产生了。Bandura 和许多其他研究人员发现 88%的儿童模仿了攻击行为。八个月后，40%的儿童会重演波波玩偶实验中观察到的暴力行为。

在另一项实验中，Bandura 对上述研究做了进一步延伸。在试验中，他把 4～6 岁的儿童分成两组，两组儿童在电影中看到一个成年男子演示四种不同的攻击性行为，但在影片快结束时，一组儿童看到的是这个成人榜样受到另一个成人的奖励；而另一组儿童看到的是这个成人榜样受到惩罚。接下来，让儿童进入一间游戏室，里面放有一个同样的充气娃娃以及这个成人榜样使用过的其他物品。结果发现，看到榜样受奖励的那一组儿童，比看到榜样受惩罚的另一组儿童，表现出更多的攻击性行为。但这是否意味着，看到榜样受奖励的儿童比看到榜样受惩罚的儿童习得更多攻击性行为呢？为了回答这个问题，Bandura 在这两组儿童看完电影回到游戏室时，以提供糖果作为奖励，要求儿童尽可能地回想起榜样的行为，并付诸行动。结果表明，这两组儿童在模仿攻击性行为方面没有任何差异，即都能同样精确地显示出榜样的四种攻击性行为的顺序。这说明，榜样行为所得到的不同结果，只是影响到儿童模仿的表现，而对学习几乎没有什么影响。因为在榜样受到惩罚的情况下，儿童同样也习得了这种行为反应，只不过没有同样地表现出来罢了。

二、社会学习理论

Bandura 的社会学习理论与传统的行为理论不同，他特别强调环境中的社会因素对人类行为的影响。其观点主要是：人的行为，特别是复杂行为主要是后天习得的。他说：“除了基本反射外，人并不具备很多先天获得的行为，人们必须学会它们。”行为的习得既受遗传因素和生理因素的制约，又受后天经验环境的影响。人是具有思维能力的有机体，具有自我指导的潜能，个人的认知因素对行为具有极其重要的影响，有时甚至是引起人的行为的决定性因素。在研究行为习得的过程中，不能将二者分而论之。

Bandura 的社会学习理论所关心的行为习得包括两种类型。一种是通过直接经验获得行为反应模式的过程，Bandura 把这种行为的习得称为“通过反应的结果所进行的学习”，即我们所说的直接经验的学习，如 Thorndike 的尝试错误学习、Pavlov 的条件反射式学习和 Skinner 的刺激与反应的联结式学习。另一种是通过观察示范者的行为而习得行为的过程，Bandura 将它称为“通过示范所进行的学习”，即我们所说的间接经验的学习。Bandura 所关心并研究的是后一种行为的习得过程。人类的大量行为都是通过对榜样（或示范者）的观察而习得的，这种学习就是观察学习或模仿学习。观察学习乃是人类获得大量行为反应的主要形式，可分为以下四个阶段：

1. 注意过程　观察学习起始于学习者对示范者行动的注意。如果人们对示范行动的重要特征不注意，或不正确地知觉，就无法通过观察进行学习，所以注意过程是观察学习的起始环节。在注意过程中有诸多因素影响着学习的效果，其中有来自示范者行动本身的特征和观察者本人的认知特征，还有观察者和示范者之间的关系等，这些因素都影响着观察经验的数量和类型。

2. 保持过程　观察学习的第二个主要过程是对示范行为的保持过程。如果观察者记不住示范行为，观察就会失去意义。在观察学习的保持阶段，示范者虽然不再出现，但他的行为还是影响着观察者。要想把示范行为在长时记忆中永久保持，就需要把示范行为以符号的形式表象化。通过符号这一媒介，短暂的榜样示范就能被保留在长时记忆中，因此高度的符号化能力使人们的很多行动都可以通过观察来习得。观察学习对示范行为的保持依存于两个储存系统，一个是表象系统，另一个是言语编码系统。示范活动被转换成表象和容易利用的言语符号后，这些记忆符号将起到指导行为的作用。

3. 运动再生过程　观察学习的第三个阶段是把记忆中的符号和表象转换成适当的行为，即再现以前所观察到的示范行为。Bandura 将这个过程分解为反应的认知组织、反应的启动、反应的监察和依靠信息反馈对反应所进行的改进和调整等几个环节。

4. 动机过程　再现示范行为之后，观察学习者（或模仿者）是否能够经常表现出示范行为会受到行为结果因素的影响。Bandura 认为有三方面的因素影响着学习者做出示范行为：① 他人对示范者行为的评价；② 学习者本人对自己再现行为的评估；③ 他人对示范者的评价。

总之，Bandura 的社会认知学习理论进一步发展了传统的强化理论，明确地区分了人类的直接经验学习和间接经验学习，它普遍存在于不同年龄阶段和不同文化背景的学习者中。人们通过观察学习可以快速敏捷地获得他人的行为方式、人际交往、工作和学习经验，包括许多不健康或不良的行为方式，如吸烟、酗酒、吸毒、网络成瘾、攻击和自杀等。俗话说，“近朱者赤，近墨者黑”“身教胜于言教”，观察学习随时随地在人们的相互接触中潜移默化地实施着，对于人的个性形成、生活和工作方式的养成，道德品质和社会性行为的塑造都起着十分重要的作用。

思考题

1. 上述几种行为学习理论有何异同？
2. 这些行为学习理论有何现实指导意义？

第六节 Ellis 和 Beck 的认知理论

行为主义发展早期，人们通常有一种误解，认为情绪或行为障碍是外部刺激直接引起的。然而，大量事实证明：面对同样的刺激，不同个体的情绪和行为反应可以是完全不同的。这说明，人们生活中的各种事件必须通过主体的选择、接受、评价、加工等认知过程的中介作用，才能引起相应的情绪和行为反应。近年来，行为医学发展提高了对患者认知重要性的认识，认为不应该忽视“内隐行为”——思维在治疗中的重要性。认知是情感和行为反应的中介，引起人们情绪和行为的原因不是事件本身，而是人们对事件的解释，对错误观念的矫正可引起行为的改变。

认知疗法兴起于 20 世纪 60 年代，其核心主张是：与其说人的行为是对外界刺激的反应，不如说是个体对这些刺激的心理加工的结果；异常行为是适应不良认知的产物。因此，认知理论家主张采用认知疗法帮助患者摆脱心理障碍。认知疗法已经超越了经典行为治疗的经典定义，看起来似乎是纯粹的认知学派，而不是行为学派。但它的显著特征在于，通过解决内部的言语行为和想象活动，达到改变外部行为的目的，它依据的原理依然是条件反射学说。因而，认知疗法，尤其是认知行为治疗，亦被认为是行为医学研究的重要内容。认知行为治疗(cognitive behavior therapy，CBT)是当前应用最广泛的心理治疗方法之一，理论和方法均较为成熟。认知行为治疗的理论基础是认知理论，主要包括 Ellis 的理性情绪理论、Beck 的认知理论和自我指导训练理论等。

一、Ellis 的理性情绪理论

理性情绪理论(rational-emotive theory，RET)是美国心理学家 Ellis 在 20 世纪 50 年代创立的，是理性情绪疗法的理论基础。其基本观点是一切错误的思考方式或不理性信念是心理障碍和行为问题产生的症结。Ellis 认为，人生来便具有以理性信念对抗非理性信念的能力，但又常常为非理性信念所干扰。例如，认为“有价值的人必须在各方面都比别人强”“人活着就必须要得到众人的注目和赞许”“我一定要考上一类本科”“如果我不能做得完美，就不会有人喜欢我”等。理性情绪理论是建立在 Ellis 对人性的理解之上的，可概括为：① 人既可以是有理性的、理性的，也可以是无理性的、不理性的。当人们理性地去思维和行动时，他们就会很愉快、富有竞争精神及行动有成效；② 情绪是伴随人们的思维而产生的，情绪上或心理上的困扰是由不理性的、不合逻辑的思维造成；③ 人具有一种生物学和社会学的倾向性，倾向于有理性的理性思维或无理性的不理性思维，即任何

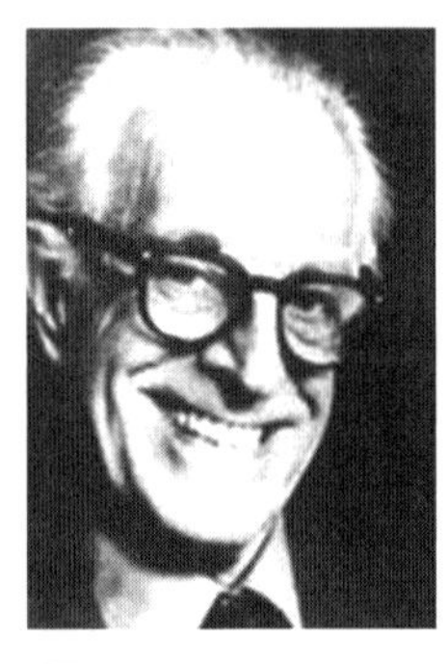

图 2-11　Albert Ellis

人都不可避免地具有或多或少的不理性思维与信念；④ 人是有语言的动物，思维借助语言而进行传播，不断地用内化语言重复某种不理性的信念，这将导致无法排解的情绪困扰；⑤ 情绪困扰的持续，实际上就是那些内化语言持续作用的结果。正如 Ellis 所说："那些我们持续不断地对自己所说的话，经常就是或者就变成了我们的思想和情绪。"

Ellis 的理性情绪理论又称 ABC 理论。这里的 A（activating event）是指外来的诱发性生活事件；B（belief system）是指个体在遇到诱发事件之后相应产生的信念，即他对这一事件的看法、解释和评价；C（consequence）是指通过信念中介作用，外来诱发性生活事件作用在患者身上所引发的不良情绪和行为结果。ABC 理论认为，外界事件是中性的，不同的人有不同的信念系统或认识，进而会有不同的"自我说明"（self-statement），对中性事件做出理性或不理性的解释，从而产生不同的情绪或行为反应结果。例如，两个人一起闲逛，在街上碰到他们的领导，但对方没有与他们打招呼，径直走过去了。这两个人中的一个对此是这样想的："他可能正在想别的事情，没有注意到我们，即使是看到我们而没打招呼，也可能有什么特殊的原因。"而另一个人却可能有不同的想法："是不是上次顶撞了他一句，他就故意不理我了？下一步可能就要故意找我的麻烦了。"两种不同的想法就会导致两种不同的情绪和行为反应，前者可能觉得无所谓，该干什么干什么；而后者可能会忧心忡忡，以至无法冷静下来干好自己的工作。从该例中可以看出，人的情绪及行为反应与人们对事物的想法、看法有直接关系。在这些想法和看法背后，有着人们对一类事物的共同看法，这就是信念。这两种信念，前者在理性情绪疗法中称为理性的信念，而后者则称为不理性的信念。理性的信念会引起人们对事物适当、适度的情绪和行为反应；而不理性的信念则相反，往往会导致不适当的情绪和行为反应。若人们坚持某些不理性的信念，长期处于不良的情绪状态中，最终将导致情绪障碍的产生。Ellis 的 ABC 理论后来得到了进一步发展，增加了 D 和 E 两个部分，D（disputing）是指对非理论信念的干预和抵制；E（effective）是指用有效的理性信念或适当的情感行为替代非理性信念、异常的情感和行为。D 和 E 是影响 ABC 的重要因素，对异常行为的转归起着重要的影响作用，是对 ABC 理论的重要补充。

理性情绪理论与行为主义 S-R 模式的根本区别在于：行为主义强调刺激类型对反应的决定意义，而理性情绪理论则强调患者的信念或看法对结果的因果影响关系。根据 ABC 理论，心理治疗学家的任务就是通过交谈，指出患者信念或认知系统中的理性方面，促使其放弃或改变原有的不理性的自我解释，从而达到矫正不良情绪反应和行为的目的。

二、Beck 的认知理论

认知疗法的基础理论来自于信息加工理论模式，认为人们的行为、情绪是受对事物的认知影响和决定的。例如，如果人们认为环境中有危险，他们便会感到紧张

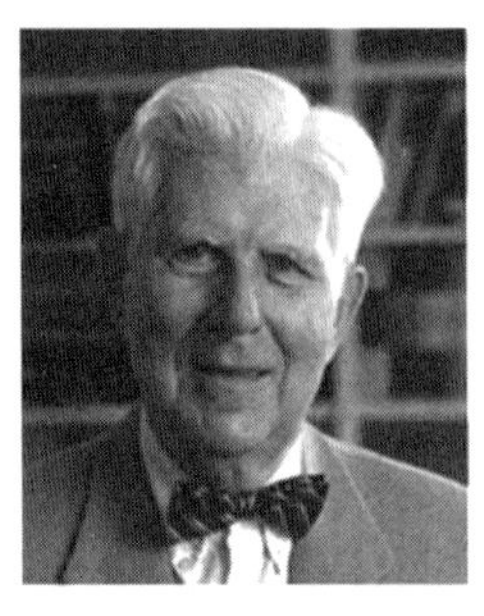

图 2-12 Aaron T. Beck

并想逃避。人们的认知建立在对自己以往经验的态度和假设基础之上。Beck 指出，心理障碍的产生并不是激发事件或不良刺激的直接后果，而是经过了认知加工，在歪曲或错误的思维影响下促成的。通常情况下，人们往往会忽视这种思维的存在，所以有时会感到“无事心烦意乱”，或发“无名火”，实际上都是事出有因。学会了捕捉这种自动思维的意识流，就会“心平气和”“烟消云散”。歪曲和错误的思维包括主观臆测，在缺乏事实或根据时进行推断；夸大，过分夸大某一事情（事件）和意义，牵连个人，倾向将与己无关事联系到自己身上；走极端，认为凡事只有好和坏，不好即坏，非白即黑。他还指出，错误思维常以“自动思维”的形式出现，即这些错误思维常是不知不觉地、习惯地进行，无正规语法结构，无一定因果关联，像电报那样是简单、跳跃式的，内容或模糊不清，或转瞬即逝，无需经过深思熟虑便可在脑海内自动闪现。不同的心理障碍会引发不同内容的认知歪曲。例如，抑郁症患者大多对自己、现实和将来持消极态度，抱有偏见，认为自己是失败者，事事都不如意，认为将来毫无希望。焦虑症患者则对现实中的威胁持有偏见，过分夸大事情的后果，面对问题时，只强调不利因素，而忽视有利因素。因此认知疗法的重点在于矫正患者的认知歪曲。

Beck 提倡的认知理论与理性情绪理论有诸多相似之处，但因 Beck 主要研究抑郁症，所以他的认知理论主要来自抑郁症的认知自动思维。他提出，“认知”是认识活动或认识过程，包括信念、思维和想象。他认为，认知过程一般由三部分组成：① 接受和评价信息；② 应对和处理问题；③ 预测和评估结果。Beck 以“抑郁认知三联征”“认知歪曲”“自动性思维”和“潜在的抑郁性认知图式”为核心概念来解释抑郁症的产生。所谓认知三联征，是指个体总是对自我做消极评价、对以往经验做消极解释、对未来做消极预期，即使积极的评价、解释、预期完全合情合理时也是如此思考；认知歪曲是指个体对客观现实进行错误解释或错误知觉，在这种情况下，抑郁个体得出的结论会使他们的消极期望得到进一步强化；而自动性思维指的是介于外部事件和个体对事件的不良情绪反应之间的那些思维。大多数抑郁症患者并不能意识到自己在不愉快情绪产生之前已存在着这些思维，因为这些思维已成为习惯性的自动性思维。受自动性思维的影响，抑郁个体对特定事件的主观看法和客观实际其实是不一致的，而个体关于事件主观的解释对情绪反应影响很大。

专栏 2-6 自我指导训练

自我指导训练（self-instructional training）目前是处理儿童心理问题最常用的一类认知行为干预方法，广泛用于攻击性儿童、多动症和品行问题儿童的治疗。自我指导训练的理论来自于苏联学者 Luria 等人的研究，认为语言，特别是内部语言，与行为有着密切的关系，在某种程度上起着影响和控制行为的作用。Meichenbaum 倡导的自我指导训练与他研究语言的发音有关。他认为语言与人的思维和行为有着复杂的关系，在学习语言的过程中，认知作用至关重要。他还认为出现消极情绪之前，患者一定已有消极的自我陈述，或是默默自语，或是内心独白。他主张患者此时应该用正面的、积极的陈述教导自己去对抗消极陈述和消极情绪，同时结合使用松弛训练等其他行为治疗方法。例如，一位非常害怕夜间走路的儿童，边走边自言自语，或是在内心告诉自己："我不怕，谁来到这儿都不害怕。"到达目的地后，儿童继续自我陈述："我成功了，黑夜并没有什么。"以此进行强化。

儿童在学语言时，常常先出声，然后不出声地自言自语，他称之为自我陈述。儿童缺乏这种默语能力就表明内部思维中介存在缺损，而通过适当自我指导训练，可以提高此种能力。儿童自我指导训练的目的在于：① 训练攻击儿童自身内部的言语评价或自我指导，使其行为反应或表现渐趋适当和正常；② 加强儿童内心言语的调节成分，使其行为在自己的言语控制之下；③ 鼓励儿童适当地强化自己的行为，使儿童发展新的认知模式，以达到自控。

阅读一　Skinner 和他的行为主义乌托邦

Skinner，1945～1975 年世界上最著名的心理学家，激进行为主义的代言人，致力于通过不同的方式证明行为心理学对人的积极影响。

他有大量著述，包括十二部主要著作、大量论文以及一部多卷本自传，他甚至在 1945 年的夏天写了一部乌托邦式的小说——《沃尔登第二》。在这本书中，他描写了一个想象的社区，用行为控制的操作原理来制造一个和谐而幸福的社会。他还有三种致力于推广、使用 Skinner 式心理学方法的杂志，《行为实验分析杂志》《应用行为分析杂志》和《行为分析师》。

他不但一生致力于行为主义心理学的理论研究，而且将大量的时间和精力投入到应用研究中，这些研究涉及面广泛，包括教育、工业、商业、行为矫正等。他时刻不忘实践他的心理学理论，甚至在抚养自己的女儿时和他本人变老时的做行为主义记述。

在他的行为理论应用中，除了在本章正文中提到的得到广泛应用的学习机器外，Skinner 和他的学生们还在其他领域获得了成功，如运用代币法增强乘客对某一特定航空公司的忠实度。Skinner 还尝试用行为塑造的方法重塑神经症和精神患者的行为。他认为，许多看上去奇异的行为实际上可能是由某些强有力的强化物维持的有序反应，打破这些不良的强化依随并代之以适应性反应的强化是治疗的目标。在一项研究中，研究者矫正了一位具有九年贮藏毛巾史的女患者的行为。每当她偷窃或贮藏一条毛巾时，看护人员就被指示给她更多毛巾。四个星期后，这个患者房间里有了650条毛巾，此后她开始挪走它们并拒绝再接受更多的毛巾。研究者用这种方法改变了女患者对毛巾的价值强化。此后，研究者们继续为所有病房里的患者制定行为管理计划，并于1968年出版了描述其方法和结果的《代币物奖惩法》(*The Token Economy*)。

Skinner热爱并笃信的行为主义伴随着他的一生。直至去世前一晚，他仍然在忙于心理学工作。他相信，用行为理论缔造的方法能够建设更美好的世界，他用自己的方式打造了一个Skinner式的乌托邦。

阅读二　中医理论中的行为医学思想

尽管在中医学的传统理论中，没有明确提出行为医学这一具体名词，但其理论和实践中都有着丰富的行为医学内涵。早在2000多年前，传统医学就提出了“天人合一”“形神合一”的整体医学观，并得到了较好的发展。

《黄帝内经素问·上古天真论》写道：“夫上古圣人之教下也，皆谓之虚邪贼风，避之有时，恬淡虚无，真气从之，精神内守，病安从来。是以志闲而少欲，心安而不惧，形劳而不倦，气从以顺，各从其欲，皆得所愿。故美其食，任其服，乐其俗，高下不相慕，其民故曰朴。是以嗜欲不能劳其目，淫邪不能惑其心，愚智贤不肖，不惧于物，故合于道。所以能年皆度百岁而动作不衰者，以其德全不危也。”在这段文字中，既倡导了顺应自然、社会环境，不使心身过劳降低应激水平的心身应激观点，同时还强调了以自我感知（生活满意度）为中心的生活质量评价问题。文中还写道：“今时之人不然也，以酒为浆，以妄为常，醉以入房，以欲竭其精，以耗散其真，不知持满，不时御神，务快其心，逆于生乐，故半百而衰也。”可见早在2000多年前，传统医学就已认识到酗酒、生活无规律等不良行为对健康的危害。在书的《四气调神大论》中，还分别详细讨论了在春、夏、秋、冬四季中应如何安排生活起居、饮食以及调养情志为中心的预防疾病的措施。

传统中医学把各种心理疾病和躯体症状看作异常行为，认为可以通过行为操作、学习来调整和改造异常行为，从而建立新的健康行为。祝由疗法、习以平惊疗法（类似现代系统脱敏疗法）和模仿示范法等均体现了这种治疗理念。

（金明琦）

第二章习题及答案

第三章　人类行为发展的基础

案例 3-1　中国人胖了起来

在保罗·弗伦奇和马修·格莱博编著的《富态:腰围改变中国》一书中记载显示:中国儿童的平均体重较30年前增加了3 kg。1985年中国城市男性平均腰围是63.5 cm,现在已接近76.2 cm,而40～50岁的男性平均腰围已达到82.6 cm……2011年9月,第三次国民体质监测的结果显示:2010年,成年人和老年人的超重率分别为32.1%和39.8%,比2005年分别增长3.0和4.2个百分点;成年人和老年人的肥胖率分别为9.9%和13.0%,比2005年分别增长1.9和1.7个百分点。自2000年以来,我国成年人、老年人超重率与肥胖率持续增长。20年前,中国大城市的居民会经常骑车去嘈杂的菜市场买菜,然后再回家自己做晚饭。如今,在习惯了开车购物的同时,人们开始使用私家车来解决其他生活中的交通问题,包括接送孩子上学、去补习班,孩子们也很快就适应了这种出行的方式,而不再愿意出门走路了。现在,城市中的居民每天久坐不动地在办公室里待着,下班后通过买快餐填饱肚子,每周一次地开车或打车去附近超市大量采购,选择那些富含脂肪、糖类盐分、味精、反式脂肪等预加工食品和饮料。导致美国61%的人口超重或肥胖的两大元凶——汽车和大量动物性高脂、高蛋白饮食,也正在改变着中国人的体型。与西方发达国家相比,中国的肥胖问题还有其特殊性,中国"未来的腰围"不容乐观,中国儿童肥胖形势也日趋严重。

资料来源:中国人胖了起来[N]. 中国科学报,2012-06-29.

“中国人胖起来了”，这绝不是一个值得我们中国人开心的事情。“心宽体胖”“孩子胖点是福”，我国有很多俗语形容肥胖与健康的关系。而现实中，由肥胖而导致的各种慢性疾病，如冠心病、高血压、糖尿病等患病率不断上升，医疗卫生支出负担沉重，本已不堪重负的医疗卫生资源面临着巨大挑战。是什么让中国人的体重增长得那么快？是我们的饮食、出行方式、环境因素，还是生活习惯，抑或是基因遗传？本章将从多个角度去讨论分析行为发生改变的影响因素。

人是地球上最高级的动物，其行为表现极为复杂。千百年来，人类在对自然与社会不断认识与不断改造的同时，努力对自身进行探索和了解。但是，人类对物质世界的认识成绩卓著，对自己的行为的认识则相形见绌。数千年里，人们将人的心理行为现象归因于超自然的力量或鬼神学，并或多或少地一直延续至今。在现代文明社会里，对人类行为的系统研究，即行为科学的理论形成，仍处于初创时期。目前，学术界关于人类行为的起源和本质的争论主要集中在生物性与社会性两个方面，以及它们之间的相互关联和作用机制等。本章将重点讨论行为的生物学基础、社会学基础和心理学基础以及这些行为与健康的关系形成的机制。

思考题

1. 科技改变生活，这对我们人类的行为有哪些影响？请举例说明。
2. 生活中，你有上面所提到的行为吗？你是如何看待这些行为的？

第一节　人类行为的发展

一、基本概念

(一) 行为及相关概念

1. 行为的定义　行为是指动物为了维持个体的生存和种族的延续，在适应不断变化的环境时所做出的反应。人类的行为(behavior)是指具有认知、思维能力并有情感、意志等心理活动的人对内外环境因素刺激所做出的能动的反应，表现人们有一定思想动机的行动。人类的行为表现错综复杂，体现为同一个体在不同环境条件下行为表现不同，不同个体在相同环境条件下行为表现亦有差异；即使同一个体在同样的环境条件下，由于生理、心理等状态的不同，其行为表现也不尽相同。黄希庭认为行为是“有机体对所处情境的所有反应的总和(简明心理学辞典)”。美国心理学家 Woodworth 提出了著名的“S-O-R”公式以反映行为的实质，其中 S 为“刺激”(stimulus)，O 为“有机体”(organism)，R 为“反应”(reaction)。

2. 人的行为的构成要素　一般行为的构成要素主要有以下几个部分：

(1) 行为主体——人。

(2) 行为客体——人的行为所指向的目标。

(3) 行为环境——行为主体与行为客体发生联系的客观环境。

(4) 行为手段——行为主体作用于行为客体的方式、方法和工具。

(5) 行为结果——行为对行为客体所造成的影响。

3. 行为的分类　行为有很多分类方法，这里主要介绍两种：

(1) 外显行为和内隐行为：外显行为(overt behavior)是指可以被直接观察到的活动，如言论、表情、举止等；内隐行为(covert behavior)指不能被直接观察到内在活动，如思想意识、情感、态度等心理活动。

(2) 生物性行为和社会性行为：生物性行为(biological behavior)是由个体先天遗传因素与环境因素交互作用而形成的，如摄食行为、性行为、躲避行为、睡眠行为等，多属人类的本能行为；社会性行为(social behavior)是主要受社会环境的影响且通过社会化过程确立的行为，如通过不断地学习、模仿、受教育、与人交往，使人们逐步懂得如何使自己的行为得到社会的承认，符合群体的道德规范，具有社会价值，从而与周围环境相适应。但是，人类的生物性行为和社会性行为不能截然分开，社会性行为是以先天性遗传因素为基础的，生物性行为也必然受到后天环境因素的影响和文化的修饰。

4. 行为的相关概念

(1) 行为意向(intention)：是指一个人是否采取某种行为的直接决定因素。

(2) 行为态度(attitude)：是指一个人对于采取某种行为的积极的，或者负面的感觉。

(3) 行为信念(behavioral beliefs)：是指一个人对某种特定行为后果的信念和对行为后果的主观估计。这些信念会随着人群的不同而不同，如已婚的夫妻之间鼓励男方使用安全套可能会被认为不希望建立稳定的家庭，而在同性恋群体中这种鼓励会被认为是一种信任和关怀。

(4) 观念模式(norms)：一个人对于别人对某种行为的评价或想法(perception)，如“我这么做，别人会怎么想？别人也许会认为这么做是不道德的”。

(5) 遵从信念模式(normative beliefs)：是指一个人在权衡了自己的观念模式与别人可能会产生的看法后所持有的信念模式，如“尽管别人认为这么做不值得，但对我来说，这么做是很重要的”。

(二) 行为主义

行为主义是美国是现代心理学的主要流派之一，也是对西方心理学影响最大的流派之一。行为主义的发展可以被分为早期行为主义、新行为主义和新的新行为主义。

早期行为主义的代表人物以 Waston 为首，其主要理论是在 Pavlov 条件反射学说的基础上创立的。他认为行为就是有机体用以适应环境刺激的各种躯体反应的组合；人类的行为都是后天习得的，环境决定了一个人的行为模式，无论是正常的行为还是病态的行为，都是经过学习而获得的，也可以通过学习而更改、增加或消除;认为查明了环境刺激与行为反应之间的规律性关系,就能根据刺激预知反应,或根据反应推断刺激,达到预测并控制动物和人的行为的目的。华生曾说,“给我一打健康儿童,我可任意改变,使之成为医生、律师等”。

新行为主义的主要代表人物则为 Skinner 等,Skinner 用他自己设计的“Skinner 箱”对动物进行了一系列研究,提出了操作条件反射理论。Skinner 的理论观点对行为治疗和不良行为的矫正起到重要的指导作用。

新的新行为主义则以 Bandura 为代表,主要代表理论为社会学习理论。Bandura 的社会学习理论包含观察学习(人类间接经验学习)、自我效能(指个体对自己在特定的情境中是否有能力得到满意结果的预期)、行为适应与行为治疗等内容。他强调行为和认知的结合,既可以通过人的思维、信念和期待等认知过程预测人的行为,也可以通过改变人的认知来改变人的行为,通过改变人的行为改变人的信念、期待等认知过程。

(三) 行为科学

行为科学(behavioral science)是运用自然科学的实验和观察方法,研究在自然和社会环境中人的行为规律的一门综合性学科。其理论基础来源于心理学、社会学和文化人类学及其他与研究行为有关的学科。行为科学的应用范围几乎涉及人类活动的一切领域,形成了众多的分支学科,如组织行为学、医学行为学、犯罪行为学、政治行为学、环境行为学、行政行为学和营销行为学等。

二、人类行为特征

人类行为的特点主要有目的性、适应性、可塑性、动态性、差异性、可控性和模式化等。

1. 目的性 是人类行为区别于动物行为的重要标志。人的绝大多数行为都具有明显的目的性和计划性,因而人类不仅能适应环境,而且能按照自己的愿望去改造环境。这也是人类可以接受健康教育和改变不良行为的出发点。

2. 适应性 人类行为的根本目的是为了适应环境,维持个体及种族的繁衍,并在适应环境的同时不断地改变自身的生存、生活环境。人类的适应性行为主要表现为反射、调适、应对、自我控制、顺应和应激等形式。

(1) 反射:是指人体通过“反射弧”对外界刺激做出反应的方式。最基本的反射与本能行为相联系。

(2) 调适:是指个人与他人之间、群体与群体之间的主动配合、相互适应的方式和过程。

(3) 应对:是指个体针对环境变化做出相应的改变,以使行为适合目前的或长远的需要。

(4) 自我控制:是指通过直接改变自身的行为方式来适应环境,主要目的为增加奖励性后果的发生概率,降低惩罚性后果的发生概率。

(5) 顺应:是指个体不断接受新的经验并改变自己的行为方式以适应和协调客观环境的变化。

(6) 应激:是指个体对紧张刺激的一种非特异性的适应性反应。

3. 可塑性　人类为了达到预定目标,不仅常改变行为方式,而且经过学习或训练而改变行为的内容。这与其他受本能支配的动物行为不同,人类的行为具有可塑性。

4. 动态性　通过不断地学习和接受环境的影响,人类的行为总是处在不断发展变化之中。这种变化既可能来自行为者自身的变化,也可能是社会生活条件改变所致。

5. 差异性　人类的行为因遗传因素、个性特征、社会环境及学习经历的不同而千差万别、丰富多彩,表现出较大的差异性。

6. 可控性　人类能有意识地控制和调节自身的行为,使其和预期目标保持一致。

7. 模式化　个体在成长过程中,行为经过反复强化,使得某种行为方式相对固定,成为模式化的行为,即习惯。行为方式一旦形成就会维持一定的强度和动力定型,对行为改变的倾向力产生排斥。

三、人类行为的发展阶段

在个体生命周期中,行为的形成和发展过程可分为四个主要阶段:

(一) 被动发展阶段

一般为 0～3 岁,此阶段主要依靠遗传和本能的力量发展,如婴儿的吸吮、啼哭、抓握等。

(二) 主动发展阶段

一般为 3～12 岁,此阶段行为有明显的主动性,主要表现为爱探究、好攻击、易激怒、喜欢自我表现等。

(三) 自主发展阶段

一般自 12 岁起延续至成年,此阶段的人们开始通过对自己、他人、环境、社会的综合认识调整自己的行为。

(四) 巩固发展阶段

一般在成年后,持续终生,此阶段的行为基本定型,但由于环境、社会状况均在不断变化,人们会对自己的行为加以不断调整、完善和充实。

四、人类行为形成和发展的影响因素

人类的行为由内因和外因共同决定,即受到遗传、环境及学习因素的共同影响。

(一) 遗传因素

遗传因素与人类行为的形成和发展具有密切的联系。基因不仅会影响个体行为，还可以决定个体的一系列行为性状和趋势。基因的传递，使人类在长期进化中获得的部分行为得以继承，而基因的复杂性又导致人类行为呈现多样性。

（二）环境因素

自然环境及社会环境是人类行为发展的外在大环境。生态环境、人文地理、医疗卫生、风俗习惯、社会时尚、宗教信仰、教育环境、社会道德、制度与法规、社会角色、经济基础、家庭环境、大众传播、重大社会事件等均属于人类行为发展的外在大环境，对人类行为产生间接的或潜在的影响。

（三）学习因素

学习是行为发展的促进条件。人类一般通过三种学习方式来发展行为：人们往往通过无意模仿获得日常生活行为；人们通过有意模仿获得自己崇拜、羡慕的行为，如演员的举止等；人们通过被迫模仿获得规定行为，如队列训练等。

第二节　人类行为的生物学基础

一、行为的生物学理论

从生物学角度来讨论人类行为的学派众多，学者们从不同角度和不同理论出发，探索人类行为的生物特性。本节简要介绍几个最重要的理论。这些理论尽管都因为不够全面，自诞生以来就不断受到批评，但只要客观地分析、利用其合理之处，特别是运用这些理论积累的观察和研究经验，就会有利于理解人类行为的生物学属性。

（一）生物进化

生物进化（biological evolution）是指进化过程中群体基因的转换，这种转换主要是由有机体与其环境之间的出现的相互的、反复的改变所造成的。根据进化论的观点，Darwin 等人认为人的行为方式是从类人猿的祖先的行为方式中进化而来的。例如，人类情绪活动的某些表现，仍保留着其动物祖先的痕迹。人类行为就是动物祖先在漫长的进化过程中，把能适应环境的行为有选择地保留下来的结果。这样的保留是通过基因的改变和遗传得以实现的。

（二）行为学

在继承 Darwin 进化论的基础上对自然环境中的动物行为进行观察和比较，试图判断动物行为的进化和适应机制的科学叫行为学（ethnology），即行为的遗传基础。行为学学者认为，行为是通过遗传信息和所处环境的相互作用，以个体的方式发展的。行为可以是获得性的（即可以通过后天的学习获得），但一切通过学习获得的行为都必须以种系发生提供的发展水平为基础，如乌龟是学不会快跑的，驯养的家犬也上不了树。自 1931 年行为学的重要创始人之一 Lorenz 发表《社会性鸦科动物行为学研究的要点》一文以来，行为学学者研究了领域行为、群体结构、信息交流、等级关系、侵犯行为、“印刻”（imprint）现象等动物行为模式，并通过动物种群之间的比较、演绎和推断人类行为的原理。与此相类似的还有比较心理学(comparative psychology),它主要对动物行为进行实验室研究。由于学术交流的日益广泛,目前西方学者将主要来自欧洲大陆的行为学与主要来自北美的比较心理学结合成一门新的“动物行为学”(animal behavior),将实地考察与实验研究结合了起来。

(三) 社会达尔文主义

社会达尔文主义(Social Darwinism)出现于 21 世纪初期。持这种理论观点的学者试图用 Darwin 的生存竞争、适者生存、优胜劣汰以及遗传与变异等观念来解释人类的一切社会行为。认为人类的社会现象和动物一样,群居、合作、互利、生存、竞争、弱肉强食、甚至战争行为都受生物学规律的支配。认为现存的社会不平等现象,反映了进化的自然进程,适者升入上层,不适者坠入下层,任何消除社会不平等现象的企图都是有害的,保护弱者、抑制强者不利于社会进化。社会达尔文主义因其理论的极端性和法西斯主义色彩,已被多数人类行为的研究者抛弃。

(四) 社会生物学

社会生物学(sociobiology)又称新达尔文主义,以 1975 年 E. O. Wilson 出版的《社会生物学:新的综合》一书为诞生的标志。它是用自然选择促使进化的观点来研究动物行为,特别是社会行为的学科。社会生物学认为,诸如鸟类的鸣叫报警、蜜蜂的自杀性蜇刺之类的利他行为,不能用传统的群体选择论来解释。在任何动物种族中,从社会性昆虫(蜜蜂、蚁、黄蜂和白蚁)到温血的脊椎动物,包括人类和非人类的灵长目动物在内,同族内部的利他现象甚于同族之外,亲属甚于非亲属,近亲超过远亲,这种现象被认为是社会行为的重要基础。关于人类的文化现象,C. J. Lumsden 与 E. O. Wilson 提出了基因-文化共同进化(gene-culture coevolution)的观点,认为生物性的约束可以影响文化的进化,而文化则通过对自然选择的影响改变基因的频度。但基因和行为表现之间的联系,即使存在,也极少是直接的,基因只是赋予了个体一些能通过学习而适应环境的能力。

(五) 本能论

本能(instinct)一词在许多人类行为研究者的著作中均可见到,但其概念是非常模糊的。用本能来解释人类行为的研究理论源于何时已很难确定,虽然很多人相信本能的存在和影响,但系统的“本能论”从未在学术上出现过。得到公认的人类本能有三种:① 个体生存本能,表现在对饥渴需要的满足上;② 种族保存本能,表现在繁殖和抚养下一代上;③ 自我防御本能,表现为对外来威胁的反抗上。精神分析学家 S. Freud 曾用“利比多”(libido)这样一种本能来解释全部人类行为。另外的学者认为除上述三种基本本能外,人类还具有攻击本能、探究或追求刺激的本能等,不过这一论点没有得到普遍的承认。用本能概念来解释人类行为,特别诸如压迫、剥削、竞争之类的社会行为的尝试,目前比较少见。

(六) 行为生物学

行为生物学(behavioral biology)包括一组彼此接近但名称不同的学科,如神经行为学、行为生理学、行为解剖学、神经生理学、心理生理学、神经心理学等，这些学科的基本共同点在于用实验（如刺激、毁坏脑内某些结构）的方法来研究人与动物行为的神经性机制，试图以此揭示行为的产生过程。行为药理学、神经内分泌学、神经分子生物学亦从不同的角度、不同的水平研究了行为产生的生物学基础。精神病学和临床神经学通过关于人类神经系统病变对人类行为影响的观察，亦为解释行为产生的神经基础做出了贡献。

上文介绍的这些理论和学科，不论是从进化和适应的角度，还是从脑生物学的角度出发，均有一个最基本的共同观点，即认为动物和人类的行为都可以找到生物学的根源，并且生物学的根源是通过基因遗传来传承的。这些理论深化了对人类行为的生物性认识，在此基础上，人们将不断深入研究和揭示人类行为的生物性知识。

二、行为的生理机制

目前学术界普遍认为，行为的生物学基础是基因，但迄今为止，与各种具体行为一一对应的基因还未能明确。Krieger 和 Ross 在《Science》公布了第一个确定的单基因对一个复杂的社会性行为的效应，即单基因（Gp-9）决定了火蚁群落蚁后的数目。这个惊人的发现极大地丰富了人们对社会性行为进化的理解。从生物学的观点出发，可将行为分为以下几类。

（一）先天性定型行为

这是物种在进化过程中形成的、由遗传基因控制的、与生俱来的行为。主要有以下三种：

1. 趋性　将一盆植物放在窗口附近，不久这盆植物的植株就会向窗外倾斜过去，这是趋光性。在有草履虫的载玻片上，向水滴的一端放一点盐，不久草履虫就会聚集在远离含盐的一端，这是趋利避害。这种对环境刺激靠近或远离的行为被称为趋性。趋性是生物对刺激产生的一种最简单的定向适应行为。趋性普遍存在于生物行为中，以动物表现得最为突出。趋性是低等动物适应环境的重要方式，甚至在没有神经系统的原生动物中也存在。在高等动物中，特别是人类，已很少出现过于简单的趋性反应。人类的趋性容易受外界环境因素的影响而发生改变。

2. 非条件反射　反射是机体在外界刺激作用下，通过中枢神经系统做出的反应，是神经活动的基本方式。感受器、传入神经、中枢神经、传出神经和效应器等组成了反射弧，反射是在中枢神经系统内做出的决定，它在反射弧中产生并最终付诸行动。反射通常可分为非条件反射和条件反射两大类：非条件反射是与生俱来的，且无需学习，如吸吮、吞咽、呕吐、呼吸、咳嗽、持握、排尿、排便等生理反射；条件反射是建立在非条件反射基础上的，在生活过程中通过学习而形成的。人类的非条件反射性行为很少，大多数行为是复杂的条件反射性行为，人类也因此对环境有了更好的适应能力。

3. 本能 目前较公认的人类本能行为有三种：一是个体生存本能，表现在对饥渴需要的满足方面，如婴儿一出生就会吸乳；二是种族保存本能，表现在繁殖和抚育下一代方面；三是自我防御本能，表现为对外来威胁的天生反应能力。

（二）有时限的学习行为

有时限的学习行为是指由遗传机制决定，可以并且只能在个体发育的一定时限内习得的行为，主要以奥地利学者 Konrad Lorenz 于 1930 年发现的印刻行为(imprinting)为基础。研究发现，幼鹅从刚孵化出来到第二天，会依恋于在它前面移动且发出类似母鹅叫声的任何大的物体（无论是有生命的还是无生命的）。幼鸭如果是由鸡孵出的并随同母鸡度过童年，以后不论鸭群如何呼唤它，它都会跟它的鸡妈妈待在一起。在它性成熟后它只会试图与鸡交配，而对漂亮的同类视而不见。印刻行为发生在某一个敏感时期或发育的特殊阶段，其行为后果持久且不可逆转。现在人们已经认识到这个敏感时期是由遗传决定的，是多种动物发育过程中的一个重要学习阶段。但是灵长类动物，特别是人类有无印刻行为尚不太清楚。不过人类在学习知识方面，确实存在"关键期"(critical period)现象，度过关键期后，学习某些新的知识就会变得非常困难。例如，一个婴儿如果在 1～2 岁时脱离了人类社会，以后再回到人类社会中将很难学会这个社会的文化。

（三）后天性习得行为

这是个体在成长过程中，通过经验和学习确立的行为。越是高级的动物，后天习得的行为越复杂，在行为总量中所占的比例也越大。学习是由经验引起的一种适应性行为变化，而记忆则是将过去的经验贮存起来和回忆起来的神经活动过程。学习和记忆都是生存和发展必不可少的重要脑功能。机体在同一刺激多次重复后对此刺激的应答降低(response decrement)，被称为习惯化(habituation)。习惯化行为的研究证明了新生儿就具备了一定的持续注意的能力。出生后 10 小时至 5 天的新生儿已能对看到的图像（如人脸草图和简单几何图形）加以区别，而且婴儿对视觉信号的刺激能有所记忆，即能区别熟悉的和新鲜的刺激，并对新鲜刺激表现出"偏爱"(novelty preference)。后天习得行为主要有以下几种：

1. 习惯 是在一定情境下自动进行某种动作的倾向，是一种简单的习得行为。

2. 模仿学习 主要是动物在幼年期的一种学习方式，其特点是要有年长者的行为作为模型。灵长类动物具有很强的模仿能力。模仿在人类幼儿的成长过程中起着重要作用。

3. 条件反射 是动物出生后在非条件反射基础上通过训练既可建立也可消除的一种反射，其神经联系是暂时性的。条件反射是动物建立后天行为的一种主要方式。如果说非条件反射使生物能适应最基本的环境条件变化，那么条件反射则大大地提升了生物的这一能力。这两种反射是相互联系的，一种反射能解除另一种反射所受到的抑制，并引发后者；也可以是相反的，即抑制另一种反射。条件反射可分为经典条件反射(classical conditioning)和操作条件反射(operant conditioning)。经典条件反射又称联合学习(associate learning),是在非条件反射基础上建立的。当生物受到某一刺激时,产生自然的(非条件的)反应,然后第二种刺激(条件刺激)和第一种刺激同时出现,通过多次结合以后,仅用第二种刺激也能引起生物的反应,而这种反应原来只有第一种刺激才能诱发。例如,狗见了食物会流涎,这属于非条件反射,如果先给人为的信号(如敲盆),再给食物,且多次重复这一过程,那么后来即使不给食物只是敲盆,狗也会流涎。操作条件反射又称尝试-错误学习(trial and error leaning)。动物起初自发地做出各种操作动作,后来其中一种动作被其结果(如得到食物或解除痛苦)所强化,由于这个操作一次又一次地取得成功,其出现的频率逐渐增加,而其他的操作由于一次又一次的失败而最终被放弃,最后便形成了独特的操作条件反射。

人类可在已形成的条件反射的基础上再形成多级条件反射。人类是唯一掌握了语言和文字的高等动物。文字或语言可起刺激信号的作用,"望梅止渴"和"谈虎色变"描述的就是条件反射的作用。儿童的大脑具有高度的感受性和可塑性,可通过教育或教学建立复杂的条件联系和联想,使儿童在日常生活和学习中建立良好的多级条件反射,形成良好的行为。

(四) 推理

通过判断和推理,从问题的各个部分出发去理解整体,在过去类似经验的基础上解决新的问题。只有高级动物才具有这种学习能力,人类则具有最高级的判断和推理能力,因此人类可以完成连自己都难以想象的高级创新性活动。

三、行为与遗传

遗传因素是指那些与遗传基因联系着的生物有机体内在的因素(包括生理因素)。环境因素就人类个体行为的发展来说,可分为两大类:一类是指生物有机体所共有的、维持生存所必需的自然环境,如食物营养、地理气候等;另一类是指人类的社会环境,即社会生活条件和教育条件等,包括家庭、社会和学校等各个方面。

对个体行为发展来说,遗传与环境谁是决定因素?这是一个学者们长期争论的问题。从20世纪初开始,遗传决定论和环境决定论便进入了非此即彼的绝对二分法之争阶段。遗传决定论认为个体的行为发展是受先天不变的遗传素质决定的,其代表人物之一G. S. Hall就曾说"一两的遗传胜过一吨的教育";环境决定论认为个体行为发展完全是受外界影响的被动结果,片面地强调和机械地看待环境教育的作用,其主要代表人物Watson就曾断言,"给我一打健全的婴儿,并让我在自己的特殊天地里培养他们成长,我保证能把他们中任何一个训练成我所选择的任何一类专家:医生、律师、艺术家或巨商,甚至是乞丐和小偷,而无论他的天资、爱好、脾气以及他祖先的才能如何。"从20世纪中叶开始,学者们注意到遗传和环境都是必不可少的条件,从而同时开始研究分析两方面的作用。目前的研究则深入探讨遗传与环境两者间的复杂关系，提出并证实了遗传与环境相互作用的观点，即遗传是个体行为发展的基础，提供行为发展水平及模式特征的可能性，而环境和教育则提供实现的条件，规定着行为发展的现实性，两者相互作用，共同决定个体行为的发展。

（一）进化与自然选择

1859 年，经过五年的环球考察，Darwin 在其出版的《物种起源》中提出了一个重大的科学理论：地球生命的进化理论，其核心观点是自然选择，适者生存（现代研究证明自然选择甚至可以在短期内见效），即生物机体适应生存环境，只要这种适应性变异发生，就会比那些适应差的个体产生更多的后代。久而久之，那些具有适应生存特性的个体的数量就会变多。换言之，这些个体在生理上和心理上具有适应环境的某些属性，从而促进了其生存以及此类属性的代代传承，导致生物物种的进化及繁荣昌盛。这种代代相传的属性实际上是由个体从其双亲那里遗传而来的一种基因型（基因结构）所决定的。在此情况下，如果其生存的环境不变，与上一代一样，基因型就决定了个体的生理发育和行为发展，而由此形成的个体的外表的行为表现及其所具有的行为模式则为它的表型。当环境发生变化时，只有那些具有工具性操作特性、足以应付该变化的个体，才能生存和繁衍下去，而其下一代中将会有更多成员拥有这些基于遗传的特质。

回顾人类进化的环境，则可以理解为什么一些生物特征和行为特性是整个人类这一生物物种的生物学天赋。在人类进化过程中，自然选择促进了两大适应性变化的形成，即两足直立行走和头脑发达。这两点进化为人类文明的发展奠定了基础，而且这两种适应影响了人类进化中其他绝大多数特征的发展。正因为我们的祖先进化出了两足直立行走的能力，他们才能够更好地探索新环境和新资源；而有了发达的大脑，他们才能够发展复杂的思维、推理、记忆和筹划能力。于是，对智能和易变表型进行编码的基因型逐渐压倒人类基因中其他适应性较差的基因型，最终导致只有聪明的两足直立行走者才能得到较高的繁殖机会。

继两足直立行走和头脑发达之后，最重要的人类进化的里程碑可能就是语言的出现了。语言是人类早期最大的优势。制造工具，发现好的涉猎或捕鱼场所，或者逃避危险时用简单的指示语进行表达，不但节省时间，而且非常有效，甚至还可以挽救生命；语言使人们可以共享经验、吸取教训，而不必非得通过亲身尝试，获得第一手经验教训；交谈甚至诙谐的玩笑都会增强自然群居成员间的联系。更重要的是，语言可使人类创造的文明和精神财富代代相传。语言同时也是文化发展的基础，而文化进步是人类通过学习对环境变化所进行的适应性反应的文化趋势。文化进步带来了工具制造的重大发展，加快农业、工业和技术发展与进步，文化的进步还使人类更快地适应环境条件变化。文化，包括艺术、文学、音乐、科学知识和博爱活动，可能是人类基因型蕴含的潜能表达。

（二）基因、基因型变异与行为

众所周知，行为的物质基础主要是神经系统，而神经系统的分化、发育及最终形成的生理生化特性受到基因的调控。人的性格和行为特征的30%～50%取决于基因遗传，一些调控正常或异常行为的基因已可被定位或克隆。研究发现不良行为与三种基因变异有关，即单胺氧化酶A基因(MAOA)、多巴胺转运体基因(DATI)和多巴胺D2受体基因(DRD_2)，但只有当存在这些基因变异的孩子遭遇家庭、社交和学习成绩问题等压力时，不良行为才会出现。由此可见，行为既受基因的间接调控，又受环境的直接影响，人类的行为最终是由基因和环境共同作用而决定的。

在人类个体的每个细胞核内都存在着名为脱氧核糖核酸(DNA)的遗传物质。由DNA所组成的很小的单元即为基因(Gene)。人类基因组内准确的基因数目至今尚未查明。目前，研究人员在人类染色体上已发现并定位了大约2.5万个基因。基因负载着蛋白质合成的密码，这些蛋白质调节着身体的生理过程并表达表型特质，如身体结构特点、智力和一些行为模式。大量的基因聚在一起，形成杆状结构，即为染色体。人类个体从双亲那里继承了46条染色体，23条来自母亲，23条来自父亲，其中每条染色体都含有数千种基因。一个精子与一个卵子结合，仅仅是实现了数十亿种基因组合可能性中的一种。性染色体(sex chromosomes)是含有决定男性或女性体质特征的基因密码的染色体。个体从母亲那里继承了X染色体，从父亲那里继承X或Y染色体，XX组合的遗传密码就注定胚胎会发育成女孩，而XY组合的遗传密码则决定胚胎会发育成男孩。同卵双生子中一个人的基因中有50%与自己的兄弟姐妹相同，但就其整体基因组来说却是独特的。基因与基因组合的差异正是个体在体质和行为上不同于自己兄弟姐妹的原因(除了其生活环境可能不同等原因外)。显然，进化过程使得人类基因型存在着相当大的变异性，基因型与特殊环境的相互作用产生了人们的遗传表型，即所有的行为都是通过基因与环境的相互作用来“塑造”的。对高度进化的人类行为来说，遗传因素起着重要的限定乃至在某些方面起着决定性作用。

第三节 人类行为的社会学基础

人类行为的形成与发展是由生物属性与社会属性所共同决定的，既具有一切动物所具有的生物属性，又具有人类所特有的社会属性，两者相辅相成，不可分割。

社会学是从社会的整体出发，通过社会关系和社会行为来研究社会的结构、功能、发生、发展规律的综合性学科。人类行为大多是社会化的行为，其形成与发展受到种种社会因素的驱动和影响，本节主要探讨行为形成的社会学基础，包括人类行为的社会化、人类社会交往行为、社会适应行为与心理压力、人类行为的社会控制等。

一、人类行为的社会化

人类行为的社会化是指人接受社会文化的过程，即指自然人(或生物人)成长为社会人的过程，是人类特有的行为，只有在人类社会中才能实现。社会化的内容包括促进个性的形成和发展，培养自我观念；内化价值观念，传递社会文化；掌握生活基本技能，培养社会角色等方面。个体需要经过社会化的过程，才能使社会的或群体的行为规范、准则内化为自己的行为标准，这是社会交往的基础。

人的社会化主要有两种方式：一是接受来自社会潜移默化的熏陶，在观察和行动中不自觉地接受社会和他人的影响，建立起自身的价值观念和行为模式；二是自觉地接受社会的价值观念和行为模式的培养，如家庭、学校及宣传舆论对人们的教育和引导，激励人们形成正确的价值观念和良好的行为模式。

人的社会化进程依赖于三个因素：一是自然因素，即拥有健全的神经系统，尤其是正常的大脑——神经系统的最高级中枢，这是社会化的基础条件；二是社会基础，即特定的社会生活条件，包括社会组织、社会环境、社会生产方式等，这些是社会化发展的外部条件；三是实践活动，即正常地参加社会实践、进行社会交往，才能获得正常的社会化，这是社会化的内部条件。

二、人类社会交往行为

人类社会交往行为是人类的一种特殊需要，人类通过社会交往发展个体，使社会接纳个体，实现人们的相互结合。社会交往需要的满足，是人正常生活的必要条件之一。人际关系是人类社会交往的重要组成部分。

人际关系是在人际交往的基础上形成的人与人之间的联系，社会学将其定义为：人们在生产或生活活动过程中所建立的一种社会关系，如亲属关系、朋友关系、同学关系、师生关系、雇佣关系等。心理学则将其定义为：在人与人之间交往中建立的直接的心理上的关系，它主要表现在心理上的关系和心理上的距离，如亲近、友好，或疏远、敌对等。人际关系是以人们之间的感情和相互作用为基础而形成的，是人的基本社会需求。人们可通过建立人际关系，达到自我了解、自我实践与肯定或者自我测量与评定社会心理是否健康的目的。

三、社会适应行为与心理压力

人面对社会中的各种变动性因素选择适当的对策，以调整和协调个人与社会的关系，即为社会适应，是个人为了与环境取得和谐的关系而产生的心理和行为的变化，反映个体与各种环境因素连续不断的相互作用过程。人们的社会适应行为是在承受一定心理压力的前提下开展的，适度的心理压力可以促进人思考、奋进，将压力转化为动力；但当心理压力过大时，就容易造成心理行为的扭曲。行为适应不良是一种与社会需求不相符合的行为。

研究表明，个体在遇到生活环境变化或新的情境时，一般有三种基本的适应方式：① 问题解决。改变环境，使之符合个体自身的需要；② 接受情境。包括个体改变自己的态度、价值观，接受和遵从新情境的社会规范和准则，主动地做出与社会要求相符的行为;③ 心理应对。个体采用心理防御机制掩盖由新情境的要求和个体需要的矛盾引发的压力和焦虑。心理防御会在一定程度上否定、歪曲、曲解现实,其产生的作用通常是个体自身没有意识到的、自动出现的,主要有压抑、投射、合理化、反向作用等。

思考题

当你心理压力过大时,你是怎么进行调整的?

四、人类行为的社会控制

社会组织利用社会规范对其成员的社会行为实施约束的过程称为社会控制。社会控制也可以被理解为社会化的一部分,对超出社会规范的行为加以制约,正是社会化的手段之一。根据社会控制有无明文规定来划分,可分为正式和非正式的社会控制:正式的社会控制包括政权、法律、规章制度等,均有明文规定;而道德、风俗、习惯、社会舆论等则是非正式控制。社会控制的目的是为社会成员提供合乎社会目标的社会价值观念和社会行为模式,调适人际关系,制约和指导社会成员的社会行为。

专栏 3-1 人为什么会酗酒?

社会心理学家认为,酗酒(酒精滥用)属于物品滥用的一种障碍,是指毫无节制地饮用酒精,除了有损身体健康,还会导致心理问题和社会问题。

究竟是什么原因造成了酗酒?难道仅仅是酗酒者意志力薄弱、自控力不强吗?其实不然。研究发现:酗酒问题的形成取决于遗传、环境和认知等多方面因素的相互作用。遗传在酗酒问题中起着重要作用,那些父母酗酒的儿子比父母不酗酒的儿子在产生酗酒问题的比例上高出 3～4 倍。环境也是造成酗酒的重要因素之一,个体是否饮酒会受到家庭成员或同龄群体的影响。他们饮酒或不饮酒的行为,以及对饮酒采取赞同或反对的态度,会直接影响到个体饮酒的倾向性。还有电视媒体上以成功人士为主角的各种酒品广告,也无不暗示着饮酒和身份地位的关系。认知因素则涉及个体低估酒精的风险;个体处理应激的能力,如认为喝酒能忘却烦恼和不快,其实“举杯消愁愁更愁”;以及个体解决问题的方式,如认为酒席上万事好商量,容易达成交易等。

第四节 人类行为的心理学基础

人的行为是由人的思想意识或内心愿望引发的,心理倾向和人格特征对个体行为有重大影响。认知可以改变行为,行为也会因态度或情感的改变而发生变化,反映为产生心理活动，引起心理冲动，引导人们去完成这些行为。人的心理是复杂的，总的来说可以分为两个方面：心理过程和个性心理。心理过程是心理活动的重要方面，个性心理是个体心理活动过程体现出来的特点。

一、心理过程

行为是在大脑的支配下发生的，也就是在心理过程的支配下发生的。心理过程是指心理活动发生、发展的过程，也就是人脑对客观现实的反映过程。心理过程包括认识过程、情感过程和意志过程，这三个过程是既有区别又有联系的心理活动过程，一直影响着人的行为的形成，它们之间的交互作用也促进了人的行为发展。

（一）认知过程

认知过程是人在认识客观世界的活动中所表现出的各种心理现象，包括感觉、知觉、记忆、思维和想象过程，其目的是实现对个体行为活动的调节作用。感觉是人脑对直接作用于感觉器官的客观事物个别属性的反映，提供了内外环境的相关信息。知觉是对外界客体和事件产生的感觉信息进行加工的过程，对同一事物的各种感觉结合起来就形成了对这一物体的整体的认识，也就是形成了对这一物体的知觉。在头脑中积累和保存个体经验的心理过程称为记忆，代表着一个人对过去活动、感受、经验的印象累积。思维过程则是人们在头脑中运用存储在长时记忆中的知识、经验，对外界输入的信息进行分析、综合、比较、抽象和概括的过程，思维方式是人们大脑活动的内在程式，它对人们的言行起决定性作用。想象是一种特殊的思维形式，是人在头脑里对已储存的表象进行加工改造并形成新形象的心理过程，不仅能起到预见未来的作用，还能对机体起到调节作用。

每个人对事物和环境的认知不一样，他们所表现出来的行为也是不同的，既有益的行为，也有有害的行为。例如，认知可以激励我们去做那些与目标一致的事情，如坚持锻炼、改掉某些坏习惯等；另一方面，认知也可以产生自我挫败的行为，如忽视自己的健康、办事拖拉等。

（二）情感过程

情感和情绪是一个人在对客观事物进行认知的过程中表现出来的态度体验，如满意、愉快、气愤、悲伤等，它总是与一定的行为表现相关联。

情感分为正向情感和负向情感两类：正向情感是人对正向价值的增加或负向价值的减少所产生的情感，如愉快、信任、感激、庆幸等；负向情感是人对正向价值的减少或负向价值的增加所产生的情感，如痛苦、鄙视、仇恨、嫉妒等。

情绪是身体对行为成功的可能性或必然性在生理反应上的评价和体验，包括喜、怒、忧、思、悲、恐、惊七种。行为在身体动作上表现得越强烈就说明其情绪越强烈，如喜会是手舞足蹈、怒会是咬牙切齿、忧会是茶饭不思、悲会是痛心疾首等，这些就是情绪在身体动作上的反映。情绪和情感是有区别的，情绪更倾向于个体基本需求欲望上的态度体验，而情感则更倾向于社会需求欲望上的态度体验。情感和情绪对人的行为有重要的影响，人们对做符合自己喜好的事，积极性会很高，且心情愉快；相反，对做不符合自己喜好的事，会产生消极情绪、逃避行为等。

（三）意志过程

人在认识客观事物的基础上，为了改造客观事物，常常有意识地提出目标、制定计划、选择方式方法、克服困难，以达到预期目的，这一内在心理活动过程即为意志过程。这实质上就是内部意识向外部行为转化的过程。

当一个人意识到自己或社会有某种需要时，就会产生满足这一需要的愿望，从而进一步有意识地确定追求的目标，拟定实现目标的计划，并做出行动。这种行动始终是由意识调节支配的，是自觉的、指向一定目标并与努力克服所遇到的障碍相联系的。从产生动机到采取行动的心理过程就是意志过程。意志行为不同于生来具有的本能活动和缺乏意识控制的不随意行动，而是属于受意识发动和调节的高级活动。人的生活、学习和劳动都是有目的的随意行为，都是人类所特有的意志行动。

二、个性心理

人的一般的心理过程为人的共性，每个人均需经历一般的心理过程；而人的个性心理，为人的个性，每个人各不相同。个性心理包含两方面的内容：一是个性倾向性，二是个性特征。前者包括需要、动机、兴趣、理想、信念、世界观等；后者包括能力、气质、性格等，均对人的健康相关行为产生重要影响。

（一）个性倾向性

个性倾向性决定着人们对周围世界认识和态度的选择和趋向，决定人们追求什么。个性倾向性包括需要、动机、兴趣、爱好、态度、理想、信念和世界观等。

1. *需要* 需要是机体发觉某种缺乏而力求获得满足的心理倾向，它是有机体自身和外部生活条件的要求在头脑中的反映。美国著名社会心理学家马斯洛提出，人的需要分为五个层次：生理需要、安全需要、归属和爱需要、尊重需要、自我实现需要，这五种层次是人的最基本的需要。人因需要而产生动机和行为意愿，当具备一定条件时则促使该行为发生，满足或部分满足需要。因此，人的客观需要是行为的根本动力。

2. *动机* 动机是为实现一定目的而行动的原因，是个体的内在过程。行为是这种内在过程的表现。人的行动是由各种不同的动机决定的，这些动机是为了保证生存和满足各种需要而产生的。人的一切活动，无论是简单的还是复杂的，精神上的还是肉体上的，都是在某种内部动力的推动下进行的。例如，一个人希望成为科学家，并以自己的努力为祖国的科学事业做出贡献，这种内部动力会成为推动他学习和工作的动机；一个人希望得到团体承认，并在团体中享有一定的地位，这种内部动力会成为推动他处理各种人际关系的动机。正是因为动机的作用，才使得个体产生行为，促使个体的行为指向一定的对象，并不断调节行为的强度、持续时间和方向,使个体实现预定的目标。

3. 兴趣 兴趣是人类对事物进行深入认知的需要,也是以需要为基础的,是需要的具体体现。例如,有的人喜欢文学,有的人喜欢数学,这是个体在兴趣上的差异。人一旦对某种事物有了浓厚的兴趣,就会积极追求、从事这项活动,为得到它们而做出相应的努力等。反之,如果人的某种需要被抑制,人们对该事物则会持冷淡态度,不会积极努力地了解它。

4. 理想、信念与世界观 理想、信念是人的世界观和价值观的根本反映,信念越坚定,世界观越稳定,则理想的形成越迅速,三者之间有密切的关系。

理想是人们在实践中形成的,对未来社会和自身发展的向往与追求,是人们世界观、人生观和价值观在奋斗目标上的集中体现。理想的形成是人的认识扩大、加深和发展的结果。父母和老师的言传身教、科学知识的启发和指引、文学作品以及其他媒体的宣传引导、先进人物的榜样示范都是理想形成的影响因素。理想一旦形成,就会成为行为发生的内部推动力,它会激励一个人朝着既定的方向努力。

信念就是指人们按照自己所确信的观点、原则和理论去行动的个性倾向。健康信念模式是运用社会心理方法解释健康相关行为的理论模式,这种模式认为在采取促进健康的行为或放弃危害健康的行为的实践中应遵循以下步骤:首先,充分让人们对危害健康的行为感到害怕;然后,使他们坚信一旦放弃这种危害健康的行为、采取相应的促进健康的行为会得到有价值的结果,同时也清醒地认识到行为改变过程中可能遇到的困难;最后,使他们充满改变行为的信心。

理想和信念都是受世界观支配的,世界观能对人的需要进行调节和控制,并由此确定个体对客观世界的总体看法与基本态度。世界观的核心是价值观,通过人们的行为取向以及对事物的评价、态度反映出来,是驱使人们行为的内部动力。一个人的价值观是从出生开始,在家庭和社会的影响下逐步形成的。一个人所处的社会的生产方式及其所拥有的经济地位,对其价值观的形成也会产生决定性的影响。当然,报刊、电视和广播等宣传的观点以及父母、老师、朋友和公众名人的观点与行为,对一个人的价值观也有不可忽视的影响。

(二)个性心理特征

个性心理特征是个体在社会活动中表现出来的、比较稳定的成分,包括能力、气质和性格。个性心理特征受到个性倾向性的制约,如能力和性格是在动机、理想等推动作用下形成的,二者相互制约、相互作用。人格以性格为核心,包括个体先天素质,也包括在自然和社会环境等因素的影响下逐步形成的气质、能力、习惯和性格等心理特征的总和。在人格诸要素中,气质、性格与健康关系最为密切。

1. 能力 人在生理、心理发育成熟后,就有了从事生产劳动的本领,这就是能力,也就是人能成功完成某项活动所必须具备的心理特征。任何一种活动都要求参与者具备一定的能力,而且能力直接影响着活动的效率。一般能力是指观察力、记忆力、思维能力、想象力等,通常也叫智力,它是人们完成任何活动时所不可缺少的，是能力中最主要又最普遍的部分。特殊能力是指人们从事特殊职业或专业需要的能力，如演奏音乐中所需要的听觉表象能力。人们从事任何一项专业性活动都既需要一般能力，也需要特殊能力，二者的发展是相互联系、相互促进的。

2. 气质 气质是个人生来就具有的心理活动的动力特征，人的相对稳定的个性特点和风格气度，可以指个人的性情或脾气，也可以指个人心情随情境变化而改变的倾向，亦即个体内在的反映倾向。气质没有好坏之分，且是与生俱来的。Pavlov 的研究指出，大脑皮质的神经过程（兴奋和抑制）具有三个基本特性：强度、均衡性和灵活性。根据这三者不同表现，他提出了四种高级神经活动类型：兴奋型、活泼型、安静型和抑制型，分别对应四种气质类型：胆汁质、多血质、粘液质以及抑郁质。

不同气质类型者易患的疾病有所不同，存在一定的疾病倾向性。例如，胆汁质者易患骨关节类外科疾病；多血质者易患与脂质代谢有关的心血管疾病或代谢性疾病，如高血脂、高血糖、冠心病、高血压、胆系疾病等；抑郁质者易患神经衰弱、内脏下垂、哮喘病、溃疡病、便秘、心动过速等疾病。对心脑血管病发病机制的研究发现：A 型行为者冠心病发病率为 B 型行为者的两倍多，心肌梗死复发率为 B 型行为的五倍。A 型行为者的原发性高血压、脑中风发生率也明显增高。

专栏 3-2 A 型行为形成的机制

美国心脏病医生 Meyer Friedman 在诊室里接待了一位来修家具的家具商。家具商说他一定是接待了许多焦虑不安的人，医生问他为什么？他说办公室里沙发和椅子的手柄磨损得特别厉害，这表明医生的许多患者坐下以后都必定是焦虑不安地握住扶手的。根据这一灵感，Friedman 和他的同事 Rosenman 开始了他们的研究工作，最后形成了 A 型行为类型的理论。

在现实生活中，有这么一种人，做一件事总想一下子干完，不干完不踏实。他总觉得时间紧张，不够用；走起路来风风火火，上楼梯也是三步并作两步；坐公共汽车，遇到交通拥挤、车开得慢，他便会坐立不安，恨不得把司机换下来自己开；若要排长队买东西，他宁可不买；做工作总要尽善尽美，比别人好，让领导说不出什么；不喜欢别人插手自己的工作，总觉得不如自己干得好；他有很强的竞争欲，也有很强的嫉妒心，人际关系比较紧张。这种行为方式被称为“A 型行为”。

A 型行为是一种可能与冠心病危险性增高有关的行为方式。其特征是精力和驱动力始终强烈，即使在休闲活动中也像在工作时一样处于高水平竞争状态，当不能完成目标或超过最后期限而遭遇挫败时会产生明显的敌意。A 型行为致病机制：长期处于心理应激状态会导致生理机制的变化，进而引发疾病。国内外学者一致认为，A 型行为使人长期处于心理和生理上的紧张状态，打破了体内的相对平衡，人体为了维持新的平衡，会做出一系列反应，最常见的是促肾上腺素分泌增加，肾上腺皮质系统功能亢进，释放过量的肾上腺素、去甲肾上腺素、儿茶酚胺等，促使胆固醇、甘油三酯增高，动脉粥样硬化，血压上升，冠状动脉痉挛，并激活血小板，使血小板聚集，血液黏度升高，以致形成血栓，促发冠心病、高血压、脑血管病等。

思考题

影响性格形成的因素中，你认为环境因素发挥了多大的作用？如何形成良好的性格呢？

3. 性格　性格是表现在人对现实的态度和相应的行为方式中比较稳定的、具有核心意义的个性心理特征，是一种与社会相关最密切的人格特征。性格体现了人们对现实和周围世界的态度，主要表现在对自己、对别人、对事物的态度和所采取的言行上，如开朗、刚强、懦弱、粗暴等。性格是在后天社会环境中逐渐形成的，遗传因素、成长期发育因素以及社会环境因素均对性格的形成有重要的影响。各种性格的人在压力面前的反应不同，对人体的健康造成的影响也不同。良好的性格，不仅有利于身心健康，而且有利于适应生活环境的变化，顺利地进行社会交往；相反，不良的性格，轻则会影响到家庭与工作，重则可以促使多种疾病的发生和发展，影响身心健康。

随着社会的进步和经济的发展，人们的生活水平不断提高，衣食住行需求得到满足后，对健康的需求已经从“治病于已然”上升到“防病于未然”的阶段。环境是人类赖以生存和发展的物质条件的综合体。人类生存环境复杂多变，是由自然环境和社会环境共同作用而形成的。人类行为是遗传与环境刺激共同作用于机体的产物，这就决定了环境因素必将对人类行为的形成和发展产生重要的影响，尤其是生态环境、风俗习惯、卫生服务、社会文化、经济条件、法律制度等因素，会在更大范围内影响人群的行为，个体对这些因素的控制能力非常有限。

自然环境是指与人类生活和行为紧密关联、相互影响的自然条件的总和，人类的自然环境系统由多种因素构成，自然环境中气候、自然资源、生活环境和工作环境都与人的健康关系密切，天然形成的水、空气、土壤、适宜的阳光和微气候等因素都对健康有影响作用。一般来说，自然环境对行为的影响因素包括生物因素、化学因素和物理因素。不同的自然环境对人的生活和行为有不同的影响，就健康相关行为而言，同一自然环境又总是既存在有利的因素，也存在不利的因素。

疾病的发生和转化直接或间接地受社会因素的影响和制约，社会环境对人的健康有重要的影响。社会环境是人们最大的信息来源，人们总是根据从社会上获得的信息来调整自身的心理状态和生理功能，完善自己的行为，使之适应社会。社会环境包括社会制度、法律、经济、文化、习俗、教育、人口、民族、职业、宗教信仰等，也包括工作环境、家庭环境、人际关系等方面。

阅读 辅助生殖技术将改变人类?

根据2009年发布的《中国不孕不育现状调研报告》,20年来,中国育龄人群的不孕不育率由2.5%～3%攀升到12.5%～15%,已接近发达国家15%～20%的不孕不育率。如今这个比例可能更大。辅助生殖技术的发展,给不孕症的成功治疗提供了更大可能。人类辅助生殖技术(ART)是指运用医学技术和方法对配子、合子、胚胎进行人工操作,以达到受孕目的的技术。作为中国生殖工程创始人之一的卢光琇指出,包括中国大陆、瑞士、法国在内的多数国家和地区都不允许任何形式的代孕,德国则连供精都不允许;澳大利亚、巴西在伦理上做出了规定;而希腊、新西兰要求必须要有医学指证,并经过法院或国家生殖伦理委员会审批才可进行无偿代孕行为。卢光琇指出,一般自然妊娠的流产率为15%,而流产后的刮宫将有20%概率造成妇女不孕,代孕母亲同样要面临这些风险。除此之外,代孕母亲可能经历的还有妊娠中晚期中毒症,如高血压、蛋白尿、先兆子痫等,以及分娩风险,如产后大出血乃至羊水栓塞等。

ART包括体外受精-胚胎移植(IVF-ET)及其衍生技术和人工授精(AI)两大类。目前,国际上试管婴儿的成功率为40%～50%,我国辅助生殖技术已经接近国际领先水平。已故著名实验生物学家朱洗等在20世纪60年代,用针刺涂血的蟾蜍卵获得一批孤雌生殖的小蟾蜍。哺乳动物自发的无性生殖主要是指孤雌生殖。孤雌生殖在哺乳动物实验中有少数成功的报道,但都没有被重复出来。那么人类未来是否可以在没有雄性参与的情况下获得后代呢?中国科学院上海生科院生物化学与细胞生物学研究所研究员李劲松表示,我们离那一天还遥远得很。其研究组于2012年就建立了来自小鼠精子的孤雄单倍体胚胎干细胞,并证明这些细胞能够代替精子使卵母细胞“受精”产生半克隆小鼠(称为“半克隆”技术)。然而,在小鼠实验中,只对两个基因进行了修饰,达到了表观修饰的效果,实现了小鼠单倍体细胞介导的孤雌生殖。“人类的基因复杂太多,无法也没有必要这样做。”这不仅是技术问题,更是重要的伦理道德问题。从进化角度来讲,在持续环境变化和竞争的条件下,与有性生殖比较,无性生殖总体上处于劣势。

技术替代有其边界。“女性一生排出卵子总数在500个左右,并且伴随一颗卵子的排出,同时会有一批卵子生长、死亡。在35岁以前,适当的时候,通过自然生育,母亲也会获得性成熟、生理成熟,并能够显著降低乳腺癌等疾病的发生率。”

(凤林谱)

第三章习题及答案

第四章　人类的本能行为

案例4-1　中国有营养问题的儿童人数超千万!

人民网报道，据《2016年全球营养报告》资料显示，在可获得相关数据的国家中，有44%的国家(129个国家中有57个国家)目前正面临着严峻的营养不良和成人超重、肥胖的挑战，据调查结果显示，世界上每三人之中就有一人营养不良。中国至少还有一千多万的学龄前儿童，仅次于印度，居全球第二，人数相当于一个深圳的人口总和。如果儿童出现营养不良，不仅会造成孩子生长发育迟缓，还会使儿童免疫功能低下，易感染各类疾病，严重者甚至导致死亡。据统计，2012年我国5岁以下儿童死亡率为13.2‰，其中13%与营养不良相关。

思考题

1. 导致中国儿童营养不良的原因是什么？采取哪些措施可以改善？在平时的生活中，我们应该注意什么问题？

2. 你的饮食结构合理吗？还存在什么问题？应当如何改善？

第一节 本能行为的概述

一、本能行为的概念

关于本能行为的认识，Darwin 所给出的定义是指可遗传的复杂反射，是神经系统对外界刺激所做出的、先天的正确反应，这种反应是整个动物遗传结构的一部分。本能行为同动物的其他特征一样是通过自然选择进化而来的，是在长期进化过程中形成的。而本能行为是在“本能理论”里面，指一种先天的复杂的行为方式，它是由一组可被清晰划分的基本行为组成的本能运动。

本能行为就是指人一生下来就具有的、有生物遗传性的无条件反射行为，它构成了其后一切行为发生的基础。本能行为的存在是遗传因素与环境刺激的共同结果。本能行为在低等动物中的表现中较少受个体经验的影响，但在高等动物中则大多经过个体经验的加工，人类和其他动物一样，具有本能行为，如摄食、生殖、睡眠、攻击与防御等。这些本能行为构成人类一切行为发生的基础。

二、本能行为的相关理论

（一）Darwin 的相关理论

Darwin 认为，动物的本能是一种先天的生物力量，它预先确定了动物会按照一定的方式活动，它使动物对外界刺激的反应表现为一种可以预见的、相对固定的行为模式。

（二）Thorndike 和 Pavlov 的相关理论

19 世纪末 20 世纪初，以 Thorndike、Pavlov 为代表的心理学家们在心理学领域运用了本能的概念，他们通过动物的生物本能来研究动物行为的心理倾向。后来，这种理论和方法进一步被引入心理学对人类行为及其动机的研究过程之中。

（三）Freud 的相关理论

20 世纪初，Freud 首先采用了以本能为基础的动机理论。他将本能定义为人的生理需要在心理上的表现。他认为人有多少种需要，就有多少种本能，本能推动并决定着人的行为，其最终目的在于消除人体的需要状态。他将人的本能简单地概括为两类，即与生命保存有关的生本能和为死亡服务的死本能，其中生本能包括饥饿、性欲、口渴等。他认为，这些生物本能在人的生命早期得到满足的情况将决定一个人成年之后的行为模式。死本能则是在暗中起作用的，它派生出破坏本能和攻击本能等。当死本能指向内部时，会导致人产生自责甚至自杀，而指向外部时，则导致对他人的攻击、仇视和战争。

（四）McDougall 的相关理论

McDougall 是本能论的另一个主要倡导者，是与 Freud 同时代的英国心理学家。McDougall 将本能定义为"由遗传而来，或是本有的一种生理兼心理的倾向。它使其主体对某一类客体产生知觉而注意；产生知觉时，主体感受到一种特殊质的情绪冲动，并且对这个客体做出特殊的动作，或至少感受到做出这种动作的冲动。"McDougall 同时认为，在由本能决定其行为的过程中，人和动物并非完全一样。智慧程度不高的动物，其本能的动作是本能的纯粹形式，未被智慧发展和后天学习所改变；智慧程度愈高的动物，其纯粹形式的本能动作愈少，而人的本能倾向则是与后天的学习和经验结合起来推动其行为发生的。因此，人的行为从总体上讲可被视为遗传本能及其在经验中改变的结果。

三、本能行为的组成条件

1937 年，Lorenz 首次提出本能行为是由"钥匙刺激"引起的，而且只要其内在的动机一直存在，行为就会持续下去。一种行为必须符合四条准则，才能算作先天的本能行为，分别为：① 是定型行为；② 出现在同物种的所有个体上，和成熟状态有关；③ 即使是被隔离培养的个体，也具有该种行为；④ 即使先前该行为被压制，过后还是会发生。

在当代，绝大多数心理学家都认为，行为都是由遗传和环境共同决定的。早期的环境亦能影响以基因为基础的行为的产生和发展。学习是行为发展的重要条件，有了遗传和环境，若不经过学习，行为也难以进一步发展和提升。

本章将重点介绍摄食行为，性行为，睡眠行为，攻击和自我防御行为等。

第二节 摄 食 行 为

摄食行为是人类的一种本能行为，它是指个体为了生存、保障身体各个器官的功能和满足从事各种活动的能量需要进行的寻食、进食、消化、吸收等各种活动，也称饮食行为(feeding behavior)。人类的摄食行为受到大脑高级认知活动的控制与影响，与动物的摄食行为有非常大的差别，其中包含了特殊饮食、计划性、家庭/社会的影响、零食、食物特性、饮食健康意识、食物购买、食物准备、外出就餐和情绪性饮食十个方面的内容。

一、摄食行为的产生机制

人的摄食行为通常受到两个调节系统的制约，即代谢调节系统和认知调节系统。代谢调节系统受血液和脑脊液中的代谢产物、激素、多肽、细胞因子、生长因子的调节，形成有节律饱感和饥饿感，从而调节人类的食欲，人们把它们称为饱腹中枢和摄食中枢。

1. 代谢调节系统　正常情况下，代谢调节系统参与调节饥饿时的摄食行为和饱腹后的终止摄食行为。饥饿时，血糖水平下降，饱腹中枢放电减弱而摄食中枢兴奋，食欲加强；饱餐后，血糖水平升高，饱腹中枢兴奋而摄食中枢抑制，停止摄入食物。另外，研究还发现血液中氨基酸水平、脂类、血液温度和存储脂肪量都会对饱腹中枢和摄食中枢产生调节作用。当血液中氨基酸、脂肪含量减少及温度降低时，会促发摄食行为。

2. 认知调节系统　人类的认知活动同样可以对摄食行为产生影响，而认知活动又受到个体的心理、社会、文化和职业等多种因素的影响。比如，饮食不仅仅是吃饱的问题，更是吃得健康的问题，这就要求摄取低胆固醇、低脂肪和低热量的食物。还有人认为摄取食物在某种程度是一种身份的象征或是一种生活仪式，往往被当成社会地位的符号。比如，追逐名酒、名菜、野生动物或者生猛海鲜等。另外，值得注意的是，由于不同的生活观念，特别是受要节约不要浪费的传统观念影响，很多老年人因为怕造成浪费而过多进食，导致消化不良甚至引起疾病。

二、人类摄食行为的模式

行为模式是指行为的规律性和特征。人的行为模式是在长期的人类生活中逐渐形成的。人类的祖先是从采摘果实逐渐转变为合作捕猎的，这一演变引起了人类摄食行为的一系列根本变化：日益复杂的觅食成为精心组织的活动，捕杀的猎物、食物被带回到固定的居所享用，食物要经过更多的加工，每餐食量增多，间隔时间延长，食物中的肉食占比增加，贮备和分享食物成为惯例。随着农业收获技术的改善，社会中大多数成年男子不再从事狩猎活动。他们以外出工作代替了狩猎，但仍保留着狩猎的许多特点。人类的摄食行为逐渐具有了规律性特征，也就是说具有了一定的行为模式，这种摄食行为模式包括饮食习惯、进食方式、食品贮藏、食品选择和食物偏爱等。

三、影响人类摄食行为的因素

（一）压力与情绪

压力对人的饮食有直接的影响，约有半数人在应激状态下比平时吃得多，而另一半人则可能因生理饥饿感受到抑制，导致进食减少。美国心理学家 Lymanporter（莱曼·波特）研究了个体情绪状态与选择食物的关系，实验发现，个体在兴奋、自信和严肃等积极情绪状态下通常更喜欢健康的食物，而在消极情绪下更喜爱缺乏营养价值的不健康食物，如薯片等。Lymanporter 还发现不同情绪状态下的人有不同的食品偏好，如个体在快乐时最爱吃甜点；在感受爱情时，会用酒来加强气氛；受挫时更爱吃松脆的食物，以发泄情绪；在烦闷的时候更爱吃点心以获得愉快的体验。

（二）学习和认知因素

个体的摄食行为与学习、经验有关。儿童饮食偏好的形成不仅受基因等生理因素影响，而且还受到食物接触、社会学习、联想学习、父母、同伴、媒体和小说中的人物等的影响。

（三）饮食文化的差异

饮食文化是指食物原料开发利用、食品制作和饮食消费过程中的技术、科学、艺术以及以饮食为基础的习俗、传统、思想和哲学，它们影响着个体的摄食行为。东西方饮食文化有别，中国饮食文化讲究享受美味，也注意饮食养生；西方饮食比中国饮食相对简单，高能量食品多，蔬菜少，奶酪类食品在西方饮食中占有重要的地位。

（四）家庭影响

家庭的影响主要包括饮食习惯、父母文化程度、经济状况、家庭结构以及父母对儿童摄食行为的态度等。父母是儿童食物的制作者，会对儿童接触的食物和儿童饮食偏好产生影响。母亲对子女影响通常最大，母亲不健康的饮食习惯可能对儿童摄食行为造成不良的影响。

（五）进餐情境及食物相关的因素

进餐情境、食物获取的便利性、食物的多样化、分量的多少、食物容器、食物包装以及广告等都对摄食行为有影响。

四、摄食行为的意义

维持个体生存是摄食行为最基本的意义，对高度进化的人类社会来说，它还具有更重要的社会意义。

（一）身份标志

饮食习惯也是个体身份的象征。男性和女性通常在饮食爱好上有差别，由于身体结构和能量消耗上的差别，男性一般更倾向于热量高的食物，食量也会大于女性。不同个体之间也会有食物选择上的差别，有的个体会选择性地钟情于某种食品，拒绝另一种食品。

（二）文化标志

摄食行为有其文化意义，受到文化的深刻影响，或者说其本身就是一种文化现象。从饮食习惯上可以看到一个民族的特征。不同文化背景的人群，其摄食行为可能会有很大不同，如用筷子、刀叉和手作为进餐工具。在同一文化背景下，由于亚文化结构的不同，人们的饮食习惯也有差异，如有的地方以面食作为主食，有的地方则以大米作为主食。

（三）社会交往

食物作为一种消费品，在社会交往中也起重要作用，尤其是在家庭、朋友之间。如家庭成员可以在餐桌上分享一天的经历。生日聚会、周末聚餐等情境中，大家也会聚在一起分享美食。烹饪也是爱的表达方式，有研究者认为烹饪是女人表达爱，关心自己的孩子、丈夫、朋友的一种方式，如妈妈会给自己的孩子做丰盛、有营养的美食。

五、摄食行为与疾病

正确而合理的摄食行为对人类的健康至关重要，不良的摄食行为会给人类带来很多健康问题，甚至会诱发和引起疾病。

不良的膳食习惯及生活习性是引发心血管疾病的主要因素，特别是饮食总能量摄入过多或过量摄入酒精等。饮食中的某些特定的元素含量也会对健康产生影响，有研究显示β-胡萝卜素摄入量与脑梗死存在一定的关联，如β-胡萝卜素摄入量过低可能会引起脑梗死。

高血压是引发各种心血管疾病的重要危险因素，而高血压的发生可能与饮食中摄入过多的盐、油脂、高热量食物有关。

糖尿病是影响人类健康和生活质量的常见慢性病。引发糖尿病的原因很多，其中饮食结构不合理、进食过多的高热量食物、肥胖等都是重要的影响因素。

癌症目前已成为危害人类健康的主要疾病之一，除少数癌症致病因素明确外，绝大部分癌症致病因素不明。有研究显示，饮食是重要的影响因素。美国国立癌症研究所的一份研究报告称，在所有的癌症病例中，大约有1/3与饮食有关。

除此之外，不良摄食行为还与肥胖症、营养不良等有关。

专栏4-1　声音影响摄食行为

摄食行为涉及个体对饮食的风味感知、口感评价、情绪感受、偏好，以及外显的进食动作等一系列心理与行为过程。学界认为，摄食行为是多通道交互与整合的结果。“看着有食欲、闻着流口水、吃着有口感”等日常用语即是多通道交互与整合的真实写照，由此可见视觉、嗅觉与触觉在饮食体验中的重要性。

在学术界，饮食的“声音效应”研究经历了由外及内、由一般到具体的转变。“外”即是噪音、背景音乐或人讲话的杂音等，外感受性线索与饮食自身的属性关联不大；“内”即是饮食自身所具有的、与饮食相关的声音特征，如碳酸饮料的“嘶嘶声”、吃薯片时发出的“嘎嘣声”等。“内在声音”赋予摄食行为更多的声学线索与信息功能，它是饮食质量好坏的重要指标，如我们常常通过“清脆声”来衡量干货食材的“酥脆性”等。“由一般到具体”则主要表现在：从早期仅关注声音对饮食整体风味感知的影响，到关注声音对单个味觉（如酸、甜、苦、咸等）或单一饮食纹理感知（即口感，对应于食物的软、嫩、酥、脆、滑；对应于饮品的酒精度、含糖量、碳酸度、乳脂度等）的影响，再到关注对饮食情绪性与喜好程度的影响。行为研究表明，声音对摄食行为的影响受认知因素调节，且声音会影响饮食行为的不同方面（感官感受、评价、选择与摄入等）。脑成像技术也对两者在大脑中的结构定位与功能连接进行了颇有成效的探索。脑成像研究表明，音乐能激活大脑中与奖励、动机和情绪相关的皮质下核系统；诱发情绪高峰体验的副歌部分(或高潮部分)能促使纹状体分泌大量的多巴胺。而这一神经递质在我们进食时也能在大脑中大量地被检测到。

资料来源：余习德，等.声音影响摄食行为：实证进展与理论构思.心理科学进展.2017年6期.

第三节　性　行　为

性行为(sexual behavior)是生物为了保存种系而先天遗传下来的本能行为。虽然人类的性行为有动物本能活动的一面，即为满足人类繁殖生育的基本需要，但人类的性行为较其他行为模式更具敏感性，也特别受到社会文化和传统道德的监督。

由于人类性行为具有社会属性，使人类的性别分化除了有生物学标记外，还有心理学标记。因此，正常的性行为会得到社会支持和法律保护，而不正当的性行为会受到谴责，影响个人身心健康。

一、性行为的生理学基础

人类的性行为是受意识支配、在大脑和内分泌调节下进行的。大脑的某些区域受刺激或损伤时可影响性行为。性的生理反应是指从性刺激或从性唤起到性高潮，再回到原生理水平的机体的生理反应，又称性反应周期。Master 和 Johnson 记录了正常人性交时的生理反应，发现性的生理反应有以下规律：一是人类对性刺激的反应并不局限在外阴部、乳房、生殖器，而会波及全身，如会出现皮肤潮红、肌张力增高、血压升高、心率变快、呼吸急促等；二是性交反应周期可以分为四个主要阶段，即兴奋期、平台期、性高潮期和恢复期；三是性交过程中，身体最大的变化出现在外生殖器和乳房。

男女在性行为过程中，性反应是不一样的。比如，男性对视觉、嗅觉性刺激敏感，性兴奋发动快，且具有很强的冲动性；而女性对触觉、压觉性刺激敏感，性兴奋反应较慢。同时，男性在性反应过程中回复快，女性则较慢。

二、性行为的心理学基础

人类的性行为受到性心理的支配。性心理是指性在人脑中的主观映像，指与性有联系的或以性为内容的各种心理过程以及与人格特质相联系的关于性的心理活动。性心理包括性意识、性人格和性无意识。

(一) 性意识

性意识主要包括性认知过程、性情感过程和性意志过程。性认知是指人脑对性的现象、性的本质的反映过程，是每一个个体产生成熟的性认识和性行为的基础，是个体在生长发育过程中随着性生理发育的成熟和社会经验的逐步积累形成的性心理活动。性情感是指人类对性对象、性行为是否符合自身需要所产生的态度体验，主要包括性爱、性美感、性道德感等。人类对性的认识过程通过丰富的情感表达出来。性情感有三个特点：① 性情感具有两极性，即表现出两性之间的爱恋和思念，或者表现出仇恨和嫉妒；② 性情感具有复杂性，爱的表达可以深藏不露，也可以表露过度或可以反向表达；③ 性情感具有动力性。性意志是指在性以及在相关事件中的意志表现。性意志对行为具有调节作用，主要表现在两个方面：① 性意志对行为具有推动作用，个体为达到一定的目的，将性需要转化为性动机，推动个体为达到预定的目的，克服困难，采取必需的行动；② 性意志对行为具有制止作用，个体意志可以抑制不符合预定目的的行为，在性生活中实现性控制和性调适，约束或者克制某些性行为。

（二）性人格

性人格是指个体在对性以及有关事件的社会适应过程中所表现出的，在能力、需要、动机、兴趣、性格、自我意识、行为等方面的内部倾向性和心理特征的总和。性自我意识，是指个体对自身性、性别、性别角色的认识和态度。性自我意识成熟的标志是个体能认识到自己生理层面的性、心理层面的性别以及社会层面的性别角色。性自我意识是社会化的结果，是性人格的重要组成部分，是人类性行为区别于动物性行为的主要特征之一。性需要是个体对性的需求在头脑中的反映，其根本特征是具有实施性行为的动力性，是引发性行为的源泉。正常人的性需要通过爱情来实现。性动机是一种直接推动个体产生性行为，从而满足性需要的内在驱动力。内部需要和外在刺激是动机产生的两个必要条件。性能力是个体顺利完成性活动所必需的心理特征，包括性感知能力、模仿能力、性观念、性记忆、性经验等心理品质，以及爱抚、性幻想、性交等技巧。性兴趣是指有针对性及与性有关的事件的倾向性。性度是一个性心理学概念，是指个体男性化或者女性化的程度，反映某性别个体在性格、气质、行为方式等人格特征的性别倾向性。个体的性度主要受社会因素、心理因素和生理因素的影响。

（三）性无意识

性无意识是指在日常生活中，个体没有意识到的性心理活动或行为，如性梦、梦遗、催眠时的心理疏导。性无意识与 Freud 提出的精神分析理论有密切联系。Freud 认为，心理发展的动力来自于性本能，追求性欲的满足就是心理发展的动力。他把性与生存本能联系起来，并把用以满足机体性需要的心理能量称为力比多，认为力比多是性欲的原始动力，即性欲的内驱力，是支配人们一切心理活动的“心理动力”。在人的不同发展阶段，力比多会投放于身体的不同部位，并可以此为标准将人的性心理划分为不同的发展阶段，且每个阶段都有特定的社会化任务。如果社会化过程遭遇障碍（如中断、缩短、延长），以后可能会导致心理疾病甚至人格障碍。

另外，需要指出的是，高等动物的性行为不仅受到体内性激素周期变化的影响，环境因素和心理因素也会对其造成影响。动物的种属越高，其性行为越易受到高级心理活动和环境条件的制约。对人类而言，男女两性的性行为都更多地取决于性对象的吸引力、性爱的程度以及适宜舒适的生活环境。虽然性激素的周期性是性活动的生理基础，但高级心理活动对性激素水平具有有效的调节作用。

三、男女性行为的差异

（一）器官发育的两性差异

人类胚胎发育的主要特点是先形成中性的性器官（性腺、生殖管道、外生殖器），发育过程中睾酮的水平对性器官的分化具有重要作用。

胚胎发育为正常男性或女性有一系列的过程，最初起作用的便是性染色体。X染色体与X染色体配对的性染色体决定胚胎的原始的性腺发育为卵巢，X染色体与Y染色体配对的性染色体决定胚胎的原始的性腺发育为睾丸。在胚胎第五周，中胚层形成生殖嵴；第六周分化为生殖腺；约在胚胎第七周时，男性胎儿Y染色体短臂上的睾丸决定因子（TDF）使未分化的性腺发育成睾丸，而女性胎儿无TDF，性腺原基便发育为卵巢。

在胚胎发育的第六周，无论男女，胚胎都同样具有两套原始生殖管道：沃尔弗管和缪勒管。性腺向男性或女性方向发展主要取决于这一时期胚胎的睾酮的水平。在胚胎发育的第十二周前后，睾丸间质细胞分泌睾酮，促进睾丸的进一步发育，同时促使沃尔弗管发育成为附睾、精囊和输精管，睾丸支持细胞同时分泌缪勒管抑制激素（MIH）来抑制缪勒管的发育。而具有XX性染色体的女性胚胎则无睾丸发育，且由于没有睾丸分泌的MIH，缪勒管得以自然分化、发育成为输卵管、子宫和阴道，而沃尔弗管系统退化。

在胚胎发育的第八周前后，形成中性的外生殖原基初阴。初阴由生殖结节、生殖隆突、尿道沟以及尿道壁组成。若有睾酮存在，则初阴向男性方向发展，生殖结节发育成阴茎，生殖隆突发育成阴囊，尿道壁由尿道沟后端逐渐向阴茎头融合，表面留有融合的痕迹及阴茎线。若无睾酮存在，则发育成女性的外生殖器，生殖结节发育成阴蒂；生殖隆突发育成大阴唇，尿道壁不融合，发育成小阴唇，尿道沟与尿道窦共同形成阴道前庭。在胚胎发育的第十三周左右，男女外生殖器基本发育定型。

（二）性心理上的两性差异

男女在性行为及倾向上表现出普遍的差异性，如男性相较于女性通常具有更强的躯体攻击性，女性通常在语言任务中的表现较好，而男性则通常在视空间任务中表现出较强的能力。

女性在繁衍后代方面的行为投入要远大于男性，这种投入包括有限的生殖细胞，怀孕过程，在哺乳期，抚育婴幼儿时期在时间及营养的大量消耗，以及承担由上述行为带来的风险及社会后果。这会导致男女做出不同性行为策略的心理适应过程，如在性伴侣的选择、性行为发生的随意程度、性驱力的强度及伴侣的多样性程度等方面。由于在抚养投入上存在差异，这使得女性成为更加宝贵的繁衍资源。同时，在人类进化历史中，一夫多妻制致使男性对配偶的竞争程度普遍性远大于女性。因此，通过性的选择，人类男性在平均身体素质上要比女性更加强壮和高大，同时具有更强的躯体攻击性。

男女在性别分工方面也存在一定的差异，男性由于具有较强健的体魄和躯体攻击性，因而他们更加适合狩猎和战争等工作，而女性则更适合耕作、收获和抚育后代等工作。基于劳动力差异，此类分工使得女性不太可能掌控社会权力、地位和财富。尽管女性能够在异性关系或者家庭关系中发挥更可观的力量，其社会地位和权力通常仍低于男性。但随着女性解放运动的开展，当代女性的社会地位有了较大程度的改善。

男女在择偶过程中，都会把某种特质作为选择的标准，如善良、吸引力、可靠度、智力、幽默感和慷慨等。但在特质的优先性上，男女仍然存在着许多性别差异。男性相对女性更倾向于选择年轻和具有躯体吸引力的配偶；女性则相较于男性更看重配偶的社会地位、获取资源的能力和与配偶分享的意愿。这种择偶倾向的性别差异几乎存在于所有社会，是不受社会经济体系、政治体系、女性社会地位或配偶体系（单配偶或多配偶）的影响而稳定存在的。

四、人类性反应周期

20 世纪最伟大的英国哲学家、数学家、现代逻辑的奠基人，1950 年诺贝尔文学奖获得者 Russell（罗素）曾把“性”列为人生的第一需要，“睡眠”次之，“食”又次之……所谓“性反应”，其实就是性欲的发动和满足的过程。在 1950 年，William H. Masters（威廉・马斯特）及 Virginia Johnson（弗吉尼亚・约翰逊）着手对人类性生理反应进行大胆的观察研究。

根据对所获得的资料进行整理、分析，结合性生理客观变化的顺序和特点，Masters 与 Johnson 揭示了男女性反应的基本规律，提出人类性生理包括四个阶段的周期性反应，即兴奋期（excitement period）、持续期（plateau period）、高潮期（orgasm period）及消退期（resolution period）。当然，这四个阶段是人为划分的，相互之间并没有分明的时间界限，并会因人而异、因时而异。

（一）兴奋期

兴奋期是受到兴奋刺激时，体内出现血管收缩及肌肉张力逐渐增强的现象，此时期可持续数分钟至数小时。当性刺激持续下去，即产生强力性紧张现象，如血管收缩并有肌肉强直（myotocia）情形，即性高原期，其可维持 30 秒至 3 分钟。性高潮期多半是随着性兴奋期与性高原期而出现，此期人通过一连串的肌肉强力收缩后而达到性紧张力的自然释放，其维持时间可自 3 秒至 15 秒。性恢复期是剩余的血管收缩与肌肉张力逐渐消逝的阶段，每个人对性刺激的生理反应受性别、年龄、身体状况等因素的影响有所不同。有些人面对性刺激无法产生高潮反应；有些女性在接受刺激后可以产生好几次的性高潮，然后才进入恢复期；而大多数的男性在经历一次性高潮期之后需要恢复一段时间，才能再有一次性高潮期，此段停滞期称为执拗期（refractory period），亦所谓不反应期。

性兴奋是由肉体或精神方面的性刺激所引起的。有时候，兴奋期极为短暂，人会很快进入持续期；有时候，性兴奋也可以缓慢开始，并且在一个较长的时间段中以渐进的方式进行。男性的性兴奋期最易识别，它常以本来松软的阴茎变得坚硬勃起、体积显著增加为特征；其次是阴囊壁内肌纤维的紧缩，使阴茎连同其中的睾丸一并上升，更贴近身体，类似阴囊受寒冷刺激时的变化。一小部分男性，在兴奋期会发生乳头的勃起。

女性产生性兴奋时，大、小阴唇、阴道、阴蒂和乳房都开始充血，阴唇增厚、饱满，更富有弹性。阴道伸长，阴道接近体表的下段三分之二扩张，充血显著，有大量润滑液体从充血的阴道壁渗漏出来，起到润滑阴道的作用，这是女性性兴奋的主要特征。阴蒂充血、胀大，乳头勃起，也是女性兴奋期的特征。在兴奋期末期，乳房表面的静脉走向更加清晰可见，有时乳房也会增大。

（二）持续期（平台期）

持续期表示发展中的性兴奋持续稳定在较高的水平上，如果有效刺激依然存在，可进一步强化，但仍处于触发性高潮的水平以下。持续期的时长往往因个体不同而差异很大。

在此期，男性的阴茎进一步胀大，静脉淤血，常常可看到龟头颜色加深，阴囊也更向身体贴紧，血管充血引起睾丸进一步增大，可比兴奋前体积增加50%～100%，睾丸的提升还伴随着发生前旋转，使睾丸的后表面保持与会阴部的牢固接触。尿道口可能流出少量黏液，系尿道球腺的分泌物，有时还可观察到有活动的精子。一部分皮肤出现红晕，一般先出现在腹部，再扩散到腹部以上的部分。而女性，阴道的外三分之一发生显著的充血、肿胀，肿胀会造成阴道口缩窄。这种紧缩作用，在性交时会加强对阴茎的围裹和“紧握”，所以男方阴茎大小本身，对女性所感受到的刺激强度来说并不重要。阴道内三分之二的内径扩展，子宫位置也相应提升。在持续期内，阴蒂头和阴蒂体向耻骨联合（向上）返缩，加上阴唇的充血，使阴蒂难以看出。然而这些变化并不会使阴蒂的敏感性丧失，刺激阴蒂的邻近区域或阴唇，仍会导致阴蒂更为敏感。乳晕的充血、肿胀更加显著，会掩盖了乳头先前的勃起，实际上这种勃起仍然存在。

（三）高潮期（性高潮）

男性到达高潮时，性器官开始一系列收缩，使精液汇集于尿道的前列腺部。精液来源于三个不同的器官：前列腺、精囊和输精管。射精过程是由前列腺、会阴部肌肉、阴茎体一起有节律地收缩协同完成的。女性高潮以子宫、阴道、肛门括约肌等节律性收缩为特征，表现为先强后弱，时间间隔和男性射精相同。

在高潮期，男性和女性的全身反应相同，皮肤的红晕更多、更深，面部、躯体、四肢的肌肉常有不由自主的轻微抽搐，肋间肌的抽搐可引起短促的发声；随着身心两方面的极度兴奋，心跳、呼吸的次数和血压都升至高峰，女性的呼吸和循环变化更加剧烈。在高潮期，男性和女性在精神上的感受是不一样的，男性的感觉主要是极度的特殊快感，而女性的体验主要是极大的舒适和满足感。

(四) 消退期

男子在射精后立即进入不应期，尽管有时候阴茎部分或完全勃起还可以继续维持，但不可能发生再次射精。这种不应期可以持续几分钟直至若干小时。对大多数男性来说，这一时长会随年龄增加而延长。在数小时内重复性交者，每次射精后的不应期会逐渐延长。在同一个体的不同时间，以及不同的个体之间，不应期的长短也有很大的差异。女性没有明显的不应期，有些人还能在一次性生活中发生多次性高潮。但不能说只有多次性高潮，才是正常的反应。

表 4-1 人类性反应周期:生殖器官的反应

阶段	男性	女性
兴奋期	阴茎勃起(3～8 秒)且保持； 阴囊变厚、变扁平、提升； 睾丸中度升高、增大	阴道润滑(5～15 秒)且保持； 阴道壁变厚，大阴唇变扁平、膨起； 阴道内 2/3 扩张，宫颈和子宫体抬高
持续期	阴茎龟头周径增大(1/2～1 倍)； 睾丸充分提升，旋转 30 度～35 度； 龟头呈紫色； 尿道球腺分泌黏液样物质	阴道外 1/3 形成高潮平台； 阴道内 2/3 充分扩张，宫颈和宫体充分抬高； 大阴唇的“性皮肤”变色(如果性高潮随即发生，就持续这一反应)； 前庭大腺分泌黏液样物质
高潮期	射精； 副性器官收缩：① 输精管 ② 精囊腺 ③ 射精管 ④ 前列腺； 膀胱外括约肌松弛； 尿道阴茎部收缩，间隔 0.8 秒，共 2～3 次，然后放慢速度再收缩 2～4 次或更多； 肛门外括约肌收缩(间隔 0.8 秒，收缩 2～4 次)	子宫收缩，从子宫底部开始向较低的节段发展； 宫颈外口略为松弛； 阴道的性高潮平台收缩，间隔 0.8 秒，共 4～8 次，然后减慢，再收缩 2～4 次或更多； 肛门外括约肌收缩(间隔 0.8 秒，收缩 2～4 次)，尿道外括约肌收缩(间隔不规则，收缩 2～3 次)
消退期	不应期骨盆充血作用迅速消失； 阴茎勃起消失：初期阶段(快速)，继续阶段(慢速)	随着骨盆充血作用的缓慢消失，迅速恢复到高潮期前的状态； 初始阶段(快速)“性皮肤”颜色和高潮平台消失，继续阶段(慢速)剩余的骨盆充血消退

五、性行为分类

性科学研究按照性欲满足程度的分类标准，将人类性行为划分为三种类型：一是核心性性行为，即两性性行为；二是边缘性性行为，如接吻、拥抱、爱抚等；三是类性行为。

性行为的含义要比性交广泛得多，它还可以分为以下几种：

（一）目的性性行为

即我们常说的性交。性交是性行为的直接目的和最高体现。一般说来，人们在性交以后，性的要求就已得到满足。

（二）过程性性行为

这是性交前的准备行为。例如，接吻、爱抚等动作，这些动作是为了激发性欲，实行性交。性交后还要通过这样一些动作，使性欲逐渐消退，这也属于过程性性行为。

（三）边缘性性行为

这种性行为的范围就比较广泛了。它的目的是表示爱慕，或者仅仅是爱慕的自然流露，而不是为了性交。边缘性性行为有时很隐晦，如表现为眉目传情或一丝微笑，此时的眼神、微笑只有他们两个人感觉到，其他人无从得知的。至于拥抱、亲吻，如果是作为性交前的准备，那么属于过程性性行为；如果只是爱慕的自然流露，不以性交为目的，就属于边缘性性行为。当然，像某些西方国家，把拥抱、亲吻作为一般见面的礼仪，那就与性行为完全无关。

六、性行为的功能

Morris 在其《人类动物园》一书中，列举了高等动物性行为的十大功能。Morris 认为，人类性行为的十大功能是相互联系、相互区别的，每一次性行为都可能同时具有多项功能。这十大功能是：① 生育功能；② 满足性欲；③ 结偶功能；④ 固偶功能；⑤ 探索功能；⑥ 娱乐功能；⑦ 消烦解闷功能；⑧ 镇静功能；⑨ 商业功能；⑩ 显位功能。以上性行为的功能，说明人类的性行为除了保持种族延续的功能外，还有满足人的生理与心理需要及保持健康的重要功能。

专栏 4-2　美国青少年如何看待性

美国 CNN 网站于 2011 年 10 月刊登了一篇《美国青少年如何看待性行为》(*How American Teens View Sex*)的文章，这篇文章的主要内容是美国卫生统计中心发布的一项统计报告。据悉，该文章介绍了一项美国近年以来规模最大、内容最全面的关于青少年性行为的调查，调查范围包括美国青少年人的性行为、性问题和性态度等。

这份调查报告共调查了 4 662 名 15～19 岁的青少年。当被问到为什么他们目前还没有发生性行为时,“因为宗教和道德原因的约束”而没有发生性行为是这个群体选择最多的选项,而最少被调查者选择的选项是“害怕染上性传播疾病”。

这项调查结果显示,目前美国青少年发生婚前性行为的比例较2002年的统计结果有所下降,但下降幅度不明显。而从二十多年来的统计数据看,美国青少年的发生性行为的比率呈现下降趋势。这项调查还发现,在发生初次性行为时,采取避孕措施的青少年的比例在增加。

这份调查报告中有9个重要数据:

1. 39.1

平均每1 000名美国青少年女性(15～19岁)中,有39.1人生育了小孩,这是美国历史上的最低水平。1988年,这一数据是53人,但美国青少年生育的比例仍然高于其他欧美国家。目前,加拿大每1 000名青少年女性中有14人已生育,德国是10人,意大利是7人。

2. 43％

43％的美国青少年女性(15～19岁)至少有一次婚前性行为。

这一数据是基于对2 284名青少年女性的调查结果,这一数目是目前类似调查报告中调查对象数量最大的。而在1988年,这一比例是51％。从历史数据来看,在这个方面黑人女性的比例比拉丁族裔和白种人要高。2002年,黑人青少年女性发生婚前性行为的比例高达57％,目前这一比例降到了46％。

3. 42％

42％的美国青少年男性(15～19岁)至少有一次婚前性行为。

这一数据是基于对2 378名青少年男性的调查结果。同样地,黑人青少年男性比其他族裔青少年男性发生婚前性行为的比例要高。

4. 41％

41％青少年女性不愿意有婚前性行为是因为“宗教和道德的约束”。

而青少年男性中有31％的人选择这条理由,排在第二位原因是“没有遇到合适的人”,而排在第三位的则是“害怕女友怀孕”。而对青少年女性而言,排在第二位的是“害怕怀孕”,第三位的则是“没有遇到合适的人”。

5. 50％

美国50％的性传播疾病发生在15～19岁的青少年群体。

15～19岁的青少年群体只占美国总人口的25％,但患有性传播疾病的比例却高达总患病群体的50％。15～19岁的女性是全美患有衣原体和淋病感染比例最高的群体。

6. 78％

78％的青少年女性在发生第一次性行为时会采取避孕措施。

她们采用最多(86%)的避孕措施是使用避孕套,其次是服用避孕激素(16%)。男性采用最多措施的也是使用避孕套。

7. 86%

在最近的一次性行为中,有86%的女性使用了避孕套避孕。

8. 18%

18%的美国青少年女性在14岁以前发生了性行为,而这种性行为是她们不愿意发生的。

9. 53%~54%

53%~54%有婚前性行为的青少年来自单亲家庭。

来自单亲家庭的青少年有婚前性行为的比例要明显高于来自双亲家庭的青少年。来自双亲家庭的青少年有婚前性行为的比例仅为35%。

思考题

1. 你如何看待有关美国青少年性行为的调查数据?
2. 青少年在交往过程中应当如何做好自我保护?

七、性功能障碍和性心理障碍

性功能障碍是指在性交过程中的一个或多个环节发生障碍,不能产生满意的性交所必需的生理反应及快感。受传统性观念的影响,对大多数人来说性仍然是一个难以启齿的话题,所以关于性功能障碍的流行病学资料尚无统一可靠的数据可用。性功能障碍发生的因素一般包括器质性因素、功能性因素和药源性因素等。男性性功能障碍主要表现为男性性欲减退、性欲亢进、勃起功能障碍和早泄等;女性性功能障碍主要表现为女性性高潮障碍、阴冷、阴道痉挛、性交疼痛等。目前对性功能障碍的治疗主要采取综合治疗,既注重药物治疗,更强调心理治疗。

性心理障碍,又称性变态,泛指性心理和性行为明显偏离正常,并以这种偏离作为性兴奋、获取性满足的主要或唯一方式为主要特征的一组性心理障碍。目前,对于性心理障碍的生物学病因尚无一致的结论,但性心理障碍大多存在一定的诱因,如常见的心理社会因素。性心理障碍一般分为性身份障碍、性偏好障碍和性指向有关的障碍。性心理障碍的治疗至今仍是一个医学难题,这其中涉及伦理、司法等社会问题,主要采取支持性心理治疗、行为疗法、药物治疗以及手术治疗等措施。

第四节　睡眠行为

睡眠(sleep)是高等脊椎动物周期性出现的一种自发的和可逆的静息状态,表现为机体对外界刺激的反应性降低和意识的暂时中断。睡眠是生物机体的本能行为之一，与摄食行为、性行为和防御攻击行为相比，对维持种族延续和个体生存具有同等重要的意义。

有关睡眠的确切定义，随着时代的变迁而有着不同的内涵。最初法国学者认为，睡眠是由于身体内部的需要，使感觉活动和运动性活动暂时停止，给予适当刺激就能使其立即觉醒的状态。后来人们认识了脑电活动，认为睡眠是由于大脑的功能活动而引起的生理性活动低下，给予适当刺激可使之达到完全清醒的状态。而近些年的现代医学研究大致认为，睡眠是一种主动过程，睡眠是恢复精力所必需的休息，有利于精神和体力的恢复；而适当的睡眠是最好的休息，既是维护健康和体力的基础，也是取得高度生产能力的保证。

一、睡眠行为的生理机制

关于睡眠产生的机制，以往提出过很多学说，如体液学说、睡眠中枢学说、大脑皮质抑制扩散学说、神经介质学说等。近年来，研究人员对睡眠机制的研究主要关注睡眠周期及其相关脑结构，以及这些结构影响睡眠的机制。

人的一生大约有三分之一的时间在睡眠中度过，合理的睡眠对个体的健康而言是不可或缺的，它是个体保持和恢复健康的先决条件。睡眠是一个主动的过程，由一系列主动调节的睡眠周期所组成的。根据睡眠脑电图、多导睡眠记录仪、肌电图等测量出指标，可将睡眠分为快速眼动睡眠（rapid eye movement sleep，REM）和非快速眼动睡眠（non-REM sleep，NREM）。NREM 睡眠又称正相睡眠或慢波睡眠，一般可分为为Ⅰ、Ⅱ、Ⅲ及Ⅳ期。

1. Ⅰ期（入睡期） EEG 表现为清醒时的 α 波逐渐减少，频率较快的 β 波和较慢的 4～7 Hz 的 θ 波不规则地混杂出现，快慢结合，波形较为平坦。行为上表现为个体安静、困倦，开始进入睡眠状态。此期，个体非常易于唤醒，历时约 10 分钟。在这个过渡阶段，个体可以知觉外部世界环境，同时会具有类似梦的思维体验。

2. Ⅱ期（浅睡期） EEG 表现为 α 波完全消失，在 θ 波的背景上出现 13～16 Hz 的“睡眠纺锤波”。若环境中出现意外声音，可出现高幅的 K 复合波，表现为脑电活动的短暂唤醒反应。此期，个体已经入睡，并发出鼾声，眼球很不协调地慢慢转动。但被叫醒后，个体常感觉并未睡着，历时约 15 分钟。

3. Ⅲ期（中睡期） EEG 表现为在 θ 波背景上出现 20%～50%的 0.5～3 Hz δ 波。此期，个体肌肉继续放松，心率和呼吸频率更慢。个体已经睡熟，但尚易叫醒，历时约 15 分钟。

4. Ⅳ期（深睡期） EEG 表现为 50%以上为高幅 δ 波。此期，个体睡熟且难以叫醒。

慢波睡眠中Ⅰ、Ⅱ期为浅睡阶段，各占睡眠总时间的 5%～10%和 50%，Ⅲ、Ⅳ两期睡眠被认为是较深的睡眠，占睡眠总时间的 20%。

快速眼动睡眠又称异相睡眠或快波睡眠、梦境睡眠。占睡眠总时间的 20%～

25%，出现于两个慢波睡眠周期之间。最显著的特点是此期个体会出现阵发性的或单个的快速眼球往复运动，每分钟 60 次左右。

在一夜的睡眠过程中，NREM 和 REM 睡眠交替出现，从一个 NREM 到另一个 NREM 睡眠或从一个 REM 到另一个 REM 睡眠的阶段，称为一个睡眠周期（sleep cycle）。入睡后，个体一般首先进入慢波睡眠Ⅰ期，然后按慢波睡眠Ⅰ期-Ⅱ期-Ⅲ期-Ⅳ期-Ⅲ期-Ⅱ期的顺序渐进，接着进入一次快波睡眠，即为一个周期完成。然后再进入下一个睡眠周期。每一个睡眠周期大约持续 90 分钟，其中包含 20～30 分钟的快波睡眠、60 分钟的慢波睡眠。

正常成人每夜睡眠一般要经历 4～6 个睡眠周期。从第二个 REM 睡眠起到早晨醒来为止，成人的 NREM 睡眠第Ⅱ期与 REM 睡眠大约每 90 分钟交替一次，儿童每 60 分钟交替一次。正常情况下，睡眠总是由 NREM 睡眠开始，并遵循上述规律循环。若上述规律受到破坏，则有可能会产生睡眠障碍。

二、觉醒-睡眠节律的生物学基础

一般认为，地球上所有的多细胞动物都需要睡眠，其大脑都存在觉醒-睡眠节律。人类也不例外。不同年龄段的个体，其每昼夜的睡眠时间会有很大的差异。一般来说，随着年龄的增加，个体的睡眠时间趋于减少，新生儿每天至少要睡 18 个小时，而老年人每天的睡眠时间可能只有 5～6 个小时。

目前，学术界普遍认为人脑视交叉上核存在“生物钟”，负责调节个体的觉醒-睡眠生物节律。神经解剖研究界认为，脑干中缝核、延髓孤束核与前脑基底部分可能与睡眠的发生有关，上行网状激活系统及丘脑下部可能与促进觉醒有关，而视交叉上核则与觉醒-睡眠周期的保持有关。神经生化研究发现，脑干中缝核的五羟色胺系统与睡眠发生有关，特别是与 NREM 睡眠的发生和维持有关，蓝斑核头部的去甲肾上腺素对觉醒的维持起主要作用，蓝斑核中部及尾部的去甲肾上腺素则主要与维持 REM 睡眠有关。大脑皮质的乙酰胆碱有助于醒觉状态的维持，并可抑制中缝核头端的作用，从而对抗 NREM 睡眠。还有研究发现，睡眠的发动与维持需要一些内源性睡眠物质的参与，如 δ 睡眠诱导肽（DSIP）和睡眠促进因子（S 物质）等，但这种观点未得到普遍的认可。

专栏 4-3　美国睡眠指南（美国睡眠基金会）

到底该睡多久才合适？答案是：因人而异。美国睡眠基金会发布的最新版的睡眠指南针对不同年龄层给出了不同的睡眠指导建议。

出生～3 个月龄的小婴儿，每天主要任务就是睡觉，每天需要长达 14～17 小时的睡眠。1～2 岁的幼儿每天需要 11～14 小时睡眠。6～13 岁的学龄儿童，建议每天保持 9～11 小时睡眠。14～17 岁的青少年每天应当睡 8～10 小时。处于青春期的人需要较多睡眠，但即便如此，一天超过 11 小时的睡眠时间也会对健康不利。

对18～64岁的成年人来说，每天7～9小时的睡眠最佳，6小时或10小时也行，但少于6小时或多于10小时都不推荐。而对65岁以上的人来说，新指南提供了7～8小时的睡眠时长建议。有些老年人只睡5小时，虽然他们通常起得很早，但白天会一直犯困。

有些人的睡眠时间虽然长期低于建议睡眠时长，但他们却拥有更高质量的睡眠。个体差异的确存在，衡量睡眠是否充足的一个标准就是看第二天你是否感觉很清醒、精力充沛。

资料来源：《生命时报》

三、睡眠与梦

梦是睡眠的正常生理现象。在人的整夜睡眠过程中，有20%～25%的时间与做梦有关。梦只发生在REM睡眠阶段，而不会发生在NREM睡眠阶段。人为什么会做梦？为什么有的人反映从来不做梦，有的人反映会做噩梦？其实这都与人的觉醒-睡眠节律、睡眠深度、梦境丰富程度有关。习惯于在REM睡眠阶段醒来的人比在其他睡眠阶段醒来的人更有可能记得做过梦，如在REM睡眠阶段被唤醒的人中，85%～94%的人反映他们在做梦，并且梦境非常丰富生动，而在NREM睡眠阶段被唤醒的人中只有7%的人反映正在做梦，并且梦境单调、平淡。浅睡者比深睡者更有可能记得梦的内容，梦境越丰富生动，越容易被记住。

"日有所思，夜有所梦"，反映的是梦的出现与人的心理活动状态密不可分。梦境也与当事人的生理状况、感觉、甚至病理状态有关。例如，梦见自己赤足在冰凉的小溪内行走，结果可能与双脚露伸在被子外有关；梦见自己被人追赶而逃脱不掉，结果可能与屈膝侧卧有关等。

思考题

你的睡眠状况如何？如何养成一个良好的睡眠习惯？

四、睡眠的影响因素

日常生活中，睡眠受到很多因素的影响。年龄是重要的影响因素，随着年龄的增加，睡眠总时间和睡眠结构都有明显的变化。新生儿睡眠时间最长，到老年期的时候，每天维持的睡眠时间只有5～6小时。从睡眠结构来看，儿童期的REM睡眠和δ睡眠时间最长，老年期的REM睡眠时间逐渐减少，REM睡眠时间由出生时的8小时降到青春期的1.5～7.5小时，占整个睡眠时间的比例由50%降到20%，并维持到七八十岁之前，很少发生改变。人的睡眠时间也随着年龄增加而逐渐减少,60 岁以后基本上没有 NREM 睡眠的第 IV 期睡眠。此外,睡眠环境中的声音、气温、气压、日照、进食、运动、饮酒、吸烟,以及茶叶、咖啡等兴奋剂也会影响睡眠。

五、睡眠障碍

失眠症是最常见的睡眠障碍。国外有流行病学研究表明,每年有 33%的成年人出现睡眠质量问题,17%的人存在严重失眠。中国睡眠研究会在第四次睡眠大会上公布的报告指出,我国城市居民存在的失眠症状的比例高达 38.2%。导致失眠的原因有很多,失眠可能与生理因素、心理因素,也可能多种因素并存有关,如情绪紊乱、年龄的增加、身体不适或患有某些疾病、生活习惯的改变、服用某些药物或饮料、生活作息发生改变等。其临床表现为一组症状,由各种原因引起的睡眠不足,包括睡眠时间、睡眠深度及体力、精力恢复的不足。一般可分为入睡困难、易醒或早醒。失眠者白天易出现躯体疲劳、精神不振、困倦、易激怒和抑郁等状况。

根据失眠发生时间的长短,可将失眠分为一过性失眠和慢性失眠两种。《中国精神疾病分类方案诊断标准》(CCMD-3)规定失眠的病程标准为,至少每周发生 3 次,并至少持续 1 个月。美国精神医学会提出的标准为,连续睡眠障碍达 1 个月以上,且程度足以造成主观的疲劳、焦虑或客观的工作效率下降,无法胜任正常生活中的角色。

目前针对失眠的治疗措施主要有去除病因、药物治疗、心理治疗、中医治疗等。

除了失眠症以外,睡眠障碍还包括嗜睡症、睡行症、夜惊、梦魇、发作性睡病以及睡眠-觉醒节律障碍等。

第五节　其他本能行为

一、攻击和自我防御行为

(一) 攻击行为

攻击作为动物的一种本能行为,表现为通过驱逐或消除危险以保证自己或子代的生存。每一种属的动物都具有各自稳定的攻击行为模式,并通过遗传机制传递给后代,人类也不例外。人类的攻击行为则指外部可见的、有意损害他人的行为。研究表明,下丘脑会影响攻击行为的发生,如刺激内侧下丘脑可诱发情绪性攻击行为。此外,边缘系统的一些重要大脑结构如杏仁核和隔区对攻击行为也有调节作用。实验表明,如果首先刺激下丘脑引起动物的攻击行为,接着再刺激隔区,动物的攻击行为会立即受到抑制。这说明隔区对攻击行为具有抑制性调节作用,杏仁核对攻击行为则起到兴奋性调节作用。攻击行为还受到激素水平的影响。例如,某些动物在阉割后变得驯服,说明攻击行为,特别是雄性动物间因争夺性对象而出现的情绪性攻击行为受到雄性激素的影响。此外，肾上腺皮质激素和垂体促肾上腺皮质激素也对攻击行为有一定的调节作用。还有研究发现，人类攻击行为具有一定的遗传性。

攻击行为的心理学解释大致可以归纳为本能论与习得论。Freud 认为攻击行为是人类的一种本能，如同性本能、摄食本能一样，是通过遗传而非学习获得的。但是以班杜拉为代表的社会学习理论则认为，人类的一切社会行为，包括攻击行为都是学习的结果，是通过观察、模仿他人的行为而获得的。

（二）自我防御行为

自我防御行为是指对危及自身生命的损伤刺激通过生理反应以避开，对动机受阻产生的挫折、心理冲突而导致的心理不平衡，通过应对、心理防御机制，以摆脱心理紧张并取得心理平衡和心身安全感。人类的防御反应比动物更为复杂，除了生理上的防御行为以外，还具有特殊的心理防御机制。

人类生活在瞬息万变的社会中，不可避免地要面对各种失败与挫折，但并非每一个遭受失败与挫折的个体都会出现适应不良等反应。究其原因，可能与心理防御机制有关。心理防御机制可以使个体摆脱焦虑，恢复心理平衡。

防御行为的特点表现为以情绪反应为先兆，并与情绪反应相伴出现的行为。基本中枢位于下丘脑，受大脑边缘系统的调控。

除了生理防御行为外，精神分析学派还提出心理防御机制，认为当个体面临挫折或冲突的紧张情境时，其内部心理活动中具有自觉或不自觉地摆脱烦恼，减轻内心不安，以恢复心理平衡与稳定的一种适应性倾向。心理防御机制的积极意义在于能够使个体在遭遇困难与挫折后减轻或免除精神压力，恢复心理平衡，甚至激发其主观能动性，以顽强的毅力克服困难，战胜挫折。此外，消极的意义在于使个体可能因压力的缓解而自足，或出现退缩甚至恐惧而导致心理障碍的发生。

二、抚幼行为

抚幼行为几乎存在于所有的动物群体中，它包括很多方面，如安全保障，不惜牺牲自己的生命以保护下一代；提供食物，为自己或其他个体的后代哺乳、猎取食物等；提供安全的居住条件，动物产仔或下蛋前为后代做窝，人类为自己的子女买房、留下家产等；教育，教授子代生存技能、生活技巧、社会生活礼仪、规范以及遵守法律道德等。

除此之外，抚幼行为还表现为在子代死亡后，父母亲表现出各种悲痛行为，如鸟类、灵长类动物有类似于人类的“居丧反应”。有的动物在其幼崽死亡后会悲痛地撞地，围绕幼崽尸体不停地转圈，进食和饮水减少，并不停地哀鸣，数小时甚至数天后才能恢复常态。

三、探究与追求刺激行为

除了在受到强烈刺激的情况下，动物和人都会通过努力来减少刺激量外，很多动物和人都会尽其所能地追求刺激。为此，Morris 提出了五条原则：① 通过制造一些不必要的，但能够解决的"问题"来增大刺激量，如猫抓到老鼠后，并不马上将其弄死，而是通过玩弄来增大刺激量，人类也有类似的行为，如紧张忙碌一天后通过开展休闲娱乐活动来放松；② 通过寻常的刺激做出超常的反应来增大刺激量，如借吃东西、饮酒来解闷和消磨时间；③ 通过发明新的活动来增加刺激量，即制造出一些新的活动来代替乏味的、旧的活动；④ 通过对低于正常的刺激做出正常的反应来增加刺激量；⑤ 通过人为地强化所选择的刺激来增加刺激量，这在人类活动中表现得更为突出，如为了追求性感，不断通过涂口红、束腰、穿超短裙等服饰来强化性的刺激。

四、利他行为

利他行为是非常普遍的一种本能行为，是牺牲个体以保护集体的行为，这在很多生物身上都有所体现。比如，通过训练，兔子和鸽子能够互相合作获取食物，黑猩猩不但互相分享合作狩猎的果实，还会照顾失去父母的小黑猩猩。显然，利他行为并非是人类特有的崇高现象。从昆虫到人类社会中，无论是无条件的利他行为，还是有条件的利他行为，最终都会促进的基因遗传，这说明利他行为是种族保存的一种不可或缺的生物学本领。

五、休闲行为

休闲是指人们在闲暇时间进行的各种活动，主要包括娱乐和消遣，目的是通过时间和精力的消耗来调节身心。"休"在《康熙字典》和《辞海》中被解释为"吉庆、欢乐"的意思。"人依木而休。"《诗・商颂・长发》中释"休"为吉庆、美善、福禄。"何天之休。"郑玄笺："休，美也。"《左传・襄公二十八年》："以礼承天之休。"杜预注："休，福禄也。""闲"，通常引申为范围，多指道德、法度。《论语・子张》："大德不逾闲。"有限制、约束之意。

西方对于休闲的定义最早可以追溯到公元前 3 世纪，被称为"休闲学之父"的亚里士多德曾提出休闲是"一切事物环绕的中心""是科学和哲学诞生的基本条件之一"，他认为休闲是一种深思的状态，是一种不需要考虑生存问题的心无羁绊的状态，也就是古希腊哲学家所推崇的沉思、从容、宁静、忘我等人生最高境界。英文"leisure"释义为"空闲、闲暇、悠闲、安逸"，该词来源于法语，而法语又来源于希腊语。"休闲"在希腊语中为"schole"，意为休闲和教育，有发展娱乐、从中得益，并与文化水平的提高相辅相成之意。

休闲文化是指与休闲相关的一切人类活动及其表现，它包括休闲的方式与内容、休闲的民族特色、休闲的作用与功能、休闲的历史走向等，其核心是休闲这一社会现象所蕴涵的文化意义。休闲生活方式是人们利用闲暇时间从事能够满足休憩、娱乐、社交、价值实现等身心需求的方法和形式，这也是人们选择和从事休闲行为的规则，能够决定个体参与某项休闲活动而非其他。

休闲有两大本质特征：① 休闲是一种自由活动，休闲不存在任何强制性，从而与生理必需和工作行为等截然不同；② 休闲活动本身就是目的。因此，休闲是以自身为中心的自由活动，休闲是人们在自由时间里所自发选择的活动。休闲是一种人类行为，是从文化环境和物质环境的外在压力中解脱出来的一种相对自由的生活，它使个体能够以自己所喜爱的、本能地感到有价值的方式，在内心之爱的驱动下行动。一般说来，休闲具有以下四种特性：① 解脱感；② 自由性；③ 趣味性；④ 建设性。

休闲的一个重要方面是把人从劳动状态与负有责任的其他活动中分离出来，这是人的生存整体的一个组成部分。在某种意义上，它与马斯洛的人的需求“五层次理论”中最高级的自我实现的理念相一致，旨在探究精神世界中人的创造力和鉴赏力，通过休闲促使人对生活（生命）进行思索，有助于人的全面发展和个性成熟，使人真正地走向自由。它的价值不在于提供物质财富、实用工具或技术，而在于为人类构建意义的世界和守护精神的家园，使人类的心灵有所安顿、有所归依。它还以特有的精神理想赋予人的经济技术行为以真实的意义。这使它与社会中占主导地位的政治、经济或科技力量保持一定的距离或相对的独立性，从而可以形成一种对社会发展进程有矫正、平衡、弥补作用的人文精神力量。

李仲广和卢昌崇在《基础休闲学》一书中，将休闲分为七个类别，分别是创造活动，如发明、绘画；搜集活动，如收藏古董、集邮；教育活动，如书籍研究、旅游；竞争性运动和游戏，如篮球比赛、下象棋；非竞争性运动和游戏，如露营、钓鱼；观赏活动，如看电影、听收音机；社会团体活动，如参加社团组织、参加管弦乐队等。

六、情绪本能

幼儿出生后，立即可以产生情绪表现。刚出生几天的新生儿或哭，或安静，或四肢划动，等等，这些都属于原始情绪反应。原始情绪反应的特点是，它与生理需要是否得到满足直接相关。身体内部或外部的不舒适的刺激，如饥饿或尿布潮湿等，会引起哭闹等不愉快情绪表现。当直接引起情绪反应的刺激消失后，这种情绪反应也就随之停止，代之以新的情绪反应。例如，换上干净尿布以后，幼儿会立即停止哭声，情绪也变得愉快。原始情绪反应是幼儿与生俱来的。Darwin 指出，情绪表现是人类进化与适应的产物。比如，啼哭时嘴角下弯的表情，是人类祖先在遇到困难时求援的适应性动作，愤怒时咬牙切齿和鼻孔张大等表情是人类祖先即将进行搏斗时的适应性动作。

人的情绪由生理唤起、认知解释、主观感觉和行为表达四个部分组成。恐惧的生理反应是由个体的自主神经系统和内分泌系统激活引起的;认知解释则是对事件的认知和评价;主观感觉一方面来自大脑对身体唤起状态的反映,另一方面则来源于对过去相似情况下的身体状态的记忆;行为表达则是与情绪产生相伴随的行为改变。

情绪可以帮助我们对外界环境做出适当的反应,并帮助我们向他人传达我们的意图。人类主要通过面部表情来表达情绪,我们把具有文化普遍性的情绪称为基本情绪。行为和心理学家普遍认为,人类许多情绪都是基本情绪复杂混合的结果。

阅读　人类的15种基本欲望

人是欲望的动物,而欲望源于社会的发展和人的进化,因此人永远无法满足自己的所有欲望。美国俄亥俄大学的一项研究表明:人类的所有行为都是由15种基本价值观所控制的。在Freud的眼里,人类一切行为的背后只有一个字——性,而俄亥俄大学的心理学家则认为,性和好奇心、仇恨、荣誉感一样,都是行为的驱动力。这15种基本欲望和价值观是:

1. 好奇心　所有人对学习求知的渴望都是不可抗拒的。
2. 食物　对食物的占有欲望是人本能的需求。
3. 荣誉感(道德)　以此满足个人心理,并构成一个完整的社会结构。
4. 被社会排斥的恐惧　这令人们被动、自觉地遵守规矩。
5. 性　Freud将其置于“清单”首位。
6. 体育运动　人们对运动锻炼健身的渴望是天生的。
7. 秩序　人人都希望在日常生活中占有一席之地。
8. 独立　对自作主张的渴望。
9. 复仇　有仇必报。
10. 社会交往　渴望成为众人中的一分子并拥有众多的朋友。
11. 家庭　与家人共享天伦之乐的欲望。
12. 社会声望　对名誉和地位的渴望。
13. 厌恶　对疼痛和焦虑的厌恶。
14. 公民权　对服务大共和社会公正的渴望。
15. 力量　希望影响别人的愿望。

虽然这项研究目前尚存在争议,但心理学和精神病学学者认为,几乎人类想做的每一件重要的事情都可以被分解为15种欲望中的一种或几种,而且大都具有遗传学基础,这些欲望引导着人们的行为。

这一发现建立在对2500名受试者被要求回答300多个设计好的问题,如“士可杀不可辱”“我必须消除疼痛”等,最后将所有的回答归纳为15种基本欲望和价值观,其中只有公民权、独立和被社会排斥的恐惧没有遗传学基础。有部分学者认为，人类的大多数欲望与动物所表现出来的相似，这表明它们有共同的基因基础。

研究人员还进行了更深入的分析，他们发现，不同的人对这15种基本欲望的要求是一样的。拿性来说，性几乎对每一个人来说都是愉悦的，但对每一个人的驱动力却并非一致，有的人终其一生沉溺于其中，而有的人则在这方面投入甚少。其他欲望也是这样，有的人追逐成功，有的人淡泊名利；有的人重视亲情和家庭，有的人则是“工作狂”。

（凤林谱）

第四章习题及答案

第五章 健康行为改变的理论模型

专栏 5-1 将健康信念模式用于控制儿童体重

1977 年,美国 Becker 等人在关于控制儿童体重的研究中,对 182 名过度肥胖儿童的母亲进行了研究,项目按照健康信念模式分析他们的母亲的健康信念和动机。

1. 知觉到易感性 测量母亲对她的孩子过度肥胖致使容易患病的知觉。评价结果表明,知觉到易感性是非常有用的信息。

2. 知觉到严重性 测量母亲对她的孩子患病的严重危害的担心焦虑程度。研究情况表明,严重性程度的测量比易感性的测量在体重控制的教育中更有预测性。

3. 知觉到效益 测量母亲对她的孩子体重控制效果的感觉。根据母亲们对这些问题的回答,可发现母亲们对体重控制的效益判断高低不同。

4. 知觉到障碍 分析母亲对一些问题的观点,如节食是否安全、实际控制体重的困难、营养是否全面等,可以测量母亲知觉到障碍或困难的认识情况。

由于前述研究中发现对严重程度的知觉具有重要的预测意义,因此应将干预重点放在提高对严重性的知觉水平。专家们对三组孩子的母亲给予三种不同的信息。第一组给予讲解,提供具有冲击力的体重超重引起严重疾病的信息;

第二组给予低度的信息；第三组没有提供超重危害的信息。经过教育以后，第一组唤起了母亲的高度的恐惧感，孩子们有效地控制了体重且没有反弹；第二组的孩子们也减少一些体重，但过了一段时间后，又恢复了体重；第三组没有任何改变。这个研究证明了在行为分析和干预中，如果能够正确分析对象的健康信念，并做出有针对性的干预，就可改变人们的健康相关行为。

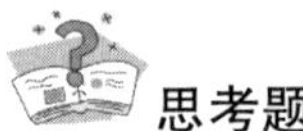

思考题

如何运用其他健康行为改变的理论与模式帮助过度肥胖儿童减重？

人类的健康行为与其他社会性行为一样，是一种复杂的活动，受遗传、心理、自然和社会环境等多种因素的交互影响。为帮助人类采纳有利于健康的行为，而改变已经存在的不利于健康的行为，有必要了解行为改变涉及的各个环节，以便抓住关键步骤，进行有效的健康干预。很多专家、学者提出了不同的行为改变理论，以期终止危害健康的行为，采取有利于健康的行为或强化已有的健康行为，促进人类健康。本章主要介绍几种比较成熟并且应用较多的理论模型，包括“知信行”模式、健康信念模式、阶段转变理论模式、合理行动-计划行为理论及格林模式等。

第一节 “知信行”模式

“知信行”模式（knowledge-attitude-belief-practice，KABP 或 KAP）是改变人类健康相关行为的重要模式之一，它将人类行为的改变分为获取知识、产生信念及形成行为三个连续过程，即知识—信念—行为。知识、信念、行为之间存在着重要的联系，但并不存在必然的因果关系。只有对知识进行积极的思考，对自己的健康有强烈的责任感，个体才有可能逐步形成信念；只有当知识上升为信念，个体才有可能采取积极的态度并实施行为的转变。知识转化为行为改变是一个漫长而复杂的过程，会受到多种因素的影响。只有全面掌握知、信、行转变的复杂过程，才能及时、有效地减弱或消除不利影响，促进有利环境的形成，进而达到转变行为的目的。也就是说，只有当人们了解了相关的健康知识，建立起积极、正确的信念与态度，才有可能主动地形成有益于健康的行为。

一、模式及其关键结构的描述

“知信行”模式将人们的行为分为获取知识、产生信念和形成行为三个连续的阶段，具体可用如下公式表示：知→信→行。

行为改变是目标，为实现目标，必须有知识和学习作为基础，要有正确的信念和积极的态度作为动力。例如，为了达到戒烟的目标，健康教育者必须通过各种途径将有关吸烟的有害性、有害程度、有害成分，戒烟的益处及如何戒烟的知识传授给吸烟者;对吸烟者而言,吸烟行为是社会性行为,是通过学习得来的,要改变它、否定它,也得学习健康教育者或社会给予的知识;具备了知识,只有采取积极的态度,对知识进行有根据的独立思考,对自己的职责有强烈的责任感,就可形成正确的信念,就可支配自己的行动。因此当吸烟者采取积极的戒烟态度,相信吸烟有害健康,并确信自己有能力戒烟时,戒烟就可成功。虽然,"知信行"模式传递链条看似简单,但是人从接受信息到行为改变要经历一系列复杂的心理过程。

(一) 知

知即知识、信息。信息传播是知-信-行链条的首要环节,是行为改变的必要条件。但是,信息传播不一定能直接导致行为的改变,影响信息传播和信息获取的因素包括:① 信息的有效性和针对性。信息内容与受众需求越接近、针对性越强,越容易被接受和获取,信息传递效果越好。例如,肺癌患者要比健康人群更容易接受吸烟危害健康的知识或信息。② 传播媒介的传播能力与方法。传播媒介的到达率越高、接受性越好,信息被获取的可能性越大。信息传递的强度越大、重复率越高,信息获取效果越好。此外,信息传递的途径、方法、时间是否符合受众的特点和需求也很重要。③ 个人媒介接触习惯与信息素养。个人日常接触信息媒介的频率越高、时间越久、信息获取的概率越大;个人信息处理能力越强,对信息的理解和把握越好,信息的获取效果越好。这一点对处于信息爆炸时代的人来说至关重要,人们接触信息很容易,但是要识别信息的真伪,就需要人们具有一定的信息识别和处理能力。为此,健康教育者不但要传播信息,更重要的是培养人们识别和处理相关信息的能力。

(二) 信

信即信念、态度,也就是个人对某种事物的观点和看法。态度转变是行为改变的前提。一般认为态度包括三个方面:① 认知。指对事物有关特性和意义的认识;② 情感。指对特定事物持有的好恶情感;③ 意动。指做出行动的思想倾向。这三者一般是相互协调、保持一致的,但有时也会发生矛盾。当出现矛盾时,往往情感起主要作用,如对于吸烟的态度。认知方面包括对吸烟与健康关系的认识,和吸烟有关的任何想法(如"吸烟很酷""吸烟有利于社交"等);情感方面可能包括对吸烟的感受及当着别人的面吸烟的感受等;意动则是指想继续吸烟、戒烟、减少吸烟量等。人们在获取信息之后,能否进一步促进态度的转变,可能会受到以下一些因素的影响:① 信息的权威性。信息来源越可靠、越权威,则信息的说服力越强,促成态度转变的可能性越大;② 媒介的传播效能。媒介传播的感染力和亲和力越强,传播效能越大,越有利于态度的转变;③ 健康诉求的紧迫性。健康诉求越强烈、越紧迫,发生态度转变的速度越快、程度越高;④ 行为效果的显著性。行为转变后,行为改变者所获得的收益是行为改变的有利因素。它不仅有利于强化自身行为的转变,而且可以作为周围人的榜样,促进他们态度的转变。因此,行为效果越明显、越强烈,实现行为改变的可能性就越大,建立信心的动力就越足。

（三）行

行即行为改变，放弃危害健康的行为，形成促进健康的行为。受众获取了信息、转变了态度之后，不一定产生必然的行为反应，可能会出现知识与行为不一致的情况，即“认知不协调”。出现“认知不协调”的原因主要有：① 不具备行为改变的条件，其中包括经济条件、物质环境、风俗习惯等。以“服用低钠盐、预防高血压”的健康行为改变为例，研究者通过对社区内不同年龄段和不同经济收入水平的人群进行研究分析后认为，对大部分居民来说，改变食盐的使用种类对他们而言是容易接受的，尤其是高血压患者和经济状况较好的中青年人群；而对于那些老年人和经济状况较差的人群，考虑到低钠盐的价格比普通食盐贵，所以会倾向于选择降低摄取普通食盐。这说明经济条件、年龄等因素对个体实现行为改变会产生影响。② 环境不一致。大多数人都有“从众”和“模仿”的心理特征，当周围环境的特征与行为改变的指向一致时，有利于个人行为改变的发生；反之，当周围环境的特征与行为改变的指向相反对，将成为个人行为改变的阻力。③ 行为成本。如果实现行为改变需要支付的代价较小，而获得的健康回报较大，则行为成本较低，实现行为改变的可能性较大；反之，行为改变较难实现。

从人们接受知识转化到行为改变是一个漫长而复杂的过程，其中两个关键步骤是信息的确定和态度的转变，可运用以下一些有针对性的方法促进人们态度的转变，从而实现最终的行为改变目标。

1. 增强信息的权威性和传播效能　当人们对信息的权威性产生信赖并引起兴趣，自觉需要时，便会主动进行思考、选择和决定。教育者不仅应关注人们获取知识的多少，还应关注知识的有效性以帮助其形成某一信念，最后产生与此信念相关的行为改变。

2. 凯尔曼阶段理论　利用 Kelman（1961）提出的阶段理论（服从—同化—内化的态度改变过程），对社会危害性大的行为采取强制措施。例如，在戒毒所，强制戒毒者开始并不愿“服从”，一段时间后开始自愿服从与其他同伴一起戒毒，即“同化”阶段。此后，戒毒者从内心深处真正接受吸毒有害的观念，树立必须戒毒的信念，并将此信念贯穿于以后的戒毒治疗过程中，成为改变行为的内在标准，此即“内化”过程。

3. 针对具体原因强化干预措施　对那些“明知故犯，知而不行”的人群，可以采取有针对性的强化干预措施，如借助政策、法律、经济、公众舆论等手段。

二、模式的运用及相关问题

“知信行”模式是制定、实施和评价任何健康行为改变的第一步。因为“知信行”模式不但可以掌握人们对某健康问题的了解程度、看法和已采取的行动，而且可以了解影响人们知识、态度和行为的个体和社会文化等原因，从而为干预计划的制订、实施和评价提供一定的科学依据。此理论认为行为改变是目标，为促进行为改变，必须有知（知识和学习）作为基础，有信（正确的信念和积极的态度）作为动力。知识（信息）是行为改变的必要条件，但知识不一定能直接导致行为的改变。信念（态度）反映行为倾向性，要转变行为需先转变态度。由于行为问题具有复杂性，“知信行”模式这种简单的线性模式很难对人类行为做出较为全面的解释。此外，在实际工作中，“知信行”模式也难以对个体行为及其影响因素进行深入分析。

专栏 5-2　“知信行”模式的运用

> 赵某，40 岁，农村进城务工人员，从事酒店厨房工作近 8 年时间。近日，他出现反复头晕并前往医院就诊，检查发现血压 165/100mmHg，有高胆固醇和高甘油三酯血症，BMI 指数为 30。进一步了解得知其平素喜欢吸烟，有吸烟史 15 年，每天吸烟 30 支左右，喜欢喝酒，每天饮白酒 100 克左右，经常吃油炸食品。

思考题

如何运用“知信行”模式来帮助赵某改变不健康行为？

第二节　健康信念模式

健康信念模式（health belief model，HBM）最早是由 Hochbaum 于 1970 年提出的。Becker 及其同事对其加以修订发展，是目前运用最广泛而且最有实际意义的健康相关行为改变模式。该理论强调感知在健康行为改变中的重要性，认为健康信念是人们采纳健康行为的基础和动因，人们如有某种疾病、健康相关信念，他们就会采纳和坚持健康行为，改变危害健康的行为。例如，某人相信吸烟者易患支气管炎和肺癌等疾病，而且认为这些疾病对健康危害很大，那么他就不会主动去尝试吸烟行为，如果他已经吸烟，他就会减少甚至戒除吸烟行为。

一、模式的结构及其影响因素

健康信念模式认为信念是人们某种行为的基础，人们如果具有与疾病、健康相关的信念，他们就会采纳健康行为，改变危险行为。具体地说，人们是否采纳有利于健康的行为与下列因素有关。

（一）对疾病威胁的感知

对疾病威胁的感知程度直接影响人们产生行为的动机。个体对疾病威胁的感知（perceived threat）包括对疾病易感性的感知和对疾病严重性的感知两方面。

1. 感知疾病的易感性（perceived susceptibility）　是指个体对自身患病可能

性的判断，人们越是感到自己患某疾病的可能性大，就越有可能采取行动避免疾病的发生。例如，有肥胖家族史的人往往比较注意控制体重。

2. *感知疾病的严重性*(perceived severity) 即对患病的后果的感知，包括疾病对躯体健康的不良影响和疾病引起的心理、社会后果，如体力、形象、工作、生活和社交等方面的影响。个体如果认为患某疾病的后果严重，则更有可能采取行动防止疾病的发生发展，人们对容易发生的、严重的疾病往往会更加重视，注意预防。

(二) 对行为益处和障碍的感知

对行为益处和障碍的感知(perceived benefit and barrier)是指个体对采纳或放弃某种行为能带来的益处和障碍的主观判断，即对健康行动的利弊比较。健康行为的益处是指它对健康状况的改善及由此带来的其他好处，如能否有效降低患病危险性、缓解病情、减少疾病的不良社会影响及行为实施过程中的积极情绪体验。行为的障碍因素则指采纳行为所需付出的代价，包括有形代价、无形付出或牺牲，如劳累痛苦、个人清洁事务增加、开支增加、随意支配时间减少、社交活动减少甚至社交格局改变等。如果个体认为利大于弊，则建立健康行为的可能性高，反之则可能性低。

(三) 自我效能

自我效能(self-efficacy)是指个体对自己有无能力完成某一特定行为并达到预期结果的自信程度，是决定人们能否产生行为动机和行为的一个重要因素。特别是当人们感觉到采取某种行为会面临许多障碍时，人们往往需要坚定克服障碍的信心，才能最后建立起这种行为。自我效能的概念是后期才被引入健康信念模式的。当研究者将该模式应用于改变人们长期形成的生活习惯和饮食习惯，如吸烟、饮酒、缺乏锻炼等行为时，自我效能的重要性才被逐渐认识到，即人们对自己的能力有正确的评价和判断，相信自己一定能通过努力成功地执行一个带来期望结果(如戒烟)的行为。

(四) 行为线索

行为线索(cues to action)指的是诱发健康行为的因素，是导致个体行为改变的“最后推动力”，即任何与健康问题有关的促进个体行为改变的关键事件和暗示，包括内在和外在两方面。内在线索包括身体出现不适的症状等，外在的线索包括有关健康危害行为严重后果的报道、医生的劝告、家人或朋友的患病体验等。行为线索越多，权威性越高，个体建立健康行为的可能性越大。

此外，健康信念模式还强调社会人口学因素对行为的影响，包括个体的社会、生理学特征，如年龄、性别、民族、人格特点、社会阶层、同伴影响，以及个体所具有的疾病与健康知识。

简而言之，健康信念模式在促进健康行为、摒弃危害健康行为的实践中大致要经过以下过程(见图 5-1)。首先，让人们对他们目前的不良行为方式感到害怕(知觉到威胁和严重性)；其次，让人们坚信一旦他们改变不良行为会得到非常有价值的结果(知觉到效益),同时清楚地认识到行为改变中可能出现的困难(知觉到障碍);最后,使人们感到有信心、有能力通过长期努力改变不良行为(自我效能)。

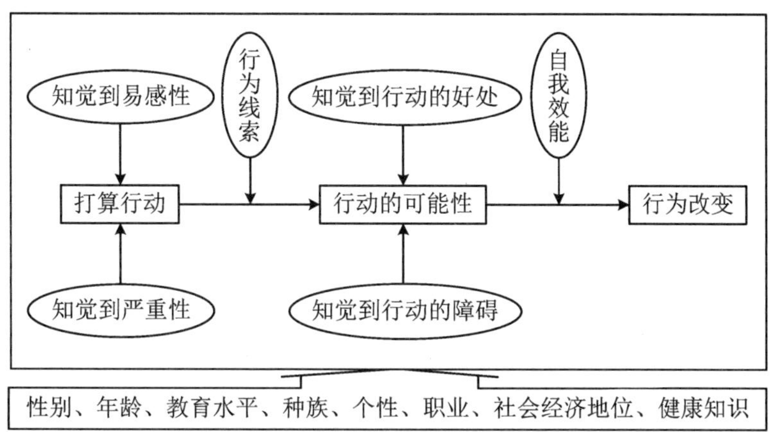

图 5-1　健康信念模式示意图

二、模型的运用及局限

健康信念模式在经历了几十年的发展后已经趋于完善,感知威胁、感知益处和障碍、自我效能、社会人口学因素、行为线索,几乎包含了影响行为改变的所有个人因素,因此对个体行为的发生具有较好的预测性。它不但可以用于解释各种健康行为的变化和维持现象,同时也可以成为指导干预、促使健康行为形成的重要理论框架。但是,该模式依然存在以下不足之处,需要在未来的研究和实践中进一步完善。首先,健康信念模式各重要结构之间的关系尚不完全清楚。例如,感受到威胁较低的情况下,感知到益处和障碍对行为改变的预测性较差,可见某个结构对行为的预测性,往往与其他结构的高低有关。因此,需要对各结构之间的关系进行深入分析。其次,该模式没有考虑个人的恐惧、社会因素和其他阻碍行为导致的障碍因素对行为的影响。人是一个复杂的生物体,人的行为同样也是复杂多变的,而且社会人的行为还会受到诸多社会因素(如国家法律法规、社会风俗习惯、周围人的态度、物质条件等)的影响,仅从个人身上分析行为影响因素难免有失偏颇。最后,根据模型假设,当感知到威胁和益处较多,且障碍较少时,行为线索对行为变化的影响非常大。但是研究者在使用该模型时,往往会忽略这一重要因素。

专栏 5-3　基于健康信念模式的干预策略需重点思考的问题

健康信念模式强调人的主观感知对健康行为的形成和维持起着决定性的影响作用,而人的感知又毫无疑问的是内、外环境各种刺激综合作用的结果。运用健康信念模式来指导以行为改变为目标的健康教育和健康促进活动时,要解决好以下三个关键问题:

1. 如何使目标人群察觉到疾病的威胁和威胁的严重性，采取某种特定行为的好处以及可能遇到的障碍(即感知威胁、感知益处和障碍)?

2. 如何设计行为激发物或激发事件(即创造行为线索)?

3. 如何调动人们的自我效能以维持这种行为(即提高自我表现效能)?

此外，由于人对体内外环境刺激的感知具有选择性，主、客观因素皆可影响感知的选择和感知效果。尤其是主观因素方面，个人的动机、需要、兴趣、情绪和经验的不同，可以使各人对相同事物的感知完全不一样。因此，健康教育和健康促进的具体策略、措施、内容、方法等皆要区别对待、因人而异。

第三节 阶段转变理论模式

阶段转变理论模式(The Transtheoretical Model and Stage of Change，TTM)是由美国心理学教授 James Prochaska 于 1983 年创建的，在国际上应用十分广泛的行为改变理论模型之一。该理论最突出的特点是认为人的行为转变是一个复杂、渐进、连续的过程，强调应根据个人或群体的需求来确定行为干预的策略，根据不同阶段的行为特点采用不尽相同的转化策略。

一、模式的结构及其影响因素

行为改变并不是一朝一夕就能完成的，必须经历一个漫长而复杂的过程，每个做出行为转变的人都有不同的需求和动机。处于不同的行为改变阶段，人们有不同的心理需要，我们应针对其需要提供不同的干预帮助，以促使人们向行为改变的下一阶段转变。该模型提出了阶段转变理论模型，把行为转变分为六个阶段。

(一) 无打算阶段

在这一阶段，通常指未来六个月，人们没有改变行为的意向。人们之所以处于这一阶段是因为不了解行为的结果或感知麻木，或他们已试图多次改变行为，但因最终失败而心灰意冷。这些人属于无动机群体，他们常会提出一些理由来对行为干预进行抵触，没有考虑改变自己的行为，或者是有意坚持不改变。传统的健康促进方法则忽略了这一群体的特殊情况，所实施的方案往往针对性差、效能较低。

(二) 打算阶段

处于这一阶段的人们打算改变行为，却一直无任何行动和准备行动的迹象，通常是指未来六个月。这时候人们已经考虑对某些特定行为做出改变，他们已经意识到改变行为可能带来的益处，但是也十分清楚所要付出的代价，在收益和成本之间权衡，处于矛盾的心态。以上两个阶段合称为准备前阶段。

（三）准备阶段

处于这一阶段的人们倾向于在近期采取行动，通常是指在未来一个月内。人们认真地承诺做出改变，并且开始有所行动，有的在过去一年里已经有所行动，如制定行动计划，参加健康教育课程，购买有关资料、寻求咨询，摸索自我改变方法等。

（四）行动阶段

处于这一阶段的人们在过去（通常是指在过去六个月内）已经做出了行为改变。因为行为是可以观察到的，行为改变往往等同于行动。但是在该模式中，行动仅是六个阶段中的一个阶段，并不是所有的行动都可以被看成是行为的改变。人们的行为改变要达到科学家或公共卫生专业人员认可的能减少疾病的风险的程度。例如，在戒烟行为中，仅减少吸烟量，而无其他改变，只能被看成是行动而并非行为改变。

（五）维持阶段

处于这一阶段的人们保持已改变的行为状态已达六个月以上，达到了预期的健康目标。在这个阶段应当预防不良行为的反复，使人们对行为改变更有自信心。根据有关抵抗诱惑和自我效能的研究资料，估计维持阶段一般在六个月至五年之间。如果人们经不住诱惑和没有足够的信心和毅力，他们就可能返回到原来的行为状态，这种现象称为复返（relapse）。

（六）终止

在某些行为，特别是成瘾性行为中可能有这个阶段。在这个阶段，人们不再受到诱惑，对这种行为的改变持有高度的自信心。尽管他们可能会有沮丧、焦虑、无聊、孤独、愤怒或紧张等体验，但一般都能坚持，确保不再回到过去的不健康的生活习惯中去。研究表明，一般有20%的人能达到这个阶段，度过这个阶段，他们复返的可能性就非常低。

一种行为的形成不是一件容易的事，往往要经过多次尝试才能形成。阶段转变理论模型将行为改变分为不同阶段，在每一阶段中，以及从一个阶段过渡到下一阶段时，人都会有不同的心理变化过程。在每一阶段中发生的心理变化过程如表5-1所示。只有针对其各个阶段的不同需要提供不同的干预帮助，才能促使其向下一阶段转变，最终采纳有益的行为。阶段转变理论模型在操作时的注意事项有：① 单一的理论无法解释行为干预的复杂性，应该使用综合理论模式来分析行为干预；② 行为改变并非一次性的，需跨越一系列的阶段；③ 行为变化的阶段既是稳定的，又是可以改变的；④ 没有计划的干预，人们会停留在早期的行为阶段；⑤ 大多数高危险人群处于不准备改变的行为阶段。实践证明传统的行为干预方法作用极其有限，将一次性行动模式转变为阶段性行动模式对健康促进有很大影响；⑥ 有效的行为改变应该是一个渐进的过程；⑦ 针对行为变化的特殊阶段应用行为改变特殊的原则和方法，有助于其在不同阶段过渡，阶段转变理论模型要求干预方法必须与变化阶段相匹配;⑧ 慢性行为模式是生物、社会和自我控制等诸多因素结合而形成的,与各阶段匹配的干预策略应重视自我控制。

表 5-1 不同阶段人的行为和心理特点

行为变化阶段	行为计划	行为和心理特点
无打算阶段	未来六个月内不打算改变行为,甚至坚持不改	未意识到自身不良行为的存在,或曾尝试改变,却因失败而丧失信心
打算阶段	未来六个月内打算改变不良行为	意识到不良行为的存在,并意识到改变行为的益处、困难与障碍,但心理较为矛盾
准备阶段	将于未来一个月内改变不良行为	对所要采取的行动已有具体打算或在过去一年中已有所行动
行动阶段	过去六个月目标行为已有所改变	行为的改变需符合足以降低疾病风险的判断标准
维持阶段	坚持健康行为六个月以上,达到预期目的	对避免诱惑、防止旧行为复发较为自信

二、理论的运用及局限

与健康信念模式不同的是,阶段转变理论模型有合理的理论建构和实际支持,是从一个动态的过程来描述人们的行为变化的,而健康信念模式则是从行为诱发因素的角度来探讨人们行为变化的原因。这个理论将传统的一次性行为事件干预模式转变为分阶段干预模式,根据行为改变者的需求提供有针对性的行为支持技术,已成为临床行为干预广泛应用的有效策略和方法。然而,在应用中应该注意其他理论变量的作用,如知觉危险性、主体规范等,应考虑到这些变量是否与行为阶段及对不同阶段行为改变的进程的影响相关。该理论适用于慢性行为的研究,可将这些行为明确地分为不同的阶段,但有些行为则不一定,如心理压力、赌博和社会隔绝等,显然该理论在这些行为研究中的应用受到限制。该理论在个体层面上描述、解释和预测行为的改变是很合适的,但在面对群体时,有不少问题需考虑入内。例如,当我们试图使用同一个易于实施的方法去改变多人的行为,但这些人却处于不同的行为变化阶段时,应当如何处理?个体之间行为的相互作用对行为改变有何影响?近年来,学者在应用该理论分析群体行为干预方面进行了很多尝试努力,并且也取得了成功。通常所采用的策略是在普遍性原则和方法的基础上针对群体中的个体裁制出特异性方案,可以说是一种将群体和个体融为一体的方法。不同的人群对阶段匹配干预会有不同的应答,这需要研究文化对干预方案的影响。行为分阶段改变理论像其他理论模型一样,只能从某一角度来阐明行为改变的规律,不可能解决行为干预的所有问题,因此需要具体问题具体对待和创造性地使用这一理论。

思考题

如何运用阶段转变理论模型来干预吸烟行为？

第四节　合理行动及其拓展理论——计划行为理论

合理行动及其拓展理论——计划行为理论（the theory of planed behavior，TPB）是社会心理学领域中关于人类行为最具影响力的理论之一。该理论模式认为，人的行为改变不能只用态度来解释和预测，而是由意向或意图（intention）所激发，而意向又受到信念（belief）和态度（attitude）的调节。大量研究表明，合理行动和计划行为理论可解释很多行为意向的差异，并预测包括健康行为在内的个体行为，从而发展出一些有效的行为改变的干预方式。

一、理论及其关键结构的描述

合理行动及其拓展理论——计划行为理论，人的行为是在其主体意识支配下发生的，人在各种行为发生前要进行信息加工、分析和思考，一系列理由决定了人们实施行为的动机，人们所认为的“合理性”是行为发生和维持的主要原因，而合理性则由以下因素所决定的。

（一）个体对行为的态度

个体对行为的态度（attitude towards behavior）是指个体对所要采纳的行为持积极或消极态度，如吸烟者是否对吸烟持有积极态度，包括行为信念和对行为结果的评价。

1. 行为信念指个体是否相信行为能导致某些特定结果　如戒烟行为所带来的一切结果，戒烟可以减少患肺癌的危险、可以使身上的味道变得清爽、更容易被雇佣、有可能发胖、可能会被同伴排斥等。

2. 行为结果评价指个体对上述行为结果重要性的评价　如对戒烟带来的后果的重要性的评价，减少患病危险是否重要、更容易被雇佣是否重要等。

（二）主现行为准则

主现行为准则（subjective norms）是指个体对促使其采纳某行为的社会压力的主观感受，主要来自于他人对行为者的期望，包括准则信念和遵从动机。

1. 准则信念指个体对特定的个人或群体对其是否应采纳某行为的信念，是对行为者有重要影响的个体或群体的态度的判定　例如，妻子是否认为自己应该戒烟、子女是否认为自己应该戒烟、医生是否这么看、同伴是否也认为自己应该戒烟等。

2. 遵从动机指个体是否愿意遵从上述特定个人或群体的想法　如自己是否

愿意按照妻子、子女、医生、同伴的意愿去做事。

(三) 感知行为控制

感知行为控制(perceived control)与自我效能概念类似,其与行为意向一起共同影响行为,也可以调整行为意向对行为的效果。当意志控制高时,感知行为控制降低,行为意向则是充足的行为预测指标。而当意志控制不高、感知控制可精确评价时,感知控制和行为意向会共同影响行为。

(四) 行为意向

行为意向(behavior intention)是指行为主体行为趋向的意图,为发出行动之前的思想倾向和行为动机。

在健康行为转变的理论中,合理行动-计划行为理论的优势是通过主观行为准则考虑了社会因素的影响,通过访谈和概念模式组合探寻行为重要信念,并且伴随理论高度发展形成了测量方法,在理论框架构成要素因果关系假设被确定后,就可准确描述其测量和计算结果。其中,合理行动理论主要是用于解释具有高度意志控制个体的行为意向和行为,计划行为理论主要是解释具有较低意志控制个体的行为意向和行为。另外,感知行为控制、行为态度和主观行为准则都是独立的行为意向决定变量。当态度和主观行为准则无变化时,对个体执行行为难易程度的感知将影响行为意向。在不同人群与不同行为中,决定行为意向的三个要素所占权重是不同的。

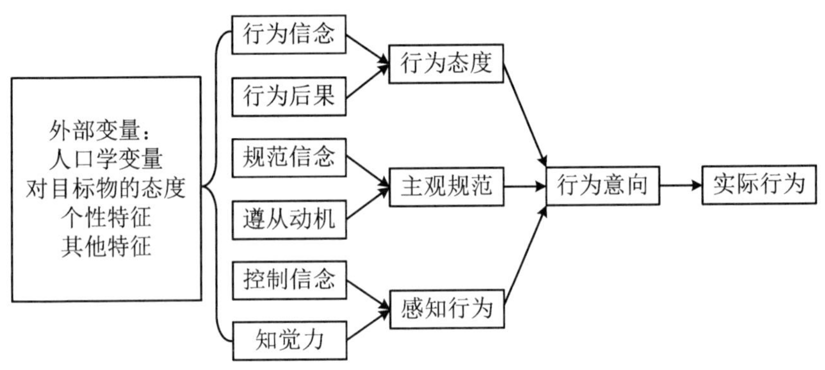

图 5-2 合理行动理论和计划行为理论框架图

二、理论评价

总体来说,合理行动及其拓展理论——计划行为理论有良好的解释力和预测力,特别是针对具体的行为和特定的目标,该理论为健康行为的转变提供了很好的理论框架,对行为干预有良好的指导作用。然而,该模型也有一些局限性:① 理论概念的诠释与发展。理论框架中主要因素的概念内容一直是研究者们争论的焦点,至今仍未得到较好的统一,这给研究中的变量操作造成一定的困难,研究结果的准确性也因此受到怀疑。并且该理论忽略了情境、个人行为标准、习惯等在行为发生、维持和消退中起作用的因素；有时候人们会遇到既无动机又无机会去做推理决策的情况，该理论的解释性受到挑战；研究者们目前致力于寻找其他能提高行为和行为意向解释力的变量，所以该项理论研究工作还任重道远。② 理论研究方向的拓展。合理行动及其拓展理论——计划行为理论如上所述的优势为既可以解释和预测行为，还能用来指导干预。该理论能够提供形成行为态度、主观行为准则和感知行为控制的信念，而这些信念是行为认知和情绪的基础，通过影响和干预这些信念，可以达到改善和改变行为的目的。然而目前运用合理行动及其拓展理论——计划行为理论开展干预行为的研究不多，大多数研究还是关注行为的解释和预测，很大程度地降低了该理论的实用价值和实践意义。其原因可能是许多研究在测量方法上存在问题，它们不能提供有价值的信念基础，自然也不能实现干预行为的目的。所以提高测量方法，提高对干预行为意义的认识，都将能提高合理行动-计划行为理论的实际应用价值。

第五节　格林模式

格林模式又称 precede-proceed 模式，是一种综合运用各种行为改变理论的组织框架来制定与推行健康教育、健康促进和行为干预的策略方法。它由美国著名流行病学、健康教育学专家 Lawrence W. Green 博士所创立，它是一个在理论上具有强大生命力的模式，在促进健康行为转变中，根据它可以制定出全面的计划。precede（诊断阶段）是由下列单词的首字母组成：predisposing, reinforcing and enabling constructs in educational/environmental diagnosis and educational。proceed（执行阶段）则是由下来单词的首字母组成：policy, regulatory and organization constructs in education and environmental development。该理论模式有两个特点：① 从“结果入手”的程序，用演绎的方式进行推理思考，即从最终的结果追溯到最初的起因，即在提出如何开展计划之前，先问“为什么”要制定该计划；② 必须在设计干预计划前对影响其结果的重要影响因素做出诊断，否则干预只能以猜测为基础，就会产生误导性错误，甚至承担无效的风险。格林模式的结构考虑了健康的多重影响因素，以帮助规划制定者把这些因素作为干预的重点目标，并由此产生有特点的规划目标和项目评估体系。

一、模式的结构及其影响因素

格林模式前后相互呼应，为规划设计、执行及评价提供了一个连续的步骤，它可分为两个阶段，precede 阶段通常应用于诊断，即需求评估，指在教育、环境诊断和评价中应用倾向因素、促成因素及强化因素；proceed 阶段则侧重于实施过程与评价过程，指在执行教育、环境干预中应用政策、法规和组织的手段。根据格林模式的思维方法，又可以将健康行为的改变分为以下九个基本步骤，即从最终的结果追溯到最初的起因，用演绎的方式逐步推进。

（一）社会诊断

通过估测目标人群的生活质量入手，评估他们的健康需要和健康问题。最好由目标人群亲自参与自身的需求评估和愿望调查，因为他们所经历的各类社会问题是生活质量最实际、最真实的写照，只有他们自己认识到这是一个需要解决的问题，在以后的干预实施中才能最大限度地给予配合。

（二）流行病学评估

流行病学评估的主要任务是：

1. 确定哪个健康问题是最严重的问题，哪些行为因素和环境因素引发了这些健康问题。流行病学评估方法与社会评估是两种互补的方法。用社会评估方法可以找出人群存在的多种健康问题，而流行病学评估可找出导致健康问题的影响因素。

2. 评估已确定的健康问题与社会问题的吻合程度。通过流行病学诊断可以明确因某健康问题而受累的是哪一类人群，不同性别、年龄、种族、职业间的流行是否相同，而其中哪一类人群受影响最大？与该健康问题有关的各种影响因素是什么？其中什么因素影响最大？规划应针对哪类人群？解决什么问题？预期得到什么效益？什么时候得到？这些效益能持续多长的时间？最终提出完善规划的目标行为与环境问题。

（三）行为与环境诊断

行为与环境诊断的任务是区分引起健康问题的行为与环境因素；区分重要行为与相对不重要行为；区分高可变性行为与低可变性行为；确定影响行为改变的社会与物质环境。其四个要素是：

1. 何人　希望行为发生的对象。

2. 何种行为　希望改变的行为。

3. 程度　希望行为改变到什么程度。

4. 何时　开始干预的时间及预期所需时长。

（四）教育与组织诊断

其目的在于探讨影响目标群体健康行为的因素，此模式将影响人类健康行为的复杂的、多方面的影响因素归纳为三类，让采用此模式者更能完整而具体地探讨影响行为的因素：

1. 倾向因素指的是行为的前置因素　提供产生行为的理由与动机，可以增加个人执行新的健康行为、技巧或改变态度与信念的期望。包括年龄、性别、种族、婚姻状态、教育、家庭收入、职业等个人人口学特质，以及知识、态度、信念、价值与感受到的需求和能力等因素。

2. 促成因素为促使个人行为表现的因素　包括个人资源、健康保险、可获得的健康服务，以及小区资源，如到医院的交通、健康服务的提供等因素。

3. 强化因素是对适当行为的奖励、奖金或惩罚 可使得行为重复出现或消失，包括家庭支持、实质的与社会的益处。

(五) 管理与政策诊断

计划者通过前几阶段的重要决定因素(如倾向、促成、强化等)，选择并校正计划的干预方式，并考虑执行和持续计划时所需的资源、设备和政策，以及可能遇到的阻碍。在设计计划时，必须从两个层面进行考虑：

1. 从宏观上说，对重要决定因素的评估应考虑组织和环境的不同可能造成的影响 强化因素的介入可以改变环境，同时也可以支持健康行为或健康结果。

2. 从微观上说，应注重干预方式的选择 个人、同伴、家庭能够更直接地影响改变者的健康行为，最成功的计划是能运用多重策略，并在健康议题上产生有效的影响。

(六) 执行

指教育或环境干预中应用政策、法规和组织的手段。该模式强调在项目计划实施中要充分发挥政策、组织和法规的作用。实施工作包括五个环节：制定实施时间表、控制实施质量、建立实施的组织机构、配备和培训实施工作人员、配备和购置所需的设备物品。在实施中应该进行过程评价，即对项目计划的各个环节进行评价。应注意评价方法的科学性、完整性和代表性，从而选定最佳方案。

(七) 形成评估

找出计划完成了哪些工作以及是如何完成的，在计划执行的过程中随时评价并修正，以便确认推动计划时遇到的障碍和问题并修正计划内容。

(八) 影响评价

分析立即性的改变，如目标群体的知识、态度、行为及健康状况等，也就是以素质因素与增强因素的目标作为基础进行评价。

(九) 结果评估

将结果回归至社会学评估的范畴，主要测量目标达成的状况，生活质量是否有所提升和身心健康是否得到改善。

实际上，格林模式一个重要的理论原则是绝大多数持久性的健康行为改变在性质上都是自愿的。这一原则体现在该模式指导计划制定的全过程，即尽量让人们通过了解新知识、激发动机和学习技能来实现增权，并积极参与社区事务，从而提高他们的生活质量。因此，在我们应用该模式的每一个阶段，都应该尽量让项目的目标人群参与到项目计划制定、实施和评估的所有活动中。

格林模式的另一个重要原则是强调环境因素在影响健康和健康行为方面的重要作用。目前，个体行为生活方式对公共卫生及人群健康的巨大影响是毋庸置疑的，不良饮食习惯、吸烟、饮酒、不安全性行为及生活压力等威胁着人们的健康，影响生活质量。但是，人们的这些行为并非完全是个体自主行为，而是在不同程度上受到了外力(如工作单位、媒体、政治、社会经济水平和社会福利、待遇等)因素的影响。承认和理解个体行为会受到外界因素的促进或限制，是健康行为转变工作方式的一个主要特点，也是生态健康促进的核心内容。应用格林模式可以帮助我们通过一系列的诊断，在健康教育和健康促进规划实施中同时考虑到影响目标人群健康和健康行为的个体与环境因素。

二、模式的优缺点

格林模式运用有组织的引导过程，协助使用者将计划重点放在相关因素上，找出最适合的方法来执行或评估。作为健康促进计划制定模式既有固定框架，又非常灵活。我们可以从任何一个阶段开始，在任何一个阶段结束，不一定非要从第一阶段开始，到第九阶段结束。该模式系统性的诊断方法可帮助计划制定者批判性地考虑从哪儿开始、如何进行干预。格林模式非常强调健康行为受多因素的影响，因此行为、环境及社会的改变，必须经过多方面的考虑和多部门间的合作。实际应用时，不要把格林模式误认为是一个预测行为改变的单一理论，而应该将其看作是一个能帮助人们将理论科学地应用于实践的综合性的计划制定模式。通过应用不同水平的理论来分析研究的问题（个体的、行为的、社会环境的）以及将行为的决定因素与干预措施联系起来，可使研究者开阔思路，跳出传统的基于单个行为改变理论的健康促进计划制定方法。但该模式也存在不足之处，① 有可能需要更多的财力、人力、专业技术和时间来规划和实施；② 使用者有可能为了达到某种平衡，而去规划一个既不快捷也不深入的评估计划；③ 用此模式者比较偏好立即采取行动来解决问题。

专栏 5-4　运用格林模式预防儿童意外伤害

健康教育是一项系统工程，面对众多的健康问题和有限的人力、物力、财力之间的矛盾，制订科学计划和规划是有效的实施健康教育活动的主要任务。计划和规划既是实现目标的行动纲领，也是效果评价的依据。该模式常用来指导健康教育和健康促进计划或规划的制定、实施和评估。根据该模式从结果入手的特点，在制定计划或规划前，要明确“为什么要制定该计划，并对影响健康的因素做出诊断”，从而确立干预手段和目标。

1. 社会学和流行病学诊断（阶段一和阶段二）：

(1) 首先确认伤害发生与生活质量是否密切相关；

(2) 查阅文献资料；

(3) 收集儿童伤害发生情况；

(4) 对家长进行非正式访谈；

(5) 此阶段最重要的是家长的参与。

2. 行为、环境和教育诊断（阶段三）：

(1) 行为改变可以减少意外伤害的发生；

(2) 常见的意外伤害行为有跌倒、烧伤、烫伤、中毒等；

(3) 保护方法：使用楼梯栏杆、不使用学步车、安装烟雾警报器、将药物放置在高处、在家中储备催吐剂。

3. 行政与政策评估与执行(阶段四至阶段六)，包括三个主要干预措施：

(1) 儿科医师在患儿就诊时对患儿和家长的健康教育；

(2) 建设以儿科诊疗场所为主的安全信息中心；

(3) 进行家庭访视。

4. 过程、影响、结果评价(阶段七至阶段九)：通过收集资料与计划执行情况来评估整个计划。

第六节　其他健康行为改变理论

行为改变是一个极其复杂、相当困难的行为重塑过程，前文所述是目前应用较为广泛的健康相关行为改变的理论模式，本节内容所述为其他健康行为改变的相关理论，它们亦从不同的视角分析了行为改变的影响因素、变化规律，可以有效地解释和预测个体健康行为的发生和改变机制。

一、创新扩散理论

创新扩散(diffusion)理论是由美国学者 E. M. Rogers 于 20 世纪 60 年代提出的，是从群体层面分析和解释一种新技术、新事物、新方法或新行为在人群中传播和被采纳过程的一种理论模式，这是当前研究传播效果的经典理论之一。该理论认为，在健康教育和健康促进实施过程中需要有所创新才能有效地向目标人群扩散，不同的创新与知识需要不同的传播策略。例如，通过研究大众媒体宣传在预防 HIV 危险传播行为方面的作用，发现接触到了媒体信息的那些人比没有接触到的，极大地减少了不洁针头的使用行为。同伴干预方案通过借助于一些有影响力的人将干预的知识和方法传播给另一些人，从而来改变其他人的行为。另外，创新扩散总是借助一定的社会网络进行的，在向社会推广和扩散创新信息的过程中，信息技术能够有效地提供相关的知识和信息，但在说服人们接受和使用创新信息方面，人际交流则显得更为直接、有效。因此，创新推广的最佳途径是将信息技术和人际传播结合起来加以应用。

Rogers 指出，创新事物在一个社会系统中想要继续扩散下去，首先必须有一定数量的人采纳这种创新物。通常，这个数量是总人口的 10%～20%。创新扩散比例一旦达到临界数量，扩散过程就起飞，进入快速扩散阶段。饱和点(saturated point)是指创新事物在社会系统中一般不能 100%扩散开来。事实上，很多创新事物在社会系统中最终只能扩散到某个程度。当系统中的创新采纳者再也没有增多时，系统中的创新采纳者数量（绝对数量表示）或创新采纳者比例（相对数量表示），就是该创新扩散的饱和点。研究创新事物在人群中的扩散特征，对创新事物的推广应用有着重要作用。

近年来，该理论已广泛应用于健康促进研究、预防性创新和生活行为方式干预的推广等方面，涉及创新发展、扩散、采用、实施和维持，如AIDS预防运动、健康管理信息系统的推广、学校反毒品运动、新型的血糖筛检项目推广、疾病风险预测、铁强化酱油推广等。

二、健康促进模式

健康促进（health promotion，HP）是促使人们维护和提高他们自身健康的行动过程，是指一切能促使行为和生活条件向着有益于健康的方向改变的教育与环境支持的综合体。一切有益于健康的行动，如健康四大基石（合理膳食、适量运动、戒烟限酒、心理平衡），以及采纳健康行为与生活方式等均是健康促进行为。健康促进模式一般是指运用行政的或组织的手段，广泛协调社会各相关部门以及社区、家庭和个人，使其履行自身对健康的责任，共同维护和促进健康的一种社会行为和社会战略。

健康促进的工作模式可分为六个阶段：① 需求评估；② 项目计划；③ 动员资源；④ 实施项目和过程评价；⑤ 效果评价；⑥ 报告结果。这六个阶段相互衔接又彼此交叉，整个工作过程是不断循环的。健康促进的综合干预模式是由三个不同方面，即场所、危险因素、干预类型构成的三维综合体系。场所包括社区居委会、行政村、卫生机构、学校、工矿企业、事业单位及其他；危险因素，如吸烟、盐摄入过多、过量饮酒、超重肥胖、缺乏运动、高血压、高血糖及血脂异常等；不同类型干预包括公众信息、政策改革、健康行为规范、健康管理、健康行为契约、环境改变、卫生服务、个人技能发展等。立体框架模式即是针对慢性病或其他健康问题的多种危险因素，并对每种危险因素在社区和全社会不同场所同时采取多种健康促进策略的干预。

三、生活行为方式综合干预模式

生活方式和行为习惯与人们的健康和疾病密切相关。生活行为方式干预主要通过健康教育和健康促进技术以及行为改变，来保护人们免受不良行为习惯和不健康生活方式的损害，同时以多种措施预防疾病，改善健康状态。与危害的严重性相对应，膳食结构、体力活动、吸烟、饮酒、精神压力等是目前生活行为方式干预的重点。经研究发现，即使对那些已经服用降压和降胆固醇药物的男性来说，健康的生活方式也能明显减低他们患心脏疾病的风险。即使患者以前的生活方式不健康，但生活方式改变后所带来的好处也是显而易见的。健康生活方式不可能被药物和其他所替代。改变生活方式永远不晚，即使到中年和晚年开始保持健康生活方式，都能使其从中受益。

生活行为方式综合干预属于一种综合性多元化的行为改变技术，是以日常生活中各类不良的行为习惯为干预目标，在慢性病防治管理中举足轻重，可以极大地影响预防控制效果。生活行为方式干预强调个体的健康责任和自我效能，强调预防为主，并有效整合了三级预防及其他健康管理策略。

生活行为方式综合干预的一般程序如下：① 以教育干预为先导。通过行为评价、知识传递来影响信念，改变态度，进而改变行为。② 以患者自我管理教育为中心。制定和落实饮食营养行为干预、运动行为干预、检查监测行为干预、用药行为干预、压力和情绪行为干预等具体措施。③ 与药物治疗同步逐渐推行健康生活方式。告知人们什么样的生活方式是有利于健康，是应该坚持的，如不吸烟，不挑食，少吃盐，一日三餐定时定量，睡足八小时，不生闷气等。还要不断强化患者自我管理行为。④ 借助于行为科学理论技术。通过模仿性操作、正强化、负强化、反馈促进、惩罚、塑造、渐隐等行为干预技术，以及榜样示范、同伴支持、家庭督促、环境控制策略、自我控制策略等，促进生活行为方式、遵医行为和自我管理行为的改善与维持。⑤ 不间断的随访和行为督导。以促进健康生活行为方式的重塑和再适应，并营造社区和家庭健康的环境，促使个体及其家庭适应新的生活方式。

阅读　旧金山遏制 AIDS 模式

1981 年，获得性免疫缺陷综合征（AIDS）的流行主要集中在美国几个大城市，其中之一是旧金山。当时，旧金山男性的同性恋现象较为常见，社会对此也持比较宽容的态度，性自由理念盛行，导致 AIDS 在同性恋中开始蔓延。尽管同性恋组织开始努力防止 AIDS 的蔓延，但为时已晚，该人群中获得性免疫缺陷病毒（HIV）的感染率非常高。

遏制 AIDS 项目由旧金山男性同性恋组织发起，该项目的设计基于创新扩散模型并采用小组活动策略。该项目征集了一批男性同性恋者，其中许多人已感染了 HIV。他们每个人又召集了 12 名左右的男性成员，并定期在卡斯特罗街等同性恋集中的地方召开小组会议。每次会议由小组的发起者（也是同性恋者，通常是 HIV 感染者）主持，讲解 AIDS 的传播途径和安全性行为的重要性。每次会议结束前，都会有组员举手表示他们将采纳这些建议并且去组织新的小组传播这些消息。

这是创新扩散模型在 AIDS 预防的应用，该项目的假设是，如果项目能在男同性恋者中说服大批重要的舆论领袖（opinion leader），也就是那些意见为人们所尊重的人，就可以通过他们把预防 AIDS 的新理念传递给其他同性恋人群。这样的小组策略不断地造就新的舆论领袖，使创新的扩散成为可持续性的过程。

这项遏制AIDS的项目获得了成功。7 000多人接受了小组培训，这些人又影响了另外3万名同性恋者，大约占当时旧金山全部男同性恋者的25%。AIDS新发感染人数从1983年的8 000人下降到1985年的650人；无保护的肛交等传播AIDS的高危行为发生率从1983年的71%下降到1987年的27%；每年死于AIDS的人数也从1 600人下降到250人左右。

在这个案例里，我们看到了创新扩散理论和小组策略结合，在遏制AIDS中取得的成功。遗憾的是，这种"旧金山模式"在其他城市的适用性受到限制。例如，其他城市的同性恋者可能并非聚居于城市的某些街区并难以形成社会网络。然而，毋庸置疑，旧金山遏制AIDS项目已经成为创新扩散理论成功案例之一。

（刘培培）

第五章习题及答案

第六章　健康促进与行为改变

案例 6-1　她是如何做到的?

琳达,36 岁,是某医院的一名护士,身高 180 厘米。两年前她的体重高达 181 kg,当时她感觉到过胖带来了种种生活不便,晚上睡觉打呼噜,白天工作效率降低,专业知识和临床见到的肥胖病例让她担心自己的健康会受到影响。于是,她找到一家很有声望的减肥中心,请求治疗师帮助她将体重降到 90 kg。治疗师根据琳达的体质,建议分四个阶段来减轻体重,目标分别设置为 150 kg、116 kg、105 kg 和 90 kg,并安排了运动训练和饮食计划。琳达根据治疗师的方案进行减重训练和饮食控制,并顺利实现了前两个阶段的目标,她有种重新享受生活的感觉,并打算打两份工。在第三阶段,在消防队训练基地,琳达与消防员一起进行消防训练,通过了大多数训练课目,并在近 50 ℃高温的烟筒内,负重爬到了 50 米高的地方。

因为琳达丈夫曾患有中风,在家休息多年,刚刚重新开始工作,家中还有两个未上学的孩子需要照顾,琳达的家务和经济负担很重。除在医院工作外,她还要额外打工,每天早出晚归,回家后只想多睡觉,没有时间和精力完成预定的训练,因此第三阶段的目标没有按期实现。

治疗师了解到这些情况,找到琳达谈话,共同回顾了训练的全过程和取得的成绩,治疗师以琳达能完成消防员的训练课程的为例,鼓励她继续进行减肥,实现最终目标。琳达受到鼓励,并在丈夫的支持下,重新进行训练,并最终实现了减肥目标。

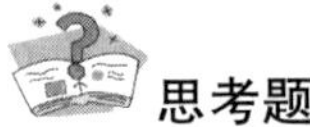

思考题

1. 琳达是如何实现她的减肥目标的?
2. 她的健康行为与什么有关?
3. 在生活中我们是如何进行健康促进的?

从琳达的案例中,我们可以看到,行为与健康有着极其密切的关系,而行为的转变却是一个非常复杂的过程,不仅受到内因的影响,如健康知识的缺乏、不正确的观念与态度、不合理的价值观等,还受到外因的制约,如环境条件和卫生医疗服务等。鉴于此种情况,要想改变一个行为,不仅需要考虑目标人群的知识和信念方面的教育因素,还需要考虑他们所处的环境、政策、资源等方面的因素,健康促进由此应运而生。运用健康促进理论进行非传染性慢性疾病、不良行为和生活方式的健康干预取得了显著效果。本章将引导大家一起探索健康促进与行为转变的相关内容。

第一节 健康相关行为

一、健康与健康信念

(一) 健康行为和健康危险行为

健康行为(health behavior)是指有助于个体在生理、心理和社会上保持良好状态(健康)的行为,包括健康相关行为和健康保护行为。对健康行为的理解有广义和狭义之分,狭义的健康行为是指那些对个体健康起直接促进作用的行为,如充足有效的睡眠、均衡的饮食和适量的运动等;广义的健康行为,还包括所谓的"风险降低行为",这一类型的行为通过对已有不良生活方式的控制或戒除,降低危害健康的可能性,如戒烟、戒毒、减少饮酒数量、控制不良饮食等。健康行为是有利于身体健康并体现出健康理念的行为,它是一种理想的行为模式。现实生活中完全具有这种理想行为的人很少见,人们通常只是为保证自己和社会健康而设定了某种行为努力的方向和奋斗的目标,并以渐进的方式去接近它。由于行为具有多变性,人的身心状况在发生改变的同时,健康行为也会发生相应的变化。Kasl 和 Cobb (1966)将健康相关行为分为三类:第一类是健康行为,指能预防疾病的行为,良好的饮食习惯、避免吸烟、定期运动、维持合理体重是早期预防疾病是最有效途径;第二类是疾病行为(illness behavior),指寻求治疗的行为,往往女性的遵医率高,年轻男性的遵医率低;第三类是疾病角色行为(sick behavior),指按医嘱服药和休息等的康复行动。Matarazzo(1984)将健康行为简化为两类:一类是损害健康行为,也称行为病因,对健康有消极影响,如吸烟、高脂饮食、酗酒等;另一类是健康保护行为,也称行为免疫,对维护健康有积极影响,包括定期到医院体检、系安全带、接受健康信息、每晚保持充足睡眠等,其中维持合理体重是早期预防的最有效途径。

健康危险行为(risk behavior)是指与疾病相关的行为,涵盖疾病行为、疾病角色行为、损害健康习惯。我国学者将健康危险行为概括为以下七类:① 导致各种非故意伤害的行为,如车祸、溺水、坠伤、砸伤、爆裂伤或者食物中毒等;② 导致各种故意伤害的行为,如打架、暴力、自杀、自伤、自残、精神抑郁、孤独、绝望等;③ 物质成瘾行为,如吸烟、酗酒、滥用药物(精神活性药物或毒品)和吸入剂(汽油、油漆、涂改液或气雾罐)等;④ 精神成瘾行为,如游戏成瘾、网络成瘾、色情读物成瘾、赌博等;⑤ 导致各种性传播疾病和非意愿妊娠的性行为,如多性伴侣性行为、不使用安全套、被迫发生性行为等;⑥ 不良摄食行为,如过多摄入高能量、高脂食物,少摄入营养食物;偏食、挑食、过多吃零食;盲目或不健康减肥行为等;⑦ 缺乏体力活动行为,如缺乏体育锻炼、日常体力活动不足、静止性活动过长等。

(二) 行为与健康和疾病

健康行为是预防疾病的重要因素。据 WTO 的研究报告,人类的健康和长寿,40%取决于遗传和客观条件;60%取决于自己的生活方式和行为习惯。美籍华人健康教育博士李湞指出,在美国只有 10%的疾病是由微生物引起的,另外 10%是遗传的,30%源于环境因素,而 50%则与人们的日常行为有关。

疾病谱和死亡顺位的变化表示行为危险因素在其中起到了重要作用。1957年,我国城市排名前三位的死亡疾病为呼吸系统疾病、传染病和消化系统疾病,而近十年来,恶性肿瘤、脑血管病和心脏病位列前三。在对我国已公布的前两位死亡原因的分析中发现,在心血管疾病的致病因素中,不良生活方式与生物因素所占比例为 45.3%、29%,脑血管疾病的为 43.3%、36.0%,恶性肿瘤的为 43.6%、45.9%。有数据显示,目前有约 67%的人死于与不良生活方式和行为习惯有关的疾病。

因此,保持健康行为、消除危险行为是维持健康和预防疾病的重要措施。

(三) 健康行为的建立

人类的健康行为不是先天就具备的,大多数属于后天的习得性行为。健康行为、良好的生活方式与行为习惯的养成需要一个长期的过程,它的建立是一个系统工程,专业性强,并非一朝一夕就能轻松完成,需要心理学工作者、预防和临床工作者、学校、自我服务性机构以及社会的共同努力下,通过专业的技术、理论指导来建立。

实践证明,通过对国民进行健康教育、促进改变生活方式可以大大降低“现代文明病”。据美国加利福尼亚州对 6928 名成年人进行的长期观察,发现下列七项健康行为与长寿有关:① 减少夜生活,每天吃早餐;② 每天睡眠达七八个小时;③ 一日三餐,不吃零食;④ 保持标准体重;⑤ 有规律的体力锻炼;⑥ 不吸烟;⑦ 不饮酒或少量饮酒。经过 5.5 年的观察,研究人员发现健康行为与人的健康状况和预期寿命呈正相关;个体采纳的健康行为种数越多,健康状况越好,预期寿命越长。我国学者对 100 位 90 岁以上的长寿老人进行了长期追踪观察,这 100 位老人的平均年龄为95.3岁，其中11人超过100岁。研究人员认为除以上七项健康行为外，还与下列两项因素有关，一是性格开朗，知足常乐，乐于助人，有自己的爱好，二是有美满的家庭生活，其中包括和谐的性生活。

因此，开展全民健康教育，普及科学卫生知识，帮助人们树立正确的健康观念是建立文明的、科学的、健康的生活方式和健康行为的有效途径。

二、健康信念及其影响因素

（一）信念与健康信念

信念(belief)是指对人、对事、对物或某种思想观念是非真假的认识。生活信念是信念的一种，是对今生今世中某种事物是非真假的认识。健康信念(health belief)是个体对自己采取的健康措施及其对健康影响的看法，属于生活信念。

态度(attitude)是个体基于过去的经验对其周围的人、事、物持有的比较持久而一致的心理准备状态或人格倾向，包含认知、情感和行为意向三个部分。

（二）信念、态度与行为

信念规定态度的基本倾向，受信念影响的态度往往能维持较长时间而不改变基本的取向。态度影响行为，一般而言，个体态度与其行为一致，改变态度就可能改变行为。知行合一，"没有信念则一事无成"。

（三）健康或疾病信念形成的影响因素

健康或疾病信念受文化、社会地位、经济条件等因素影响，它造成了不同个体对疾病直接原因、估计疾病严重程度、疾病适宜治疗、疾病意义上的认识差异。

1. 民间医学影响　为适应危险环境，人类祖先通过反复试验，并观察动物行为，学会用植物止痛或治疗疾病，并建立起体液学说、印度草医学等各种医学学说，但影响范围限制在某一特定地域、人群或时间范围内。

2. 文化环境和文化适应　文化环境是社会环境的重要方面，由存在于社会生活各个领域及人们意识中的各种形态的文化因素构成，包含着一整套由一个国家、社区或特定人群持有的信念、道德价值观、传统、语言和法律(或行为准则)。

人类学家和流行病学家识别出许多文化、习惯与健康之间的联系。由于宗教原因而戒茶、咖啡、酒精和香烟的人患消化道和呼吸道肿瘤的风险小于具有相同社会经济背景和居住情况的人，基督复临安息日会友都是严格的素食者，他们比具有相同社会经济背景的邻居患冠心病的风险低。宗教信仰和习惯影响着生活方式。又如经历了割礼的犹太男性比非犹太人患生殖器癌症的患病率和死亡率低，且感染致癌病毒的几率低。

文化适应与健康有关。维持传统文化的美籍日本人冠心病现患率与日本本土近似，但已经习惯西式生活方式的美籍日本人的冠心病现患率高出3～5倍。日本文化社区的人际关系、群体凝聚力和社区稳定性的日本传统模式，比强调迁移、抱负和强烈的个人意识的西化模式，对预防冠心病更有意义。在另一项研究中，同居住在郊区的人比较，美国南部城市里的非洲裔美国人在城市生活时间越长，血压水平越高。生活和工作压力是导致其血压较高重要的原因，而具有很强认同感和凝聚力的团体或少数民族能够帮助移民缓解压力。

3. 教育、职业、收入、社会地位和城乡差异　教育、职业和收入会影响人对世界的认识、接受新观念和改变观念的程度。受到良好教育的白领职员更能有意识地接受锻炼有益的理念，他们可能更多地参加运动，而不是观看比赛，他们往往拥有高尚的职业，有足够钱去买昂贵的运动装备。受上述知觉影响，在人们心目中形成了脑力工作优于体力劳动的价值观，持此观念的工人阶级家庭会鼓励其子女为摆脱目前生活状况、在未来过上美好生活而在学校努力学习。在美国的低社会经济阶层人群中，往往只有自己病到严重得不能去工作时，才会请假去医院求治。

社会地位能显著影响疾病的传播。在非洲，出于经济需要的考虑造成个体选择威胁健康的行为方式。由于受教育有限，外出打工者与妻子和家庭长期分居，切断了传统家庭的纽带，男人寻找其他人做性伙伴。家庭妇女由于社会和家庭地位低下，她们无权要求使用避孕套，出于对经济和社会生存的需要，她们明知道无保护性交的危险，也会不得已而为之。

泰国的文化曾一度对静脉注射毒品采取宽容态度，因此性工作者中存在大量使用毒品现象，从而导致 AIDS 和其他经血液传染的病毒性疾病在 20 世纪 90 年代广泛流行，造成泰国公共卫生危机。

市区和乡村居民对疾病产生的原因认识不同。市区居民常用工作场所、环境污染之类的外部因素解释自己的头痛、普通感冒或心脏病等疾病，而乡村居民则常将他们的心脏病归因于遗传，而把感冒归因于细菌和病毒感染(Mabil,1974)。

4. 习俗　在各种习俗中造成严重健康损伤的习俗有女性生殖器损毁，这仍会发生在许多非洲和中东国家的年轻女性身上。在极端例子中，生殖器损毁会造成生活胁迫，生殖器损毁剥夺了妇女性生活，分娩时对母亲和婴儿造成危险。尽管主要是在伊斯兰国家中出现，但这不是宗教典礼，也没有得到伊斯兰经文的允许。人类学家认为它有复杂的文化意义，女性生殖器损毁与贞洁仪式有关，损毁生殖器使贞洁永存，然而它严重损害了女性健康。在损毁生殖器文化环境中生活的多数女性和男性都支持延续这一习俗，从而使任何改变现状的努力都化为泡影。国际社会长期致力于终止或改变损毁女性生殖器的习俗，1995 年以后，英国、法国、加拿大、瑞典、瑞士和一些非洲国家宣布该习俗违法。

文化因素也会改变女性身体，造成畸形。在中国古代，妇女缠足在相当长的时期内被认为是正常行为，而不缠足才是异常的。在西方，19 世纪女性采用硬质材料制作的胸衣束胸。现代女性穿高跟鞋，也会造成年老以后的足部变形和疼痛。为了追求理想的外表，一些妇女经历了痛苦的外科手术，包括对耳、鼻、眼、唇进行整形，绷紧面部皮肤和隆胸等。

5. 工业化和媒体宣传　现代工业社会已经形成了一种新的年轻人文化。它鼓吹对成人权威的反叛和蔑视,造成一些年轻人吸烟、吸食毒品,将他们自己置于危险之中,形成不健康的习惯,这类行为经常受到烟草、啤酒与其他酒精饮料生产商和广告商的诱惑和鼓励。如今,媒体的影响力越来越大,特别是电视、网络和手机,无孔不入,但是媒体宣传的内容,时常会反映出源于美国娱乐产业的文化价值观和行为。许多不良信息都是对健康潜在的威胁。

第二节 健康促进的概念与意义

一、健康促进的概念

健康促进(health promotion)是指运用行政的或组织的手段,广泛协调社会各相关部门以及社区、家庭和个人,使其履行各自对健康的责任,共同维护和促进健康的一种社会行为和社会战略。

早在1920年,Winslow便首次提出了"健康促进"的概念,将健康促进理解为开展健康教育和制定健康政策,主张通过开展个人卫生教育和健全社会机构职责,应对各种危险因素,以维持和增进健康的生活水准。当时,人们对健康促进的认识局限于它是一种促进治疗的辅助手段。直到20世纪70年代,研究发现,高达50%的疾病或死亡因素与"行为及不健康的生活方式"有关,人们才开始将健康促进从疾病预防中分开,并置于同等地位,强调针对健康的人群采取积极有益的健康行为,通过改善教育、政策、环境等来促进更健康的生活方式。

而"健康促进"这一词语是1986年11月21日WHO在加拿大的渥太华召开的第一届全球健康促进大会上首先提出的。关于健康促进的确切定义,最受公认的是《渥太华宪章》:"健康促进是促使人们维护和改善他们自身健康的过程"。WHO前总干事Brundtland在2000年的第五届全球健康促进大会上则做了更为清晰的解释:"健康促进就是要使人们尽一切可能让他们的精神和身体保持在最优状态,宗旨是使人们知道如何保持健康,在健康的生活方式下生活,并有能力做出健康的选择。"

美国健康促进杂志的最新表述为:"健康促进是帮助人们改变其生活方式以实现最佳健康状况的科学(和艺术)。最佳健康被界定为身体、情绪、社会适应性、精神和智力健康的水平。生活方式的改变会得到提高认知、改变行为和创造支持性环境等三方面联合作用的促进。三者当中,支持性环境是保持健康持续改善最大的影响因素。"以上概念框架提出了最佳健康纬度和健康促进的三个层次。

综上所述,健康促进是指个人与其家庭、社区和国家一起采取措施,鼓励健康的行为,增强人们改进和处理自身健康问题的能力。它的基本内容包含了个人行为改变与政府行为改变两个方面,并重视发展个人、家庭和社会对健康价值选择的潜能。

二、健康促进的内容

健康促进着眼于整个人群的健康，涉及人们日常生活的各个方面。环境因素在人类促进健康的过程中占有重要地位，这个环境包括自然环境和精神氛围。健康促进运用多学科理论，多种形式相配合的综合方法促进人群的健康，特别强调社区群众的积极有效地参与，启发个体、群体对自身健康负责并且付诸行动。健康不仅仅应由个人负责，还应包括卫生部门等社会领域各方面的参与，制定支持健康的公共政策。

第一届健康促进国际会议上发表的《渥太华宪章》，明确提出健康促进是实现《阿拉木图宣言》提出的初级卫生保健目标的重要策略，根据《渥太华宪章》总结出健康促进的五个基本活动领域，需要动员全社会的力量去完成。

1. 制定促进健康的公共政策　健康促进超越了保健范畴，它把健康问题提到了公共管理部门的议事日程上，使该部门了解他们的决策对健康的影响并承担相应的责任以促使相关部门制定的公共政策起到促进健康的作用。健康促进的政策由多样而互补的各方面因素综合而成，它包括政策、法规、财政、税收和组织改变等。例如，我国修订了《食品召回管理规定》，全面实施不安全食品召回制度。又如，在促进全民减肥行为的健康促进项目中，自 2011 年 10 月 1 日开始，丹麦起征“肥胖税”，所有饱和脂肪超过 2.3%的食品，每千克必须缴纳 16 丹麦克朗(约合人民币 18.6 元)的税费，政府希望借由法律推动国民健康，降低肥胖人口所占比例。

2. 创造支持性环境　人类健康与其生存的环境是密不可分的，这是对健康促进采取社会-生态学方法的基础。健康促进在于创造一种安全、舒适、满意、愉悦的生活和工作条件。任何健康促进策略必须有助于保护自然，创造良好的环境以及合理开发、利用自然资源。例如，某金融机构降低了工作任务指标以降低员工的工作压力，为员工创造较轻松的工作氛围，促进了员工的身心健康。

3. 加强社区的行动　健康促进工作是通过具体和有效的社区行动，包括确定需优先解决的健康问题或社会问题，做出决策，设计策略及贯彻执行，以达到促进健康的目标。这一过程的核心问题是赋予社区当家做主、积极参与和把握自己命运的权利，即需要激发社区领导、社区群众的主人翁意识，分析并发现问题，最后通过大家的参与采取系列行动，解决社区的健康问题，实现社区健康与社区发展的目标。

4. 促进个体与群体的行为改变　健康促进通过提供信息、健康教育和提高生活技能以支持个人和社会的发展，提高个体与群体的健康素养，从而使群众能更有效地维护自身的健康和他们的生存环境，并积极改变不良行为，采纳有益于健康的行为。所以，需要鼓励个人进行自主学习，积极应对人生各阶段有可能发生的各种问题，以及有可能在各场所(学校、社区、工作场所等)出现的与健康有关的问题。

5. 调整卫生服务方向　卫生部门的作用不仅仅是提供临床与治疗服务，还必须紧抓健康促进这个核心内容。调整卫生服务方向意味着转变观念，将“以疾病为主”转为“以健康为中心，真正体现预防为主”的思想，使投入的卫生资源真正与人民的需要相一致，也要求更重视卫生研究及专业教育与培训的转变，并以人类的发展为目标，把一个完整的人的总体需求作为服务目标。

有的研究者还提出了健康促进的十个活动领域，它们分别是：① 建立促进健康的公共政策；② 创造健康支持环境；③ 加强社区行动；④ 发展个人技能；⑤ 调整卫生服务方向；⑥ 增强对健康的社会责任；⑦ 增加健康投资以解决健康和社会的不公平；⑧ 巩固和拓展健康的伙伴关系；⑨ 增强社区服务能力；⑩ 建立健康促进的有力保障。

健康教育与健康促进是低投入、高产出、高效益的保健措施。通过颁布政策、宣传教育、发布消息等手段，引导人们自愿放弃不良的行为与生活方式，减少源于自身的危险，从而达到追求健康的目的。因此，二者是实现健康目标的重要途径。

三、健康促进的意义

30 多年前，《渥太华宪章》举起了“健康促进”的旗帜，引领了全球健康事业的发展潮流。30 多年来，在各国共同努力和 WHO 的大力推动下，世界人均预期寿命提高了 8 岁以上，孕产妇死亡率、婴儿死亡率、5 岁以下儿童死亡率总体降低了 50%左右，实现了人类健康史上的新跨越。同时，我们也要看到，全球卫生与健康领域仍面临严峻挑战。传统的疾病和健康问题以及健康不平等问题依然突出，人口老龄化加快、跨境流动人口增加、疾病谱变化、生态环境和生活方式变化等又带来新的难题，人类面临着多重疾病威胁、多种健康因素影响交织的复杂局面。而世界经济复苏艰难曲折、增长走势分化，对增加卫生与健康资源有效供给、推动均衡合理配置造成了不利影响。促进人类健康任重而道远，实现人人享有卫生保健目标需要国际社会共同努力。

2018 年，世界第九届健康促进大会以“可持续发展中的健康促进”为主题，强调健康促进在全球可持续发展中的地位和作用，这对于国际社会进一步凝聚共识、汇集力量，全面实现可持续发展议程的目标，必将产生重大而深远的影响。李克强总理在该次健康促进大会开幕式上的致辞，进一步阐述了健康促进的任务和意义。

1. *加强政策对话，搭建健康治理合作平台* 健康促进是人类的共同事业，各国应增强命运共同体意识，以实际行动携手合作。要搭建层次多样、领域广泛、机制化的对话合作平台，支持 WHO 提升在全球健康方面的领导力、协调力和执行力，推动各国完善健康立法，加大对危及健康的投资、贸易等行为监管力度，发挥好财税、金融等政策工具作用。要坚持共同但有区别的责任平等原则，提高发展中国家参与的代表性和发言权，发达国家应承担更多责任、向发展中国家提供支持，推动全球健康治理更加公正合理。

2. 促进包容联动，构建全球公共卫生安全防控体系　面对重大公共卫生安全挑战，任何国家都难以独善其身。各国应加强卫生应急策略的沟通协调，完善全球疾病监测、预警和应急机制，加强信息通报、共享和人员培训，进一步提高全球应对突发公共卫生事件的能力。中国政府支持 WHO 建立应急队伍、设立应急基金，并呼吁发达国家加大对发展中国家公共卫生体系建设的支持，共同筑牢全球健康安全屏障。

3. 推动创新合作，增强健康供给和服务能力　科技创新是打开健康之门的金钥匙。各国应大力推动健康科技研发，积极开展双边、多边务实合作，加强前沿性、原创性联合攻关，集中力量攻克人类健康面临的共同难题。要围绕抗生素耐药防控、先进医疗技术、药物研制、节能减排和环境治理等领域，拓展交流合作网络、共建创新创业平台，推动科技成果在更广范围转化共享，让更多民众受益。

4. 倡导互学互鉴，促进传统医学和现代医学融合发展　在漫长的历史长河中，不同国家和民族都形成了各具特色、各有所长的健康观和传统医学。各国应以平等包容的胸怀对待彼此间的差异，发挥人文交流在推动健康合作中的独特作用，促进健康理念与健康文化互学互鉴。我们应加大对传统医学的推介力度，更好地发挥传统医学在防病治病中的优势，积极发展传统医药服务贸易，推动传统医学与现代医学优势互补，共同为维护人类健康作出新贡献。

思考题

试述健康促进会给我们的生活带来哪些变化？

第三节　健康促进的任务与实施

一、健康促进的任务

健康促进是促进人们维护和保持自身健康的过程，是协调人类与环境之间的战略，规定个人与社会对健康各自所负的责任。伴随历届全球健康促进大会，健康促进的实践持续不断地发展，我们已经深刻地意识到要维护公众的健康，要促进社会的可持续发展，就需要通过“健康促进”的发展，让社会各方面都参与进来。实践证明，健康促进是具有成本效益的一系列方法，许多社区和政府都将其作为改善健康，促进健康公平和改善生活质量的根本策略。综合的健康促进策略，如果可以成功实施，将有助于实现国家和国际健康与发展目标，有助于创造更为公平的社会，促使人们增强对健康和福祉以发资源的控制力。健康促进的任务主要包括以下五点：

1. 积极推动观念开发工作，促进领导及决策层转变观念　为满足健康需求和有利健康的活动提供政策支持，并制定各项促进健康的政策。

2. 提升个人、家庭、社区对预防疾病、促进健康、提高生活质量的责任感　为人们提供信息，发展个人自控能力，改变不良生活方式和行为习惯，增强决策能力。

3. 创造有益于健康的外部环境　通过加强社会动员、社会倡导和对相关部门单位及社区的协调，创造良好的生活环境和工作环境。

4. 积极推动医疗部门观念与职能的转变　改变医疗卫生服务的方向。

5. 在全民（尤其在农民）中，深入开展健康教育　引导其破除迷信，摒弃陋习，养成良好卫生习惯，提倡文明、健康、科学的生活方式，培养健康的心理素质，提高全民族的健康素质和科学文化水平。

二、健康促进的基本构架与工作进程

（一）健康促进的基本构架

健康促进的组织和工作可概括为五个方面的内容，即健康促进政策和结构改革、健康促进人力资源开发、健康促进监测、健康促进干预、健康促进评价。这五个组成部分既各有独立的工作范围又相互联系，可以据此开展健康促进项目。

1. 健康促进政策　通过政策和结构改革，改变以往各自为政的组织结构方式，建立职责分明、协调统一的组织管理系统，这对于健康促进项目的开展尤为重要。而政策的改革则可以为以后多部门联合开展工作提供必要的指导原则，营造良好的政治环境，为健康促进项目的成功打下良好的基础。

2. 健康促进人力资源开发　是进行社区动员的重要组成部分，增强了相关部门和相关人员的健康促进能力，让参与人员体会项目的重要性及其意义，明确健康促进项目的目的，以严肃、认真的态度对待接下来的一系列工作。

3. 健康促进监测　监测人群患病或死亡的状况、健康行为危险因素、主要环境情况等内容，为确定目标人群存在的问题、制定健康促进目标和干预策略以及为评价健康促进项目的结果和干预效果提供详细的科学数据与资料。

4. 健康促进干预　这创建支持健康的物质和社会环境，是促使人们行为改变、建立健康的生活方式的主要手段。例如，某地群众健康体检率低是由于当地没有可利用的卫生医疗机构，要改变其不求医的行为就必须加强建设卫生医疗机构以满足群众的需求。

5. 健康促进评价　这是科学地说明健康促进项目的策略和活动执行情况的质量、确定项目和策略的价值，以便从中总结经验教训、不断改进项目的计划和策略的重要途径。

干预工作是五个组成部分的核心，一切工作都围绕着干预开展，其他四个部分均起到保驾护航的作用。

（二）健康促进的工作进程

美国健康教育学家 Lawrence W. Green 提出的“健康促进模式”（第五章有详细介绍）是最权威、最广泛地应用于进行健康促进项目计划设计的理论模式。该模式的特点是从结果入手，用演绎的方式进行思考，即从最终的结果追溯到最初的起因，而且该模式还考虑了影响健康的多重因素，如影响行为和环境的社会因素。Green 模式前后相互呼应，为计划设计、执行及评价提供连续的步骤和进程。具体地讲，整个规划的设计过程可以分为两个阶段九个步骤进行，其中前三个步骤为计划前研究阶段，即需求评估阶段，后六个步骤为计划活动研究阶段。

健康促进的工作进程可以分为六个阶段，分别为：① 需求评估。按照健康促进的工作进程设计健康促进计划前需要做的工作就是进行需求评估，即开展社区诊断（community diagnosis）。② 项目计划的制订，与健康教育计划设计步骤非常相似在需求评估的基础上完成的。③ 动员资源。确定项目实施所需要的资源，发现与动员社区内外可利用的资源。④ 项目实施。特别强调在项目实施中应充分发挥政策、法规和组织的作用。一个具有权威性的领导和协调职能的组织可以保障项目的执行质量。⑤ 项目评价。与健康教育项目一致，健康促进项目的评价可以分为以下几种类型：即形成评价、过程评价、效应评价、结局评价、总结评价和报告结果等。⑥ 结果报告。健康促进的近期结果为：通过健康教育提高公众的健康意识和技能；通过健康促进倡导有利于健康的公共政策和组织行动，形成促进健康的社会氛围。中期结果为：形成健康的行为和生活方式、有效的卫生服务和建立维护健康的物质环境与社会环境。远期结果为：人们健康水平的提高和生活质量的改善。这六个阶段相互衔接，整个工作过程是不断循环和循序渐进的。

思考题

试述健康促进是如何实施的？

第四节　健康促进的行为转变策略

一、行为转变的相关理论

如何促进健康行为的形成呢？各相关理论从不同角度解释了行为转变机制及其如何得到广泛应用。例如，从动机与行为角度入手的代表理论，健康控制源理论、归因理论和自我效能理论（见专栏 6-1）；从认知角度入手的代表理论，健康信念模型、理性行动/计划行为理论（theory of reason action/planned behavior，TRA/TPB）（见专栏 6-2）和预警采用加工模型；从行为转变的阶段性入手的代表理论，跨理论模型（Transtheoretical Mode，TTM）、健康行动进程理论（Health Action Process Approach，HAPA）、预警采用进程理论（Precaution Adoption Process Model，PAPM）（见专栏 6-3）。这些行为转变的相关理论为健康促进行为转变策略的实施奠定了坚实的理论基础（相关理论的具体阐述详见第五章）。

专栏 6-1 马斯洛的成就与自我效能的改善

马斯洛年轻时被认为是平庸之辈，对自己的未来很悲观。1934 年他来到哥伦比亚大学师从著名心理学家桑代克，并接受老师的智力测验。根据测验 195 的结果，桑代克说他完全属于精英之列。老师的评价给了马斯洛勇气，极大地培育了他的自我效能感，使他敢于选择那些过去使他望而生畏的精英人物作为自己的研究对象，从而提出"自我实现者"的人格特征。没有桑代克的评价，马斯洛可能就不会成为"人本主义心理学之父"。

专栏 6-2 TPA 理论在推广宫颈刮片筛查中的应用

宫颈刮片是早期发现宫颈癌的重要方法，尽管方法简单，但不受高龄、文化层次低的妇女欢迎。疾病预防控制部门准备开展一项宣传活动，以号召这部分人群参加刮片筛查。健康心理学家按 TPA 理论设计了一份调查问卷。

1. 你什么时候参加过刮片筛查(行为)?
2. 你参加刮片筛查的可能性有多大?(行为意向)
3. 你对刮片筛查的态度如何?
4. 你的亲朋好友是否也将参加?(主观规范)
5. 做刮片筛查疼吗? 你能忍受吗?(知觉行为控制)。

根据调查结果，主办方了解到了人们是否接受过检查，也了解到人们的对检查的信念、态度、意向，提高了宣传的针对性和有效性。

专栏 6-3 PAPM 在防治艾滋病中的应用

艾滋病刚被发现，人们便知道它是百分之百的绝症，但不知道它的传染途径主要为性接触、输血与吸毒等。直到 1987 年 AIDS 的传染机制被研究出来前，人们只能采取被动方式，如减少性行为的方式来预防。现在，人们可以采用 PAPM 通过提供 AIDS 信息，唤醒人们对自我健康与家庭幸福的重要认识，以此改变不良行为，逐步建立起防治艾滋病的观念与信心，提供详细的预防措施，帮助个体采取行动，这比以往的健康促进宣传都更具成效。

二、健康促进的四项基本策略

1986 年，WHO 在第一届世界健康促进大会上发表的著名的《渥太华宪章》中明确指出了健康促进所涉及的五个主要的策略活动领域：① 制定促进健康的公共卫生政策；② 营造支持性的环境；③ 加强社区行动；④ 发展个人技能；⑤ 调整卫生服务方向。

随着对健康促进的进一步探索，健康促进的基本策略主要表现在以下四个方面：

1. 倡导(advocacy) 健康促进工作中主要是要倡导政策支持,促进有利于健康的公共政策的制定和出台,说服社会各界对健康措施的认同及促使卫生部门调整服务方向,从而创造有利于健康的社会经济、文化与环境条件。

2. 赋权(empowerment) 是帮助群众掌握正确的健康信息、可行的技能和秉持正确的健康观念,激发其争取完全健康的潜力,使群众获得控制那些影响自身健康的决策和行动的能力的过程。

3. 协调(mediation) 是指让利益冲突各方围绕促进和保护健康而相互支持、配合的过程。

4. 社会动员(social mobilization) 是用远大的目标打动人们,集中社会各界、社区和个人的力量。

三、健康促进综合干预模式

目前,国际上已有人提出健康促进的"整合模式",即将健康促进工作整合到整个日常工作管理系统中统筹安排,以确保支持环境的形成和效果的可持续性。健康促进将超越单纯疾病控制的范围,将进一步扩展为对影响健康的以环境因素为主的、以社区为基础的综合性多因素干预模式,这种立体框架综合干预模式是由场所、危险因素、干预类型组成的三维立方体。所涉及的场所包括全社区、学校、卫生机构、居委会、工厂企业等;危险因素包括高血压、吸烟、酗酒、高盐饮食、高脂饮食、超重、肥胖、久坐少动、熬夜等;干预类型包括公众信息、组织结构、政策改革、环境变化、卫生服务和个人技能发展。此模式是针对慢性病(或其他健康问题)的多种危险因素,并对各种危险因素在全社区和社区不同场所同时采取多种健康促进策略的干预。

四、各种行为的健康促进转变策略

(一) 改变不良摄食行为的健康促进干预策略

摄食行为对人们健康的影响是十分明显的。2016 年,英国著名医学杂志《柳叶刀》发表全球成年人体重调查报告,调查发现全球成人肥胖人口已经超过瘦子,而中国超越美国,成为全球肥胖人口最多的国家。其中,中国男性肥胖人数 4 320 万人,女性肥胖人数 4 640 万人,总人数高居世界第一,超重人口超过 3 亿。研究表明,每增加 5 kg 体重,患冠心病的几率将升高 14%,脑卒中的危险率提高 4%,缺血性脑卒中几率提高 16%。而肥胖主要是由于运动不足和营养不平衡等不良行为所引起的。

摄食行为受到很多因素的影响:① 生物因素。例如,不同年龄段的人对于热量的需求是不一样的,婴儿、儿童、青少年出于生长发育的需要则要求摄入更多热量,如摄入不足就可能出现生长发育迟滞。另外,老年人随着年龄的增长会发生食欲减退和嗅觉迟钝,可能导致对食物的满意度降低或者营养缺乏。② 心理因素。有些人为了获得食用某些食品带来的愉悦感而出现过度摄食的情况,如过量食用巧克力。很多女性为了保持身材而改变饮食结构，结果导致营养不良；③ 社会因素。我国的饮食文化历史源远流长，每个地方都有不同的饮食文化，饮食文化影响着人们的食物选择与烹调方式；④ 环境因素。食物原材料生长的环境影响着人们的摄食行为，如北方人饮食少菜，南方人饮食多糖等；⑤ 个人因素。个体的经济条件、受教育程度也会影响摄食行为。

根据健康促进的立体框架综合干预模式，可以从场所、危险因素、干预形式等考虑设定摄食行为的健康促进措施。

1. 分析危险因素　判断是摄入热量失衡（过多或不足），还是高盐、高脂饮食，出现营养失衡的原因是厌食还是摄入过量引起，据此进行健康促进规划设计，设定干预目标和干预策略。

2. 具体的干预措施考虑教育、社会、政策、资源策略　① 教育策略。运用人际传播、大众传播和综合传播的方式进行信息传播，让目标人群获得健康知识，如开展各类培训班，掌握食物营养选择和健康的饮食方式。② 社会策略。例如，制定学校饮食营养制度，营养学会出台膳食平衡宝塔，医院营养科建立特定疾病的医学营养治疗指南等。③ 环境策略。例如，在商店增加低脂食品售卖、食品包装袋贴标签以方便人们选购等措施。④ 资源策略。例如，学校开展饮食营养健康促进项目时邀请社区内的卫生人员到校开讲座、进行体格检查等。干预场所可根据具体的目标人群的主、客观条件设定在学校、社区、医院、工作场所。同时按照计划实施健康促进的干预活动与措施，并做好质量监督和评价工作。

（二）改变久坐少动行为的健康促进干预策略

久坐少动的生活行为方式对人的健康的影响是巨大的。WHO 报告现在每年有 200 多万人因久坐而死亡。我国成年人中，习惯久坐或活动极少的比例高达 60％～85％。预计到 2020 年，70％的疾病可能与久坐有关。因此，在进行久坐少动行为的健康促进干预时应主要掌握以下策略：

1. 教育策略　运用多种形式的教育策略传授健康知识，增强居民的健康意识。

2. 社会方面　由政府出台政策，倡导全民参与体育锻炼，改变久坐少动的生活方式。

3. 环境策略　给群众提供更多更便利的体育锻炼场所，如设立社区体育锻炼活动中心）；社区设置体育锻炼器械；开展体育运动咨询，给群众提供合理的指导（根据年龄、性别、健康状况选择合适的运动项目与运动量及运动技能的指导），告知体育锻炼的基本原则，避免运动伤害；开展社区运动竞赛，鼓励家庭集体参与。

4. 资源策略　学校的体育馆对社区居民开放，当地政府或单位投入经费、人员、设备以支持健康促进活动。

（三）改变成瘾性行为与物质滥用行为的健康促进干预策略

成瘾性行为（addiction behavior）又称依赖性行为，是依赖综合征中的一种行为表现，是由物质使用障碍所导致的。物质使用障碍是使用一种或多种精神活性物质导致的任何精神或行为障碍。成瘾行为可分为物质成瘾和行为成瘾。烟、酒、毒品属于成瘾性物质。常见的成瘾性行为有吸烟、酗酒、赌博、吸毒、网络成瘾等。

1. 成瘾性行为的影响因素

① 社会环境因素。不良的社会环境，如暴力、失业等易引起人们的惶恐感，致使部分人的精神空虚，容易染上成瘾性行为。② 社会心理因素。部分人借助成瘾性行为摆脱压力、稳定情绪，如借酒浇愁。③ 文化因素。社会文化影响人们的行为，如我国借助烟、酒创造良好的人际交往契机；某些农村地区的人群嗜好赌博和饮酒。④ 传播媒介因素。媒体的不当宣传和广告的效应对成瘾性行为的形成有重要影响。⑤ 团体效应。由于群体压力，人们为融入群体而形成成瘾性行为。⑥ 家庭影响。吸烟、酗酒等行为都有“家庭聚集现象”。

2. 控烟与健康促进　根据成瘾性行为形成的因素可知，很多人属于“明知故犯”的状况，在这样的情况下只宣传吸烟的危害并不能产生良好的效果，最重要的还是要提供政策和环境支持，因此控烟的重点就应放在社会策略和环境策略上面。

① 教育策略。通过大众传媒宣传吸烟的危害；利用世界无烟日等契机开展健康教育活动；在社区、学校、工作场所开展健康教育；举办戒烟学习班、培训班，传授戒烟技巧；强调领导带头不吸烟。② 社会策略。制定控烟政策，如公共场所禁止吸烟，向烟草公司和销售单位征收较高的税收，执法监督烟草的生产和销售状况，监督执行公共场所禁止吸烟的相关制度。③ 资源策略。做好部门协调，动员多个部门，如政府机关、传媒、学校、社区、商业、税收部门，联合开展控烟活动。④ 环境策略。在社区或单位设立控烟组织；创建无烟社区、无烟家庭、无烟学校、无烟医院活动。

3. 控酒与健康促进

① 教育策略。发挥大众传媒宣传力量，广泛开展相关的健康教育。② 社会策略。限制酒的销售，增收高税收政策，强制最低年龄购酒制度的执行，谨慎发放酿酒、贩酒、销售酒公司的营业执照，加大酒后驾车的惩罚制度。③ 资源策略。做好部门间协调，动员多个部门的力量开展控酒活动。④ 环境策略。设立社区文化活动中心，以丰富的文化活动代替饮酒聚会。

4. 毒品及其他成瘾性药物滥用与健康促进

① 教育策略。大众传媒开展宣传、播放公益广告，开展学校和社区健康教育活动。② 社会策略。严厉打击、严肃处理毒品原材料种植、生产、销售活动；对导致麻醉物品流失的相关人员予以处罚，制定对麻醉药品进行严格管理的制度，对吸毒人员执行强制戒毒、治疗和康复措施。③ 资源策略。将禁毒教育强制列入学校健康教育的内容。④ 环境策略。设立社区文化活动中心，以丰富文化活动减少毒品依赖的发生。

5. 网络成瘾与健康促进

网络成瘾与毒品及成瘾性药物滥用很相似,事前预防重于事后治疗。

① 教育策略。大众传媒宣传和公益广告,开展学校和社区健康教育活动,引导大家正确使用网络。② 社会策略。适当提供与限制网络使用量,限制上网时间或是下载文档的容量。③ 资源策略。将预防网络成瘾的课程融入到知识教育中去,高校辅导员可以通过多组织集体活动,减少大学生过度依赖网络的现象。④ 环境策略。设立社区文化活动中心,以丰富文化活动减少毒品依赖的发生。

此外,也可通过分析影响健康行为或居民生活质量相关影响因素,直接针对影响健康相关行为的倾向因素、促成因素、强化因素制定具体的干预活动与措施。以下案例即根据影响健康行为改变的三类因素来确定健康促进项目的具体干预活动与措施。

思考题

健康促进干预模式是如何改变不良行为的?

专栏 6-4　改变某社区青少年吸毒行为的健康促进干预

某社区地处N市的城乡结合部,因城市扩建有征地补贴,居民生活无忧,青少年无学习动力,贪图享受的现象比较突出,15～25岁的青少年中近一半人终日无所事事、游手好闲。最近几年,不少人还染上了毒瘾,社区治安环境每况愈下,居民苦不堪言,家长也备受煎熬。此情况引起了市团委的注意,决定与社区联合,采取科学措施改变当前的状况。

本案例中社区居民生活质量差的根源在于青少年吸毒,故预防控制青少年沾染毒品应为社区干预的目标。在实施干预时,可根据青少年与毒品接触的不同程度设定不同的干预措施,充分利用社区资源开展丰富多彩的健康教育活动,改善社会环境和物质环境,持续提高青少年和居民的生活质量。根据健康相关行为改变的三类影响因素,可确定干预活动与措施如下:

1. 针对倾向因素(社区的青少年)　目的是提高青少年对毒品的认知水平,形成正确的态度、信念和价值观。可通过开展讲座、同伴教育、发放宣传资料、参观戒毒所、参观禁毒展览等多种形式进行知识传播。在社区以悬挂禁毒标语、出版报、贴海报等形式进行宣传。在当地电视台宣传毒品的危害,制作专题片,以吸毒人员的实例教育青少年。开通电话热线,对求助者进行一对一的个别指导。注意培养青少年的自信心,帮助其树立正确的人生理想和人生价值观。

2. 针对促成因素　目的是在青少年周围形成远离毒品的氛围和支持性环境,主要包括以下几个方面:

(1) 生活技能教育。提高青少年的生活技能,使其能够做出正确的判断和决策。

(2) 开办家长学校。提高家长的责任意识和教育技能,为青少年提供良好的家庭环境。

(3) 建立社区青少年活动中心。组织青少年学习职业技能、开展健康的文化娱乐活动。

(4) 创建安全社区。社区组织加强社区治安管理,联合属地公、检、法、文化、宣传部门开展联合行动,打击违法犯罪行为,制止社区内的不健康活动,消除毒品在社区内的滋生地。

(5) 对以往行为不良青少年、表现较差的青少年,在必要时应采用监控手段,如进行尿样毒品监测。

(6) 对吸毒人员进行强制戒毒,帮助戒毒人员回归社会。对吸毒人员进行康复治疗,强制戒毒。关心帮助戒毒人员解决就业和生活问题。

3. 强化因素　实际上是对干预活动的评估,方法是对每一项活动均进行监督检查。对青少年可以在教育阶段评选优秀学员,在社区活动中评选积极分子,对戒毒人员及其家庭给予精神上的激励。

资料来源:广西医科大学

阅读　休闲与健康促进

在对健康促进生活模式的探索中,休闲逐渐进入人们的视野。休闲是决定个人健康水平的重要因素,对个人健康有良好的促进作用。人力资本理论把每个人的健康状况当作一种资本储备。健康资本不但是最重要的人力资本,而且是提升人力资本的主要承载者。健康资本的积累可以增加"健康时间",提高劳动生产率;可以让人寿命更长,并拥有更长的职业生涯。从健康经济学的角度分析,健康资本的积累无外乎正向的休闲体育、饮食营养和反向的医疗保健等手段。Edginton(2006)等曾指出,休闲通过社会、文化和经济的重要力量已经对人类的幸福、健康和生活的满足感产生重要影响。Karlis(2004)也认为,我们都需要休闲体验,而且要让我们的休闲需求得到满足,高质量的休闲能促进个人、社区和整个民族在智力、社会、体力、精神和心理上健康。

1. 休闲是决定个人健康水平的重要因素　WHO的研究表明,个体的健康水平15%来自遗传,17%取决于社会条件和所处的环境,8%取决于医学条件,而60%取决于个人的生活方式。其中遗传因素、社会条件与环境因素属个人不可控因素,而医疗及个人生活方式属可控因素。可见,影响个人健康水平的至关重要的因素是个人的生活方式,其重要性远远超出了医学条件。

在现代社会,休闲生活成了个人生活中越来越重要的内容,其对个人健康水平的影响也越来越大,特别是其中的休闲体育,它对个体健康水平的影响更为直接和关键。大量的研究表明,休闲尤其是运动类的休闲活动是增进个人体质和健康的最好方式,休闲体育投资对健康存量的增加回报最为明显,因为休闲体育是在身心愉悦的状态下完成的。根据现代医学理论,运动可使全身血脉流通,才能不生疾病或少生病。

国外对休闲与人类健康关系的关注由来已久,Ornstein 和 Erlich(1989)认为,自 1900 年以来,死亡率的下降只有 3.5%是由于医学的进步,而有 80%是因为我们的生活环境、人际关系、教育质量、社会状况及我们的自我观念的改变。例如,即使今天能将所有的癌症治愈,我们的人均预期寿命也只能提高两年,而良好的营养、运动和良好的健康习惯却能使我们的预期寿命提高七年。

2. 休闲对个人健康的促进作用　休闲对个人健康的影响是多方面的。Peterson 和 Stumbo(2000)将休闲对健康的促进作用分成三类:心理的、身体的和社会的,认为休闲能够帮助人们提升激发自身潜能和自我认知的技巧、促进身体健康、通过与他人的交往获得友谊。

(1) 休闲可以缓解精神压力,促进心理健康,减少疾病发生。随着社会竞争的日益激烈以及生活节奏的不断加快,压力已成为现代人生活中普遍存在的问题,其中尤以工作压力为甚,几乎是如影随形,以至 WHO 将工作压力称为“世界流行病”。众多研究表明,休闲是一种有效缓解和消除压力、促进心理健康的方式,它可以调节人体紧张情绪,促使人们恢复良好的情绪和稳定的心情,保持和促进人体机能的稳定。Wheeler 和 Frank(1988)利用因素分析法找出四个压力缓冲因子,休闲便是其中之一。Coleman(1993)指出休闲可帮助缓解压力、减少疾病、维持身体和心理的健康。Godbey(1994)认为休闲不仅会提高个人的幸福感,同时也可降低生活中的压力,维持身心健康。Caltabiano(1995)的研究显示,适量的社交休闲可减少生活压力带来的疾病症状。一项针对大学生的研究发现,经常参加休闲活动的学生感受到的学习压力要比那些不参加休闲活动的学生小(Ragheb & Mckinney,1993)。

休闲是人的一种精神的和心灵的需要。为了消除工作快节奏带来的心理紧张和身体上的疲劳,人们可以选择在野外进行休闲活动,如野外旅游、划船、登山等,这样既可以欣赏大自然美丽的景色,又能通过自身活动感受到一种明快、喜悦、乐观的精神体验,体味休闲的无穷乐趣。通过游泳、游戏、跑步、打球等身体运动,不仅能够放松精神、缓和紧张、调节情绪、避免极端和保持良好的心态,还能够增强体质、提高身体素质水平。因此,休闲是将人们从现代社会紧张的工作环境中解放出来的一种有效手段。

(2) 休闲可以促进生理健康，增强体质，提高对疾病的抵抗力。运动生理学告诉我们，人的生命健康依赖于身体各器官的和谐与平衡，而适当的休闲特别是运动休闲是人类找回自身健康的主要途径。众多的研究证明休闲运动对生理的益处极多，可以预防癌症、骨质疏松、心血管疾病、糖尿病与肥胖等症状。定期且规律的休闲活动，如走路、慢跑、打球、爬山、游泳等，有助于增加肌肉氧化能力、消耗多余脂肪以控制体重、降低胆固醇及高血压，并可改善身体适应力、肌耐力、敏捷度与身体协调性等机制。体育活动体质测试数据的对比研究证实，经常参加有规律体育锻炼的人，其多项体质指标均优于不参加体育活动的人。因为经常锻炼可以减少血清胆固醇和甘油三酯，促进心血管活力，有效改善脑循环与供氧能力，为脑神经细胞提供更多的养料和氧气，还能增强肌肉力量和生成连接组织，提高肺活量，增强生命中各器官的机能，提高各系统的耐受能力，使人拥有健康的体魄，从而使人的生理各系统处于平衡和健康状态，提高机体健康水平，增强人体生存的基本活动能力，强化免疫系统抵御各种疾病的能力，减少发病率等。

休闲还有特殊的治疗疾病的功能，这就是当下时兴的休闲治疗。休闲治疗是指医疗过程中依据患者的个别状况、医疗进度以及个人需要，设计适合患者个人的休闲治疗计划，利用舞蹈、运动、音乐、艺术、社交活动、宠物、游戏等各种休闲活动，让患者的生理、心理、社交等各方面早日恢复健康，进而促进个人的成长及发展。美国休闲治疗协会亦指出，可利用游憩服务(recreation services)及休闲经验(leisure experiences)来帮助那些在身体、心智或社会互动上受限制的人们，使其充分利用及享受生活。实践证明，当人们在遭受身心压力或身心疾病时，采用休闲活动作为辅助医疗手段的确可以减轻人们的痛苦与压力。我国台湾省学者张碧凤(2000)发现，游戏治疗可以安抚多动症儿童的情绪，减轻其显在症状，提高其控制自我的能力。

(3) 休闲具有健康投资功能，能降低个人医疗费用，减轻医疗负担。现在，随着物质产品的不断丰富和生活水平的不断提高，人们已由过去的对因物质缺乏而导致饥饿的担忧更多地转向了对营养过剩所导致的健康问题的担忧。一个让人焦虑的现象是，现在人们的健康维持更多是依赖药物而不是依靠运动，花在疾病治疗上的费用急剧增加，而用于维持健康和预防疾病的费用却在下降。医疗费用的迅猛增长让各国政府感到非常棘手，为解决医疗费用不断上涨的问题，各国学者进行了大量的研究，但截至目前，学者们还没有找到一个行之有效的方法。不过，对于休闲尤其是运动类的休闲活动在促进人类身心健康从而减少医疗费用方面，学者们得出的结论基本一致。他们认为，积极参加一些休闲活动特别是休闲体育活动，能够增强人的身体素质，从而避免和减少大量的医药费用。澳大利亚和加拿大的研究者认为，成年人只要进行适度的休闲娱乐活动，那么全国的健康保险赔偿金就将缩减10%。Ornstein和Erlich(1989)认为，影响人们寿命预期的主要因素应该是良好的营养、运动以及对疾病的预防，而不是对疾病的治疗，良好的健康来自于良好的生活环境和健康习惯，其中之一就是感受休闲的快乐——通过休闲进行再创造。

关注休闲与健康的学者认为，休闲消费尤其是体育休闲消费与医疗费用之间存在着一种替代关系，即体育消费增加，医疗费用就会减少，增加个人健康投资，就可节省出庞大的医疗费用支出。事实上，休闲消费除了能给消费者带来健康效用外，还能带来用“快乐、满足、刺激”等正效用；而医疗消费刚好相反，除了健康效用外，它带来的却是“痛苦、恐惧、烦闷”等负效用。休闲消费与医疗消费的这一显著差异使得消费者更愿意用休闲消费替代医疗消费，这时消费者将获得更大的休闲激励，从而愿意将更多的收入用于休闲消费以增进健康并预防疾病，而不是用于治疗疾病。

资料来源：https://www.sohu.com/a/246788040_126204.

（张　婷）

第六章习题及答案

第七章　健康教育与行为改变

案例 7-1　你的行为正左右着你的健康

在一个年轻有为的男士举行的派对上，谈完生意和家庭之后，大家都开始谈论自己的身体状况。35 岁的李某患有脂肪肝，34 岁的王某患有高血脂，刚刚 32 岁的张某患有高血压……一不留神间，大家的身体都出现了或大或小的问题。每天开车上下班、坐电梯到达指定的场所、想吃什么外卖就送什么、难得的休息天为了补充睡眠而忽略了正常饮食、长期高强度的伏案工作、不规律的饮食和作息……每个人都认为自己事业有成、生活充实，却忽视了行为对自身健康的影响，快节奏的生活导致了健康隐患正悄悄来临……

思考题

1. 你能列举出案例中有哪些行为影响健康吗？
2. 你如何为他们做出合理的健康教育计划方案呢？

健康教育是一门研究以传播保健知识和技术，影响个体或群体行为，以期通过改变不健康行为和培养健康行为来消除危险因素，预防疾病，促进健康的科学。健康教育的核心是教育人们树立健康意识，养成良好的行为习惯。随着健康教育在全球迅速发展，学科体系日趋成熟，尤其是与生活行为方式干预相关的各类健康教育活动受到世界各国的重视。现在，健康教育已成为社会教育活动的重要组成部分，教育面覆盖全人群，普遍性地培养和促进人们的健康素养，以期提高全人群的健康水平。

第一节　什么是健康教育

一、健康的概念、标准及影响因素

（一）健康的概念

健康是人类最宝贵的财富，是人生的最基本要素。人类社会经过长期的历史演变，人们对健康的理解一直在不断地深入。1948 年以前，人们（包括医学家在内）都认为健康就是躯体无疾病、无伤残和无不适症状。WHO 成立后，明确提出了健康（health）的定义："健康不仅为疾病或羸弱之消除，而系体格、精神与社会之完好状态"。这个定义表明了健康是一个动态发展的过程，包含着生理、心理及社会适应三个健康维度，既缺一不可，又相互影响。1990 年，WHO 又公布了修改后的健康的定义："健康不仅仅是躯体没有疾病，而且还要具备心理健康、社会适应良好和道德健康，只有具备了上述四个方面的良好状态，才是一个健康的人。"1998 年，WHO 在其总会创建 50 周年纪念会上，对健康的含义做了进一步界定："健康乃是一种身体上、心智上、精神上和社会上动态的完满状态，而不仅仅是没有疾病和虚弱的现象（Health is a dynamic state of complete physical, mental, spiritual and social well-being and not merely the absence of disease and infirmity）。"

新的健康概念更为完整地阐述了人类健康的内容，对人类健康内涵的理解也更加深刻。随着现代科学的发展以及对健康认识的进一步深入，健康的含义已包括了躯体健康、心理健康、行为健康、社会健康、智力健康、道德健康、环境健康等多项内容。

专栏 7-1　"健康中国 2030"规划纲要

> 国务院在关于"健康中国 2030"规划纲要的文件中指出，"健康是促进人的全面发展的必然要求，是经济社会发展的基础条件。推进健康中国建设是全面提升中华民族健康素质、实现人民健康与经济社会协调发展的国家战略，也是积极参与全球健康治理、履行 2030 年可持续发展议程国际承诺的重大举措"。由此可见，健康是全人类关注的热点，医疗模式发展趋势将从疾病医学的病后治疗模式转变成健康医学的病前养生保健模式。

（二）健康的标准

健康是人类永恒的主题，是个人的基本追求，是人类生存发展的要素，它属于每个个人和社会。随着科学的发展和时代的变迁，人们对健康的认识和要求也在不断进步和深入。因此，健康的标准是一个不断发展的概念。

以往人们普遍认为“健康就是没有病，没有疾病就等于健康”。20 世纪初的《简明不列颠百科全书》对健康下的定义为“没有疾病和营养不良以及虚弱状态”。在我国 1989 年出版的《辞海》中，将健康的概念解释为“人体各器官系统发育良好、功能正常、体质健壮、精力充沛并具有良好劳动效能的状态。通常用人体测量、体格检查和各项生理指标来衡量”。可见，这类定义基本上是将健康局限于身体或生理范围内。

近年来，“健康”的概念在科学进步和社会发展中不断得到更新和补充。健康已不再仅仅是四肢健全，无病或虚弱，除身体健康外，还需要在心理和社会适应方面达到良好的状态。人的精神、心理状态和行为对自己和他人甚至对社会都有影响，更深层次的健康观还应包括人的心理、行为的正常和社会道德规范，以及环境因素的完美。可以说，健康的含义是多元的、广泛的。它由早期单一的生理健康的一维结构，增加到心理健康的二维，再增加到社会的三维，发展到道德完善的四维，再扩展到环境的五维，健康是生理、心理、社会、道德和环境五个方面的和谐统一。多维度的健康概念对人们全面理解和认识人类健康有重要意义，但是不同的健康维度适用于不同方面。例如，健康的环境方面不仅有个人意义，更重要的是还有社会责任问题。

WHO 曾提出健康的十项标准(1978 年)：① 足够充沛的精力，能从容不迫地应付日常生活和工作的压力而不感到过分紧张；② 处事乐观，态度积极，乐于承担责任；③ 善于休息，睡眠良好；④ 应变能力强，能适应环境的各种变化；⑤ 抵抗力强，能够抵抗一般性感冒和传染病；⑥ 体重得当，身材均匀，站立时头、肩、臂位置协调；⑦ 眼睛明亮，反应敏锐，眼睑不发炎；⑧ 牙齿清洁，无空洞，无痛感；齿龈颜色正常，无出血；⑨ 头发有光泽，无头屑；⑩ 肌肉、皮肤富有弹性，走路轻松有力。

(三) 影响健康的相关因素

生物-心理-社会医学模式将持续影响人群健康的因素归纳为四个方面。这与 20 世纪 70 年代，加拿大学者从预防保健的角度提出健康与四种因素有关，得到了全球专家的一致认可。这四种影响健康的因素分别为：

1. 行为与生活方式因素　主要有三种，分别是个人基本行为，如衣食住行的条件和习惯，休息睡眠的习惯等；工作与学习行为方式；休闲行为方式，如吸烟、喝酒、运动、娱乐、社会交往等。休闲行为方式被研究证明对人体健康影响因素越来越重要。

2. 环境因素　主要指以人为主体的广阔的外部世界，分为自然环境因素、社会环境因素和心理环境因素。自然环境因素包括气候情况，空气质量，地理条件，水质、土壤和食物所含元素情况、磁场和射线等人类赖以生存的物质基础，是人类健康的根本。因此，环境因素可归纳为五类，分别是生物环境因素包括动物、植物、微生物等;化学环境因素包括化学元素和化合物等;物理环境因素包括光、热、辐射等;社会环境因素包括社会经济水平、社会发展、文化、教育、人们所处的社会阶层、民族和社会支持等;心理环境因素包括工作紧张、人际关系和生活压力等心理因素均会影响健康,如长期心理紧张可导致高血压,突然情绪激动可引发心脑血管疾病等。

3. 遗传与生物学因素　主要指生物特征,如生物的基本规律"出生-生长发育-成熟-老化-死亡"。一般情况下,生命在早期较脆弱,容易受外界有害因素的损害;在生命的成熟阶段比较强壮,健康状态良好;到了生命的老化时期,健康状态又逐渐变差,最后难免走向死亡。种族特征即人类在遗传基因和环境的长期作用下,形成了不同的种族从而呈现出不同的健康特征。例如,某个种族易患一些疾病,而其他种族具有抵抗某些疾病的遗传特质;家族特征主要表现为家族遗传性,如糖尿病、血友病等具有遗传倾向的疾病。

4. 卫生保健服务因素　主要指良好的医疗服务,预防保健服务体系和康复服务,必要的药物供应,健全的疫苗供应制度,充足的医务人员,良好的卫生服务,适宜的卫生服务价格,完善的卫生服务设施,合理的康复服务等。

WHO 在 1991 年的一项调查报告中提出了健康影响因素公式:健康=15%遗传因素+10%社会因素+8%医疗条件+7%生活环境和地理气候条件+60%个人生活方式和行为,充分地表明了个人生活方式和行为是影响健康的主要因素。

二、健康教育与行为改变

(一)健康教育的概念

健康教育(health education)是在调查研究的基础上,采用健康信息传播、健康观的认知教育、保健技能培训、行为干预等措施,促使人群或个体自觉地采纳有益于健康的行为和生活方式,消除或减轻影响健康的危险因素,从而达到预防疾病、治疗疾病、康复、增进身心健康、提高生活质量和健康水平的目的。健康教育的活动是有计划、有组织、有系统、有评价的社会教育活动,它的核心是通过教育使人们树立健康意识,并能自觉地选择有益于健康行为的生活方式,其实质就是一种行为干预,以改变人的行为方式为终极目标。

(二)健康教育的目的

1. 帮助人们树立正确的健康观　加强普及卫生保健知识。

2. 改变人的行为方式　改善、促进、维护人们的健康状况,建立健康的生活方式。

3. 以教育传播为媒介　通过控制可变因素(主要是生活行为和保健行为)预防非正常死亡、疾病和残疾的发生,合理利用医疗卫生资源。

4. 改善教育干预　增强人们的自我保健能力,使其破除迷信,摒弃陋习,养成良好的卫生习惯,倡导文明、健康、科学的生活方式。

5. 提高全民的健康素养　健康素养是指个人通过各种渠道获取健康信息,以及对这些信息的正确理解，并运用这些信息维护和促进自身健康的能力与基本素质。

（三）行为改变是健康教育的核心

健康教育的目的就是帮助人们改变不健康的行为方式和生活习惯，培养有益于健康的生活行为，进而通过人们行为生活方式的改善来预防疾病、增进健康、提高生活质量。评价健康教育项目和工作的效果，主要是看其是否使人们的行为切实发生了改变。自20世纪50年代以来，研究健康教育和相关行为改变的理论不断被创立和发展，并在人群的预防保健行为中得到广泛应用，如戒烟、运动、乳房自检、婴儿喂养方式、控制体重、低脂食物选择、遵从医嘱行为和口腔保健等，有效地评估健康相关行为，可为制定相应的健康教育方案提供理论依据，使行为改善取得良好效果。目前，在国外健康教育与健康相关行为研究中运用较多，也比较成熟的行为理论包括认知理论、健康信念模式、合理行动理论与计划行为理论等。

（四）健康教育的主要内容

按照“健康中国2030”规划纲要，普及健康生活的健康教育主要有以下几项内容：

1. 提高全民健康素养。
2. 加大学校健康教育力度。
3. 引导合理膳食。
4. 开展控烟限酒。
5. 促进心理健康。
6. 减少不安全性行为和毒品危害。
7. 完善全民健身公共服务体系。
8. 广泛开展全民健身运动。
9. 加强体医融合和非医疗健康干预。
10. 促进重点人群体育活动。

专栏7-2　“十三五”全国卫生计生人才发展规划

我国“十三五”卫生计生人才发展规划中指出其主要任务是：补齐短板，加强基层卫生计生人才队伍建设；需求导向，加强急需紧缺专业人才队伍建设；提升素质，加强卫生计生专业技术人才队伍建设；突出预防，加强公共卫生人才队伍建设；创新驱动，加强高层次和管理人才队伍建设；服务社会，加强健康服务业人才队伍建设；统筹发展，加强计生和中医药人才队伍建设。

第二节 健康信息的传播

一、传播与健康传播

（一）传播

传播(communication)又称交流、交往、沟通、通信。传播是一种社会性的传递信息的普遍的社会行为，是个人之间、集体之间以及集体与个人之间交换、传递新闻事实、意见等信息的过程。传播活动随人类的产生而出现，人们从远古时代最简单的打手势、记刻符号、面对面的交谈，发展到如今通过广播、电视、互联网等现代化传播手段来交流信息和情感，极大地丰富了人类的生活，推动了社会的发展。人们每天都在以各种各样的方式传递各种信息，同时也在通过各种渠道接受各种信息，这些信息交流便是传播。

（二）健康传播

健康传播(health communication)是指通过各种渠道，运用各种传播媒介和方法，为维护和促进人类健康而收集、制作、传递、分享健康信息的过程。健康传播在健康教育中起着举足轻重的作用，是健康教育干预的重要策略与手段，它贯穿于健康教育全程，有助于教育活动的开展和行为干预效果的提高，也有助于资源的准备、政策的制订以及计划与目标的完善。健康传播有其独特的特点和规律，它对传播者有着特殊的素质要求，健康传播传递的是健康信息，其目的明确，传播过程具有复合性，同时健康传播强调互动性。

二、传播的分类

传播的分类因分类方法的不同而不同，按传播的符号可分为语言传播和非语言传播，按传播使用的媒介可分为印刷传播和电子传播，按传播的效果可分为告知传播、说服传播和教育传播等，按传播的规模可分为人际传播、群体传播、大众传播、组织传播、自我传播。

（一）人际传播

人际传播(interpersonal communication)又称人际交流、亲身传播，是指个人与个人之间(包括两人或多人之间)面对面直接进行知识、意见、情感、愿望、观念等信息交流，是一种双向交流活动。人际传播建立在人际关系的基础上，是共享信息的最基本传播形式。其特点是：信息的交流性强，反馈直接、迅速、集中，传受双方可以现场把握信息的流向、流量和清晰度等；可以用表情、姿势来强化、补充、修正语言的不足，如促膝交谈，容易产生亲切感，促进感情交流，增强传播的效果；适用于在短时间内改变接受者的态度。

人际传播是最典型的社会传播活动，是人际关系得以建立的基础，也是人与人之间社会关系的直接体现。要进行良好的人际传播需注意：掌握尽可能多的符号及意义，熟练进行编码、解码；注意双方生活经验的不同；重视传播情境的制约；掌握谈话技巧、倾听技巧、提问技巧、观察技巧、反馈技巧和非语言传播技巧。

人际传播的主要形式就是面对面的传播，也可以借助某种有形的物质媒介，如书信、电话、电子邮件等。人际传播的主要社会功能表现在：① 获得与个人有关的信息；② 建立与他人的社会协作关系；③ 通过人际传播，达到认知他人和自我认知的目的。因此，人际传播是进行说服教育、劝导他人改变态度的重要手段。

基于人际传播媒体形式的差异，可进一步把人际传播划分为直接传播和间接传播两种形式。直接传播主要是通过口头语言、类语言、体态语言的传递进行的信息交流。间接传播是指在现代社会里的各种传播媒体出现后，人际传播不再受到距离的限制，可以通过电话、网络这些传播媒体进行远距离交流。

（二）群体传播

群体指的是由共同的利益、观念、目标、关心等因素相互联结，存在着相互影响作用关系的人群或社会集合体。群体是将个人与社会连接起来的桥梁和纽带。群体传播是指群体内部或外部的信息传播活动，群体传播多属于组织以外的小群体（非组织群体）的传播活动。目前常用的群体传播方法有专题小组讨论、自我导向学习和同伴教育等。

群体传播具有如下特点：① 信息传播在小群体成员之间进行，是一种双向的直接传播；② 群体传播在群体意识的形成中起到至关重要的作用；③ 在群体交流中形成的群体倾向能够改变群体中个别人的不同意见，有利于产生从众行为；④ 群体中的“舆论领袖”对人们的认知和行为改变具有导向作用。

（三）大众传播

大众传播（mass communication）是指职业性传播机构和人员通过报刊、广播、电视、电影、书籍等大众传播媒介向范围广泛、为数众多的社会人群传递信息的过程。其特点是：传播者既是个体又是团体，大多受过一定的专业训练，在专业化媒介组织制度下开展传播活动；传播对象面广量大，分布广泛；传播者与受传者之间的联系是间接的、松散的，因此传播是单向活动，没有灵活有效的反馈渠道；由于科技的发展，传播媒介日益复杂化和现代化，传播速度很快，具有大量生产信息和复制信息的能力；对受传者的立场、观点、态度、行为、文化素养等方面能产生较大影响。大众传播的基本功能为传播信息、引导舆论、教育大众、提供娱乐。随着科技的发展，大众传播已成为当今社会最为发达、发展最为迅速的传播方式。

（四）组织传播

组织传播（organization communication）是以组织为主体的信息传播活动，发生在组织之间、组织内部成员之间的信息交流活动，是有组织、有领导地进行的有一定规模的信息传播。其特点是：传播者以组织或团体的名义发布信息；信息大多是指令性、教导性和劝服性的内容；具体活动是在有组织有领导的情况下进行的；传播活动有一定的规模。现代社会中，组织传播已发展成为一个独立的研究领域，即公共关系学。

(五) 自我传播

自我传播(inter-personnel communication)又称人的内向传播、人内传播,是指个人接受外界信息后,在头脑中进行信息加工处理的过程,如独立思考、自言自语等。自我传播是人最基本的传播活动,是一切社会传播活动的前提和生物学基础。任何传播活动都必须经过个人的认知过程,才能引起心理-行为变化的反应。

三、传播模式

(一) 基本概念

模式是对事物在空间结构和时间顺序上进行的一种规范化描述,是人类把握和认识事物变化的有力工具。模式图可用于表明任何结构或过程的主要组成部分以及这些部分之间的相互关系,是直观而又具体地再现人类社会活动的理论描述方式。卡尔·多伊奇曾于 1966 年描述过模式的两个功能:① 模式具有构造功能,能揭示各系统之间的次序及其相互关系,使人们对事物的形象有一个较直观的整体认识;② 模式具有解释的功能,它能用间接的方式提供描述性的说明,如果改用其他方式表示则可能会相当复杂或含糊。在传播学领域中,模式占有重要的地位。

传播模式是指研究传播过程、性质和效果的公式。在传播学研究中,首先需要借助简化的形式再现传播现象,通过对传播现象进行系统、全面地考察来探讨传播的过程,进而探讨传播效果、传播过程各要素及其相互关系。这些模式既能对复杂的传播现象、过程和环节的高度概括和抽象,也能极大地激发人们的思维,使人们更好地了解、认识传播学以及研究传播学。

(二) Lasswell 五因素传播模式

传播的信息流通过程是从传播者到受传者。在传播学发展的不同阶段、不同模式中,可以看出从传播者到受传者之间关系所发生的变化。在传播学不长的发展历史中,传播学者曾构想和提出了许多的传播模式,从早期的传播模式建立到网络传播模式出现以前的各类传播模式,虽数量不下百余种,但均未摆脱线性传播的基本特征,即传播学的基本模式——Lasswell"5W"传播模式。

1948 年,美国社会学家、政治学家 Harold Dwight Lasswell 在一篇题为《社会传播的构造和功能》的论文中提出分析一个完整的传播过程只需回答以下五个问题:谁(who)、说什么(says what)、通过什么渠道(in which channel)、对谁说(to whom)、产生什么效果(with what effect),即"5W"模式,又称五因素模式。之后该模式被广泛引用,被誉为传播学研究经典模式,如图 7-1 所示。"5W"模式概括性强,对大众传播的研究起了很大的推动作用,但它忽略了"反馈"这一传播因素,有一定局限性。

Lasswell"5W"模式中五个传播的基本要素:

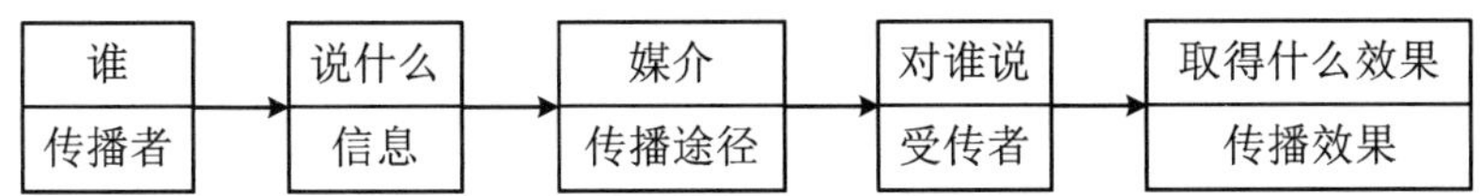

图 7-1　Laswell“5W”传播模式及其对应的传播过程中的要素

1. 传播者(communicator)　又称传者，是传播过程中信息的主动发出者。在传播过程中，传播者可以是个人(如卫生工作者、专家、教师、同伴教育者、电视节目主持人等)，也可以是群体或机构(如广播电台、报社、杂志社、影剧院、电视台等)。传播者承担着收集信息、加工制作信息、发布信息、传递信息和整理反馈信息的职能。传播者是相对于受传者存在的，二者相互依存又可相互转换角色。

2. 受传者(audience)　又称受者，是信息的接受者和反应者，是传播者的作用对象。与传播者一样，受传者也可以是个人、群体或组织，大量的受传者称为受众。受传者表面上是被动的，实际上他既能主动选择是否接受信息，也能够以各种方式向传播者发出反馈信息。受传者对信息有求真、求新、求近、求短的心理特点，总是对新鲜的、真实性的、周围的、短小精悍、一目了然的信息感兴趣。

3. 信息与讯息(information and message)　信息泛指人类社会传播的一切内容；讯息则是由一组相关联的、有完整意义的信息符号所构成的具体信息。讯息是一种具体的信息，通过讯息，传、受双方发生意义的交换，达到互动的目的。健康信息(health information)是与人的健康有关的信息，泛指一切有关人的身体、心理、社会适应能力的知识、技术、观念和行为模式。

4. 传播途径　又称传播渠道、传播媒介，是信息的载体，是传播信息的中间渠道，也是将传播过程中各种要素相互联系起来的纽带。通常可分为：① 口头传播，如演讲、报告、座谈、咨询等；② 文字传播，如报刊、杂志、书籍、传单等；③ 形象化传播，如图画、标本、实物、模型、照片等；④ 电子媒介传播，如电影、电视、广播、录音录像、幻灯、投影等；⑤ 综合传播，如行政立法、展览、文艺演出、卫生宣传日活动等。

5. 传播效果　是传播对人的心理和行为产生的有效结果。具体指受传者接受信息后，在知识、情感、态度、行为等方面发生的变化，通常意味着传播活动在多大程度上实现了传播者的意图或目的。依据传播的目的，健康传播的效果可分为以下四个层次：知晓健康信息，认同健康信念，态度转变，采纳健康行为。

(三) “7W”模式和情境传播

美国学者 Bray Docker 提出“7W”模式(见图 7-2)，强调情境在传播中的作用。例如，在防止吸二手烟的健康教育与健康促进项目中，禁止在公共场所吸烟，营造无烟、禁烟的情境可更好地保证健康教育的效果。

(四) 施拉姆双向传播模式

1954 年，美国传播学者威尔伯·施拉姆将传播过程描述为一种有反馈的信息交流过程，其理论被称为施拉姆双向传播模式。双向传播模式强调传播双方都是传播的主体，在传播过程中，传受双方的角色并不是固定不变的，一个人在发出讯息时是传播者，而在接受讯息时则又是受传者。

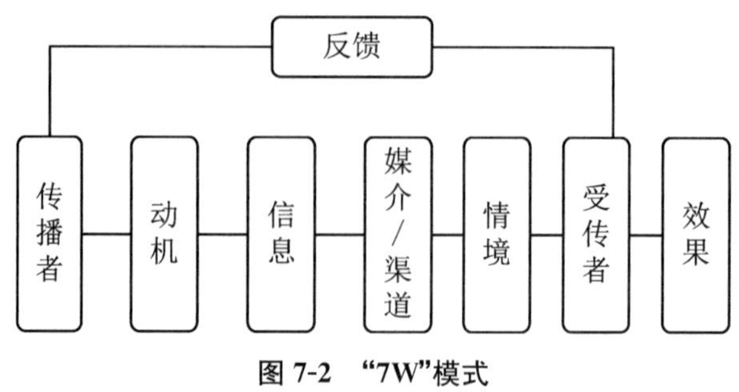

图 7-2 "7W"模式

四、传播关系与传播条件

传播关系是指人们通过信息交流和分享在传播活动中建立起来的相互关系。要想建立维持传播关系，达到传播迅速、信息准确、渠道通畅、效果良好的传播结果，必须注意共同经验范围、契约关系、反馈这三个基本传播条件。

1. 共同经验范围　又称共同经验域，是指在人际传播过程中，传播者和传播对象之间所具有的共同语言、共同经历和共同感兴趣的问题，即双方对传播所应用的各种符号应有大致相同的理解，这是维持良好传播关系的重要条件。因此，在健康教育活动中，健康教育从业人员需要根据受传者的受教育程度、生活背景和经历、性格特点、当地的风俗习惯等找到与其相通的共同点，拉近双方的距离，重视语言的科学性与通用性，找到共同语言常常是打开通往良好沟通的渠道，从而与传播对象维持良好的传播关系。

2. 契约关系　契约关系是在传播活动中，传播者与受传者双方之间相互依存的一种默契关系(或可以约定俗成，无需白纸黑字地立下法律意义上的契约)，传播双方以此来约束各自的传播行为。例如，专家受邀到一个中学做关于艾滋病健康教育的专题报告，专家与参加讲座的学生之间就属于这种关系；又如在健康心理咨询的活动中，心理咨询师与求助者之间的相互信任与理解的关系也属于这种关系。在传受过程中一旦缺乏这种默契，结果就只能是传而不通，通而不畅。

3. 反馈　反馈是反应和回馈的意思。传播学中的"反馈"特指受传者接受讯息后的心理和行为反应，并将这些反应返回到传播者，或者是传播者对这些反应的回收。传播者获知受传者接受信息后的心理和行为反应，反馈越及时、越充分，表达越准确，越有利于双方的信息交流与沟通，取得的效果也越好。在传播过程中，反馈可能是直接的，也可能是间接的；可能是受传者主动的反馈，也可能是传播者主动的收集。

五、健康传播效果及影响因素

（一）健康传播的效果

健康传播的效果是指受传者接受健康信息后，在知识、情感、态度、行为等方面发生的反应。按其可达到的难度层次由低到高依次可分为四个层次。

1. 知晓健康信息　是传播效果中的最低层次。主要取决于传播信息的强度、对比度、新鲜度和重复率等信息的结构性因素。知晓健康信息可促使受传者进行有效思考。例如，为了让小学生注意并知晓有关艾滋病传播途径的知识，在专题讲座上，专家反复播放内容为艾滋病传播途径的 flash 动画的视频，以生动、形象的方式吸引学生的注意，配以简洁、朗朗上口的口号，促使学生记住相关知识，提高对艾滋病传播途径的知晓率。

2. 认同健康信念　受传者对于传播的健康信息中倡导的健康信念产生认同，并产生以自己为中心的价值观念，这样才会真正影响到受传者的态度和行为，自觉或不自觉地依照健康信念行事。

3. 转变健康态度　态度是指对特定对象的认知、情感和意向中的比较持久的内在心理结构。态度的转变往往需要在知晓健康信息、形成健康信念认同的基础上发生。态度一旦形成即具有相对固定性，成为一种心理定势，一般不容易受外界影响而改变。

4. 采纳健康的行为和生活方式　属于传播效果的最高层次。受传者在知识增加、信念认同、态度转变的基础上，改变其原有的不利于健康的行为和生活方式，采纳有利于健康的行为和生活方式，从而对健康状况有正向的促进作用。

（二）影响健康传播的因素与对策

健康传播在它的每一环节上都存在有很多能直接或间接影响其传播效果的因素。依据 Lasswell“5W”传播模式，主要有五个方面影响健康传播效果，即传播者因素、信息因素、传播媒介因素、受传者因素和环境因素。

1. 传播者因素　健康传播者是健康传播的主体，既要具有健康教育意识，又要具有医学科学知识和必要的传播与教育技能，还要具有收集、制作与传递信息，处理反馈信息，评价传播效果等多项职能。因此传播者应注意：树立良好的形象；为受传者挑选科学、合适、有针对性的信息；熟悉业务内容；加大与受传者之间的共同经验域。

2. 信息因素　健康传播就是用健康信息来刺激受传者的健康需求、动机和行为，根据传播的目的和受众的需求科学地设计信息的内容，需要有针对性、指导性、科学性、准确性、通用性，结合目标人群选择热点话题。还要为信息选择合适载体，适当重复重要的信息，以多种方式反映信息，加强对反馈信息的整理分析工作，及时查找原因，提升传播的效果。

3. 传播媒介因素　在健康传播活动中，充分利用媒介资源，注意媒介渠道的选择与运用,使用两种或两种以上的传播媒介,使之达到优势互补,从而保证传播目标的实现,起到减少投入、扩大产出的作用。依据干预的场所、人群的特点、教育的目的等选择适当的媒介资源,一般情况下需要组合运用人际传播和大众传播的策略。

4. 受传者因素 受传者在心理特征、健康状况、社会文化背景等方面存在个体差异或群体特征,有着多样性的健康需求和信息需求。因此,在进行健康信息传播时应分析他们的健康需求,有针对性地选择传播策略与手段。建立信息反馈机制,收集、分析和研究受众的需求,根据受众的个体差异和群体心理特点制定健康传播策略。

5. 环境因素 传播活动赖以发生的自然环境(地点、场所)、社会环境(风俗习惯等)是影响健康传播效果的重要因素。要合理利用自然环境和物质条件,创造健康的社会环境,充分利用群体心理环境着手创造良好的传播环境。

第三节 健康教育的设计、实施与评价

健康教育是一项复杂的社会性教育活动,它在目标人群的人生三阶段(生命准备阶段、生命保护阶段和晚年生命质量阶段)均发挥着巨大的作用。健康教育活动不仅包括预防疾病、促进健康、改变生活方式和环境,还包括政策和策略的制定及相关的组织机构支持等。因此,每项健康教育的活动无论其周期长短都必须进行科学的、周密的规划设计,制订科学、合理、有针对性的健康教育计划。计划一般是由设计、实施和评价三部分组成,三者之间相互联系、密不可分。

一、健康教育的设计

(一) 计划设计的概念

计划设计是针对健康教育项目的目的、目标制定出来的达到目的、实现目标的计划和方案,是通过科学程序和适宜的方法严格开展的计划,这个计划包括拟采用的方法和实现目标的路径等。

健康教育的目的是针对大众存在的问题,采取一定的措施,帮助他们获得健康相关知识,采取有利的健康行为。健康教育计划即为解决问题的过程和程序。

(二) 计划设计的原则

1. 总体目标原则 计划设计必须确立正确的目标,为了确保目标的实现,健康教育活动必须紧紧围绕目标设计与实施。健康教育计划应有明确的总体目标(或称远期目标)和切实可行的具体目标(或称近期目标),兼顾计划的整体性和特殊性,以便保证取得低投入、高产出的结果。例如,一个控烟的健康教育项目,是为了配合实现慢性病防治的总体目标。

2. 优先性原则 在设计健康教育与健康促进计划方案时,要选择好突破口,

也就是要考虑能解决哪些问题，先解决什么、后解决什么，以免浪费了资源又不能获取满意的效果。

3. 前瞻性原则　计划的制订和执行要考虑长远的发展和要求，前瞻性目标要体现一定的先进性。

4. 灵活性原则　在制订计划时需要未雨绸缪、考虑全面，对于实施过程中可能发生的变故应保持预见性并预先制定应变对策，以确保计划的顺利实施，但又需注意不能因此随意更改计划。

5. 实际性原则　为了有效针对目标人群存在的问题进行干预，需在借鉴历史的经验与教训的基础上，同时开展周密细致的调查研究，掌握目标人群的健康问题、知识水平、思想观念、经济状况、风俗民情等一系列客观资料，因人而异、因地制宜地提出真正符合具体实际、有可行性的活动计划和要求。

6. 参与性原则　鼓励社区干部和群众积极参与项目的制定及项目的各项工作。

（三）计划设计步骤

1. 确定优先项目和优先干预的行为因素　优先项目的选择应遵循重要性、可行性、有效性原则。被确定为优先项目的健康问题应是对人群的健康状况、社会经济发展及社会稳定影响较大的，并且干预活动容易组织，干预目标的可实现程度较高，通过健康教育干预可使该健康问题获得明确的改善。确定优先干预的健康问题后，需要认真分析并区分引起健康问题的行为和非行为因素；区分行为因素中的重要行为与不重要行为，重要行为是指发生频率大、和健康有密切关系的行为。

2. 确定计划目标　目标可分为总目标和具体目标。总目标(goal)是项目的总体目标，又称为计划的目的，指计划执行后预期达到的最终结果。总目标具有宏观性和远期性。例如，以 35 岁以上成年人为目标人群的控制高血压健康教育项目中，总目标可以定为减少高血压病的发病率。具体目标(object)是指预期目标人群所达到的具体效益。具体目标需体现 SMART 原则，即具体的(specific)、可测量/考核(measurable)、可达到的(achievable)、可靠的(reliable)、有时间限定的(time phased)。健康教育的具体目标应能够对以下问题做出回答：

Who：对谁(目标人群)？

What：实现什么变化(知识、信念、行为、发病率等)？

When：在多长时间内实现这些变化？

Where：在什么范围内实现这种变化？

How much：变化程度多大？

How to measure：如何测量这种变化？

3. 确定健康教育干预框架　包含目标人群的确定、重点因素的确定、干预策略的确定等问题。依据对象与项目的相关程度可将其分为一级、二级、三级和四级目标人群。

一级目标人群：是健康教育计划希望他们采纳所建议的健康行为，以提升其健康水平的人群，如控烟项目中干预的一级目标人群是吸烟者。

二级目标人群：对一级目标人群有直接利益关系和重要影响的人，能激发或加强一级目标人群行为和信念的人，如目标人群的配偶、父母等。例如，在学校开展艾滋病健康教育项目时，二级目标人群为学生家长。

三级目标人群：受一级目标人群信赖和尊重的，对一级目标人群的知识、信念和行为有重要影响的人，如卫生服务人员、朋友和有威望的人等。

四级目标人群：对一级目标人群改变行为所需要的支持环境有作用的人，包括决策者、经济投资者等。例如，在学校开展艾滋病健康教育项目时，四级目标人群为学校领导、上级教育部门领导、资助项目的投资人员。

干预策略一般可分为教育策略、环境策略、社会策略和资源策略。在健康教育项目中，主要运用的是教育策略，让目标人群掌握健康相关知识。常见的分类有：信息交流类，采用人际传播、大众传播或综合性传播的策略手段，如个人指导、健康咨询、发放传单、展板宣传、公益广告等方式；技能培训类，如培训居民掌握测量血压的方法；组织方法，如社区行动。

4. 确定干预方案　包括活动内容、实施地点、方法、资源、时间安排，依据干预策略框架合理地进行设计与安排。

5. 组织干预活动工作队伍　除了专业的健康教育专业机构外，还应包含政府部门、宣传部门、教育部门、卫生医疗部门、社区基层部门等；工作人员以专业业务人员为主，适当吸收网络组织中的其他部门的专业人员。

6. 确定干预活动预算　制作经费预算应注重认真细致、科学合理，遵循弹性原则，避免资源浪费。

7. 确定监测与评价计划　监测与评价贯穿项目的整个过程，在计划设计时就应做好周密的监测与评价方案。

8. 形成评价　主要通过专家评估或模拟实验进行，评估计划设计是否符合实际。

二、健康教育计划的实施

实施就是按照计划施行健康教育活动以实现目标。在一项健康教育活动中，实施计划既是主体工作部分，也是重点和关键。制订好一个健康教育项目的计划后，必须依靠行之有效的各项健康教育干预活动来实现健康教育的目标。另外，这个阶段需要耗费大量的人力、物力、财力，时间跨度也较长，还特别强调多部门的协调与合作。

（一）计划实施前的准备

在开展实施工作前，首先需要回顾目标、细分目标人群、确定干预场所，为实施工作做好充分的准备。虽然对于每一个具体的健康教育项目的实施，其项目的目标、目标人群、干预场所及具体的干预活动等均存在程度不一的差异，但是从整体上看，通常会包括五项程序：制订实施时间表（便于合理安排项目周期内的各项活动）、控制实施质量、建立实施的组织机构、配备和培训实施工作人员、配备和购置所需设备物件和健康教育材料。

（二）社区开发

社区开发强调加强社区领导对项目的支持。通过当地政府的组织，提高社区群众参与活动的积极性，并充分利用社区的资源，依靠社区自身的力量实现项目目标。在社区开发中，政策的支持是最重要的资源。在项目执行过程中，社区开发应实现以下四个方面的目标：

1. 建立领导机构和执行机构，协调各部门的工作　建立一个高效、精干、权威的跨部门政策指导委员会，如健康教育协调委员会。执行机构的人员应熟悉业务工作，与大众媒介、社区组织密切协调，共同完成项目的各项工作。

2. 积极动员　鼓励群众代表和社区领导积极参与项目的各项活动。

3. 加强网络建设和部门间的协调　积极、全面推进项目的开展。

4. 制定政策支持项目的开展　这样才能维持项目实施效果的长久性。

（三）项目培训

培训活动一般包括计划、组织、实施、评价四个环节。完整的项目培训则需包括以下几个方面的内容：

1. 项目培训的重要性及原则　项目培训是为达到项目目标而建立与维持一支有能力、效率高的工作队伍的活动。可根据特定项目的目的、执行手段、教育策略及其他特定要求而对有关人员进行培训，以使他们都能成为合格的工作人员。

2. 人员培训计划的制订　① 确定培训的目的和宗旨，选择培训对象。② 编写培训计划、教学大纲及基本教材。培训计划应包括培训的目的及宗旨、课程设置及进度、课时分配及评价考核方法等具体内容。③ 培训内容与方法。主要包括针对特定危险因子的干预策略、政策、实施模式、评价手段、特定的健康教育知识与技术。

3. 培训计划的准备、组织和实施　准备工作会直接影响培训的实施与效果，通常应当包括学员的确定、师资的落实、教学场所和设施的落实、后勤服务工作等。

4. 培训工作的评价　评价是否达到培训的目的。

（四）以社区为基础的行为改变计划

以社区为基础的健康教育和行为改变计划是多种行为干预活动的整合。领导机构和执行机构的建立、政策的支持、网络建设与部门间的协调、干预人员的培训等都是进行社区健康教育干预的重要策略，也是社区干预成功的前提。

1. 科学、有效地制订详细计划　确定活动的领导和执行机构、活动进度、主要干预活动与手段、评价方案等。

2. 场所　教育干预的场所包括学校、工作场所、医院和社区（城市或农村）等。

针对患病人群或重点人群进行干预时，可通过大众传播的途径或政府的公共信息渠道将信息发布到特定人群中。

3. 对象　按照项目的目的确定干预人群的范围。

4. 策略　健康教育策略针对不同的人群会有所不同，对一般人群可通过大众传播，宣传周或宣传日的活动，各种竞赛、培训班，健康咨询、热线电话等途径向对象传播保健知识和预防疾病的措施；在学校可设置健康教育课程；对特殊人群采用办学习班、看录像、人际交流、示教、印发材料等方式。以对青少年进行控烟教育为例，对于从未吸过烟的青少年的教育一般可用大众传播的方式，对全人群则可采取无差别的普及方式；对成瘾性行为处于诱导阶段的青少年（吸烟未成瘾）还应以培训班或讲座的形式进行戒烟教育，施以团体心理辅导，增强其成功戒烟的信心；对吸烟处于成瘾阶段的青少年，要对其进行戒烟干预，采取行为矫正法配合心理疗法，必要时增加药物替代手段等。

5. 政策　除了利用教育和传播的手段进行健康干预，还应提供政策与环境的支持以及相应的卫生服务，促成和强化健康行为的形成。

6. 实施　分阶段施行，在开始阶段进行预实验，活动内容先少后多，干预场所由点及面。

7. 培训骨干　实施项目过程中应特别重视让培训干预管理人员、协调员及当地的关键人物（如当地主要领导、学校校长）发挥引导作用。

（五）项目执行的监测与质量控制

质量控制主要是指评估计划设计的科学性、可行性以及实施过程的优劣，它可以展现计划实施的动态发展过程，也可为项目的成败和计划改进原因提供解释的信息和参考依据。

实行监测与质量控制主要包含以下内容：

1. 评估健康教育计划执行者的知识和技能　项目工作人员的素质与实施质量有着密切的联系。评价的内容包括两个方面：专业和管理知识、基本技能。

2. 进行外部质量控制　建立专家小组审查制，保证计划执行质量。专家评审组通过查看计划实施记录的内容审查项目所选人员、活动、材料及执行步骤。另外，还需对实施设计、评价设计、资料收集步骤、大众传播媒介、仪器设备、干预方法和内容及特殊项目进行审查。专家小组审查在计划开展的早期阶段意义十分重大。

3. 加强内部审计　判断是否按项目要求投入资金，分配是否符合需要等。

4. 系统化的资料收集与保存　资料收集与保存的完整性体现着规划本身的质量。健康教育规划中每一项目的资料记录必须达到90%的完整性水平。

5. 意见反馈　及时收集社会各界及目标人群对规划执行情况的意见，可采用定性、定量调查研究方法来收集这方面的信息。

6. 质量控制　可组织社区领导和群众代表形成审查团参与项目实施的质量

控制工作。

三、健康教育计划的评价

健康教育评价指采用科学而且可行的方法，收集真实而完整的信息，对健康教育活动的计划、活动过程、活动效果进行评估，并与既定的标准或其他健康教育活动的情况进行比较，描述和解释活动的规划、执行过程和成效，为改善活动的决策提供依据。

（一）健康教育评价的概念

健康教育评价（health education evaluation）是对健康教育的客观实际与标准进行比较。通过比较，可确定客观实际是否达到标准以及达标的程度，显示当地工作的效果，为社会各界提供有价值的反馈信息。

（二）评价的内容

1. 健康教育干预是否适合目标人群？
2. 健康教育干预是否按规定程序进行？
3. 行为改变方法是否行之有效？
4. 健康教育干预需要多少成本？
5. 健康教育干预的效益如何？

（三）评价的类型

评价方法主要包括以下五个类型：

1. 形成性评价（formative evaluation）　在计划执行前或执行早期进行，通过收集信息，阐明社会问题或卫生问题的严重程度和性质，发现干预活动的有利条件和障碍，从而为计划的设计和发展提供参考信息，其目的在于使计划符合实际的情况。主要评估现行计划目标是否明确合理，指标是否恰当，计划是否具有可行性；执行人员是否具备完成该项目的能力；了解目标人群的基本特征及资料收集的可行性（预实验）等。形成评价的主要方法有文献法、统计表、资料回顾、特尔斐法（专家意见法）、专题小组讨论等。

2. 过程评价（process evaluation）　包括对组织、实施过程、管理、工作人员工作情况等进行评价，主要方法有查阅档案资料、目标人群的一对一深入访谈和现场观察等。过程评价的内容主要包括：① 针对个体的基本情况所进行的评价，主要包括开展了哪些健康教育项目，运用了哪些干预策略和活动，干预对象及参与者的满意度，目标人群对各项干预活动的参与情况如何等。② 针对组织的基本情况所进行的评价，主要包括哪些组织参加了活动，各组织间如何沟通，对参与的组织如何进行调整，是否建立完整的信息反馈机制等。③ 针对政策和环境的评价，主要包括哪一层政府或部门参与，在项目执行过程中政策环境方面是否有变化，这些变化对项目有何影响等。

3. 效应评价（impact evaluation）　评价的目的是确定干预的效果。评价主要包括：① 倾向因素。项目执行前后目标人群的卫生保健知识，健康价值观，对健康相关行为或疾病防治的态度，对自身易感性、疾病潜在威胁的认识等的变化情况。② 促成因素。卫生服务的可利用程度或实行健康行为改变时的资源可及性，以及相关的社会支持系统等方面的变化。③ 强化因素。与目标人群相关者对健康相关行为改变或疾病预防的看法、目标人群采纳健康相关行为时获得的社会支持及采纳该行为前后的自身感受和获得的好处等方面在项目前后的变化。④ 健康相关行为。干预前后目标人群健康相关行为是否发生改变、改变程度及各种变化在人群中的分布如何，如吸烟率、母乳喂养率等。

常用的效应评价指标包括健康知识均分、健康知识合格率、健康知识知晓率（正确率）、信念持有率、行为改变率，以及环境、服务、条件、公众舆论等方面的改变等。

由于健康教育的最终效果（健康状况和生活质量）是建立在知识、信念、行为的转变上的，且其最终效果产生的时间差异较大，短的只需数月，长的往往要几年、十几年甚至几十年才能表现出来，因此近期和中期的效果评价是健康教育计划评价的重要内容。

4. 结局评价（outcome evaluation） 一般等同于远期效果评价，是对目标人群的健康状况，疾病的发病率、患病率、死亡率，生活质量与生活环境的改善等方面的评价。

5. 总结评价（summative evaluation） 是前四种评价的综合反映和概括描述，能全面反映健康教育项目的成功之处与存在的不足，为今后的计划调整和项目决策提供依据。

（四）评价方案

在进行健康教育项目计划制定时，就必须考虑使用哪一种评价方案对项目效果进行评价。由于有多种评价方案可供选择，在选用时还需注意项目的资源、周期、技术、经费等的具体情况。为了便于理解与记忆各种评价方案，可采用以下字母代表各影响因子。

R（random）：随机化，采用随机化方法确定干预组（实验组）或对照组。

E（experiment）：指接受干预的人群，称为干预组。

C（control）：指在项目中不对其进行干预，用于对照的人群。

O（observation）：收集资料的过程。

X（treatment）：健康教育项目的干预措施。

1. 不设对照组的前后测试（EOXO） 是对干预对象自身表现的前后比较。该评价方案的优点为实际操作简单，能节省人力、物力资源，但其容易受到多种因素的干扰，从而影响对效果的准确认定。因此，该方案一般作为周期短或资源有限的健康教育计划的评价方案，如医院健康教育项目一般使用该评价方案。

2. 非等同比较组设计（EOXO，COO） 设立对照组的前后对比，但不是用随机化方法将研究对象分为干预组和对照组。该评价方案可以消除时间、测量与观察因素、回归因素对项目效果和结局的影响，使评价结果更科学、更准确。但是，这个评价方案对对照组和干预组的匹配度要求比较高，由于不是用随机化抽样的方法划分对照组和干预组，两组之间人员的匹配度容易受到影响，从而会出现由于选择因素而使项目效果的准确评估受到影响的情形。一般情况下，健康教育项目多采取此类评价方案。

3. 实验设计/完全随机设计(REOXO，RCOO)　将研究对象用随机化方法分为干预组和对照组。该评价方案不受选择因素影响，同时又克服了历史、测量、观察、回归因素的影响。从理论上来说，实验设计方法是最理想的评价方案，但在实际工作中操作困难，特别在学校、工作场所、社区中，随机化不容易实现。

第四节　健康教育的干预措施

健康教育干预是指健康教育项目中对目标人群已有的行为和生活方式施加一定的影响，结果是改变其已有的行为和生活方式中不利于健康的部分，建立有利于健康的部分，使之向有益于健康的方向转变。在健康教育干预过程中，行为改变的首要策略是信息传播，特别是人际交流和大众传播的相关方法是最常用的行为改变方法。其中，人际交流是健康教育最基本和最重要的途径之一，大众传播同样发挥着重要的作用。各种健康教育和行为改变方法具有不同的特点和规律。

一、人际交流干预

（一）人际交流干预的技巧

1. 谈话技巧　就是指要使用对方能够理解的语言和能够接受的方式，向对话者提供符合个人需要的信息。为达到信息传播的目的，要求健康教育者做到：尊重对方，语气和蔼；语调抑扬顿挫；用对方能听懂和熟悉的语言；语速适当，语言生动且通俗易懂，避免使用生涩的专业术语；适当重复重要的和不易理解的内容；围绕一个中心主题进行谈话，避免泛泛而谈；在谈话过程中注意对方的情绪和行为反应，及时取得反馈；恰当使用示范、举例与演示的技巧。

2. 聆听技巧　交流时目光要注视对方，注意力集中；用语言或非语言的方式表明自己乐于倾听的态度，如做出简单应答或微笑、点头等；让对方充分表达自己的看法，不轻易打断对方的说话；倾听时要学会理解对方的真实意图，领会对方的言外之意。

3. 提问技巧　为全面了解情况，维持交流的顺利进行，同时为了认识和澄清问题，以便有针对性地向对方提供服务和帮助，需要善于运用提问的技巧。提问一般有四种形式：① 封闭式问题。用于收集某些准确的信息，要求对方在有限选项中得出答案或做出简短、准确的回答。例如，问：你是否吸烟？要求对方回答“是”

或“不是”;你今年多少岁?要求对方回答出准确的数字。② 开放式问题。用于了解事情的过程、对方的感受、态度、知识等。回答这类问题需要比较详细的说明。③ 探索式或追问性问题。是对封闭式或开放式问题的继续提问,以了解更多的情况或发现隐藏在表面现象后面的真正原因。例如,在用封闭式问题:“你是否经常参加体育锻炼?”得到否定的回答后,可继续提问:“你不参加体育锻炼的原因是什么?”④ 诱导式问题。在问题中,答案明显或不明显地包含其中,引导对方说出提问者预期的回答。使用此类问题会导致收集的信息不准确,在工作中通常禁止使用。另外,提问中还应避免使用复合型问题(一个问句包含两个或两个以上的问题),这样容易使信息遗漏或结果不准确。例如,问:你父母经常和你一起参加体育锻炼吗?这里问句中含有“父亲”“母亲”分别和你参加体育锻炼的信息的收集,容易使回答者遗漏信息或给出含糊不清的答案。

4. 观察和非语言交流技巧　非语言交流是用表情、动作、目光、语调、手势和身体姿势等形式传递信息的过程。非语言交流和语言交流同样重要,一般它们是同时发生的。健康教育者要善于从对方的语气、神态、表情和姿势中体会他们的情感,而且特别要注意不要将自己不良的情绪带到工作中去,以免伤害到对方。

5. 反馈技巧　恰当运用语言、非语言的反馈,合理运用积极性反馈、消极性反馈、模糊性反馈、情感性反馈等反馈类型。例如,支持对方的观点时态度鲜明、微笑鼓励(积极性反馈);纠正对方的错误要婉转、耐心(消极性反馈);对于有些暂时难以给出明确答案的问题,不做正面回答,暂时回避,待了解更多信息后明确回答(模糊性反馈);在对方情感流露时,表示理解、同情,做出必要的反馈(情感性反馈)。

(二) 人际交流干预的基本策略

1. 动员　为了说服人们相信或接受传播者所传递的信息或行为,鼓励人们去了解更多的相关信息。动员一般采用广播、电视等大众传播媒介或集会、街头宣传等形式进行,有时也发生在个人之间。动员所提供的信息相对较少,并且带有强烈的主观愿望,只讲优点和好处,甚至有所夸张。

2. 提供信息　针对一般性或共性问题向个人或一组人群提供信息,信息必须是客观全面的,不掺杂主观意愿。

3. 咨询　一般是一对一或对一个家庭开展咨询活动,目的是向服务对象提供专业的信息与技术指导等健康服务,分析和澄清其所遇到的具体困难或问题,使其树立克服困难或解决问题的信心,最终在咨询人员的帮助下自己做出改变行为的选择或决定。

二、群体传播干预

针对目前常用的群体传播方法中同伴教育和自我导向学习的干预方法包括以下几种。

(一) 同伴教育干预

同伴指的是年龄相近(如同学),或具有相同背景、共同经验、相似生活状况(如同事、邻居），或由于某种原因而具备共同话题的人（如参加特定的活动、到特定场所的人们），也可以是具有同样生理特征、行为特征的人（如吸毒人员、性工作者、患某疾病的患者等）。健康教育中的“同伴”一般指的是具有同一健康需求的人们，如同为青少年，他们都需要学习有关预防艾滋病、控制体重、控烟、营养饮食卫生等方面的知识和技能。同伴教育，就是以同伴关系为基础开展的信息交流与分享，包括非正式的同伴教育及正式的同伴教育。

1. 非正式的同伴教育干预　随时随地都可以发生，只要有具有同伴特征的人向其同伴讲述自己的经历与体会，分享知识、观念、技能，引发对方的共鸣，从而影响同伴的态度、观念与行为，均属于同伴教育与干预。这种非正式的同伴教育，没有明确的教育目的，也没有制定严格的教育目标，按照方便原则，同伴们可自由进行交流并可随时变换信息传播的角色。

2. 正式的同伴教育干预　有明确的教育目标，需要经过严格的设计，周密的安排和组织，现在它已经成为健康教育中非常多见的教育干预方法。正式的同伴教育干预的特点是：教育者和被教育者的同质性可以使共同经验域扩大，容易平等交流；更容易使同伴彼此观念、行为产生影响，但对系统知识的交流传授较薄弱，这与同伴中的教育者本身不具备很强的专业知识水平有关；形式生动活泼，方式多样，总体上都是在宽松的氛围中学习相关知识和技能；经济实用，可弥补健康教育项目中专业人员的不足，节省教育资源。同伴教育的适用范围很广，但是也并非适用于所有的情况。一般来说，在特殊群体（如吸毒人群、性工作者）和青少年中开展同伴教育常会取得较好的干预效果。其组织实施包括：招募同伴教育者，招募人员与目标人群具有同质性、具备良好的交流技巧与责任心、有时间与精力投入同伴教育活动、在同伴中具备一定的健康行为规范；培训同伴教育者，通过培训，使他们明白项目的目的、掌握与教育实施有关的知识和技能、人际交流技巧等；实施同伴教育，做好组织与实施工作，可在学校、医院、社区、工作场所开展相关的活动；同伴教育评价，关注同伴教育实施的过程和同伴教育者的能力。

（二）自我导向学习法干预

自我导向学习法是一种自我教育干预方法，是指个体无论有无得到他人的帮助，都以个人责任为出发点，主动开发自己的健康需求，形成学习目标，并利用各种资源，选择、安排、执行适合自己的学习计划，评估自己的学习成果，以达到自我实现健康目的的学习方式。在社区开展的慢性病、职业病、常见病、多发病等健康教育活动中都很适用，包括以下类型：① 独立式学习，自主选择学习内容的学习；② 个人式学习，跟着广播、电视的电化教育自学；③ 集体式学习，和他人一起学习已确定的课程内容，如参加孕妇培训班；④ 小团体式学习，以自愿原则参加特定的学习组织，资源共享，学习内容弹性大，学习效果在四种方法中也最好。

三、大众传播干预

(一) 基本概念

运用大众传播媒介传播健康信息已成为重要的健康教育干预方法。当代大众媒介分为两大形态:一是印刷品媒介,如报纸、杂志、宣传栏等,对信息的准确性要求很高;二是电子媒介,如广播、电视、互联网络等。大众传播媒介的优越性首先表现在覆盖面大,传播信息快捷,可以突破时空界限。大众传播媒介也有其局限性,那就是为单向传播,反馈不及时,针对性不强。

(二) 卫生类报纸与杂志

报纸读者的选择余地大,可自由选择阅读的内容;信息可以重复查看,便于保存与检索。但其对阅读者的文化水平要求较高;信息传递速度不如广播、电视迅速及时;与电视、电影等媒介相比,不够生动形象,感染力较差。

卫生类杂志一般起到科普的作用,通俗易懂、深入浅出。阅读杂志要求读者具有一定的文化水平、理解能力和专业知识。与报纸相比,杂志更容易保存,信息量更大,并且印刷精良、图文并茂、色彩艳丽、有较强的感染力。

(三) 与健康、医药卫生有关的广告

广告中所含健康信息一般简洁明了、生动形象、感染力好,但需注意重复刺激容易导致受众出现视觉、听觉疲劳。

(四) 卫生广播与电视

广播覆盖面广、传播速度快、可超越空间界限,能最广泛地接受听众,广播的传播对象不受文化程度限制,口语化表达,容易引起听众的共鸣。但利用广播传播的信息不易被保存,不如电视生动形象,属于单向传播,难以反馈信息。

电视宣传生动有趣,如把电视节目与当地活动结合起来,并通过小组讨论扩大其影响时,电视在健康教育中的作用会更加明显。电视覆盖面比较广,电视节目的录像带可以复制,信息能够留存,但保存还是不够方便。另外,由于设备价格昂贵,贫困地区的群众无法承受。再者,电视屏幕小,收看人数有限;电视节目播放时间和内容都是固定的,选择余地小,观众处于被动收看的地位。

(五) 其他传播媒介

1. 展览　展览可以利用多样化的材料吸引观众,如图片、故事、案例等多样化的表达。

2. 宣传册　通过编印宣传册传播简单、核心的健康信息也能取得良好的效果。

3. 录音　把广播节目录制下来,可重复收听或播放给其他没有听过的人听。

4. 童话故事　借助童话中的虚构故事来教育儿童,使他们明白什么是正确的行为方式。

5. 谚语　卫生谚语在健康传播实际工作中的应用十分广泛。

6. 示范　把理论和实际操作结合起来，生动活泼。

四、健康管理干预

（一）概念

健康管理是指对个体及群体健康进行全面监测、分析、评估、提供健康咨询和指导，以及对健康危险因素进行干预的全过程。目前，相对狭义的健康管理是指基于健康体检结果，建立健康档案，给出健康状况评估结果，并有针对性地提出个性化健康管理方案（处方），由专业人士提供一对一咨询指导和跟踪辅导服务，使客户从行为方式、生活习惯、社会、心理、环境、营养、运动等多个角度得到全面的健康维护和保障服务。因此健康管理也是健康信念、健康相关行为和生命过程的干预管理。

（二）适用范围

健康管理干预充分运用了健康管理学、预防医学及行为医学的理论和方法，通过多种健康干预策略，纠正人们不良的生活方式和习惯，控制健康危险因素。因此，一般多用于中老年人的健康指导、慢性病的预防控制、高危人群和重点人群的疾病预防、企业职工的健康状况评价和健康管理及健康保险等。

（三）健康管理干预的基本策略

1. 健康监测　是对特定人群或人群样本的健康状况的定期观察或不定期调查及普查。健康管理过程中的健康监测是对健康危险因素进行观察，以掌握其健康及疾病状况。健康监测的基本内容包括：建立健康档案、动态健康监测、干预效果评价、专项健康管理和疾病管理服务等。

2. 健康风险评估（health risk appraisal，HRA）　是指评估某一个体未来发生某种特定疾病或因某种特定疾病导致健康受损甚至死亡的可能性。健康风险评估是建立在健康风险识别、健康风险聚类和健康风险量化的基础上的。按照评估的功能可以将健康风险评估分为一般健康风险评估和疾病风险评估。一般健康风险评估是指针对健康危险因素对个体做出的健康风险评估，疾病风险评估是指针对特定疾病及疾病相关危险因素对个体的疾病风险、疾病进程和预后所做的评估。

3. 健康相关行为干预　因为从健康向疾病的转化过程是多种复杂健康危险因素协同作用的结果，而在众多的健康危险因素中的大部分因素，尤其行为因素是可以干预的，这种可干预性是健康相关行为干预的基础。健康相关行为干预的形式主要分为个体干预、群体干预、临床干预、药物干预、一般行为干预、生活行为方式干预、心理干预及综合性干预等。健康管理过程中的健康相关行为干预强调个性化，即依据个体的健康危险因素，由健康管理师进行个体指导，设定个体行为改变目标，并动态追踪效果。另外，还需要提供长期的监督随访，注重干预效果评价，不断调整干预计划和干预措施。

五、教育培训干预

健康教育人员运用教育的手段针对干预对象的需求进行保健知识和技能的培训，以逐步达到行为干预的目的。

（一）培训常用的教育干预方法

1. 讲座与演讲法　讲座属公众传播范畴，具有目的明确，准备充分、系统性强、论证严密、条理清楚、说服力强、受众面积大、信息传递直接迅速的优点。其缺点是受传者通常较被动，传播过程中缺乏充分交流与反馈，传播内容不易留存。讲座的效果与主讲者的素质有关，一是其知识的积累程度，二是其演讲技巧。

演讲的目的就是为了启迪听众、影响群众，引起他们的共鸣，激发他们的行为改变。演讲的效果应体现在以下三方面：① 原先赞同此健康信念的人持更加赞同的态度。② 原先一无所知或知之不多的听众能知晓并赞同所宣扬的观点。③ 原先不同意己方观点的人看法被改变。演讲干预的成功更多地取决于演讲者的魅力，其自身形象至关重要。另外，演讲的信息的质量也很关键。演讲者在演讲前的准备工作应当包括：① 每一次演讲都有明确的目的，熟悉自己所讲的内容，了解听众的基本情况，这有助于讲演者决定采取的态度、运用的语言和表达方式。② 精选演讲材料，尽可能采用一些当地的事例、数据，提出符合听众实际情况的建议。③ 选用合适的辅助工具，如多媒体、投影仪、白板、白纸等。④ 具备敏锐的观察力和应变能力，从听众的举止、表情、声音上即可获悉他们对演讲的反应并能随机应变。⑤ 语言技巧，即口才的运用，要注意语义、语音、语调、语速的重要性。在演讲中，应该有高潮也有低潮。高潮时，音色明亮些，发音有力些，语速加快；低潮时，音色深沉些，语调平稳些。⑥ 演讲的非语言技巧是指运用姿势、手势、目光等体态语来传递信息的方法。

2. 小组讨论法　学员可以就特定的问题展开讨论，达到相互受益的目的，使所有学员都有机会参与讨论，教师和学员、学员和学员之间可以相互交流意见和经验，可以用来发现和解决问题，并有利于提高认识能力和帮助转变观念与态度；缺点是教师需具有很强的引导和控制讨论的能力，而且相对费时。

3. 头脑风暴法　培训对象在没有预先准备的情况下即刻回答教师提出的问题，可促使其进行快速思考。通过头脑风暴能够很快得出有助于解决问题的各种方法、建议或意见。

4. 案例分析法　其实质与病案分析相同。案例分析可以由个人独立完成，但最好还是分成小组进行，这样参与者之间可以取长补短，并从案例中学习成功经验，剖析不足与失败的教训。

5. 角色扮演法　角色扮演是一种模拟或演示的方法，通常由 2～3 个志愿者为大家再现某个现实生活中的真实场面，表演结束后大家共同展开讨论。该形式生动活泼，能充分调动培训对象的积极性，有助于他们观念与态度的转变，与小组讨论法的作用基本一致。

（二）教育干预方法的选择

选择什么教学方法进行培训是由培训目标、培训方法和培训内容决定的。一般来说，讲座常用于学习系统知识，但在学习操作技巧、决策能力及交流技巧或培养态度等方面的效果有限。学习操作技巧最有效的方法是示范或现场实践；培养态度最好的方法是小组讨论、实习和角色扮演；沟通技巧可以通过示范、角色扮演、小组讨论等进行培训；学习决策技巧的最好方法是案例分析、小组讨论和现场实习。

专栏 7-3　视听教育干预

视听教育，又称电化教育，是指运用作用于目标人群视觉、听觉的传播材料，向受教育者传播健康信息、进行教育干预的方式。视听手段通常作用于很有限的人群，如教室里的学生、门诊患者。有些视听手段为有声教具，如盒式录音带、唱片等；有些为视觉读物，如教科书、标语、挂图、黑板报、幻灯片等；还有一些材料既可视又可听，如电影、录像等。视听手段形式新颖、生动形象，群众喜闻乐见，其传播材料还可以被大量复制，广泛使用。

1. 卫生教科书　卫生教科书能强化人们头脑中已有的知识，能为那些对某个健康问题或某种保健方法特别感兴趣的人提供辅助信息，以及为某些未能从其他渠道获得健康信息的人提供系统性信息。但是，对文化水平较低的人群作用不大，即使对文化程度较高的人们来说，当这些书中充满了只有专业人员才能理解的术语时，其产生的作用也会受到限制。

2. 电影　电影是健康教育中常用的传播媒介，电影生动形象、音响效果好，寓教育于娱乐之中，深受群众欢迎。从卫生影片中人们不但可以学到新的知识，还可以巩固已有的行为，特别是有行为改变倾向存在时，卫生影片能促成行为的改变。

3. 录像带、VCD　内容丰富，知识系统，生动性、娱乐性以及表现性较强，特别适用于传播操作技巧、生命知识等。

4. 幻灯和投影　用照相机摄取，但不印成照片，而是制成透明的负片，将图像反射到墙上或屏幕上时，图像可放大，容易使人们从心理上增加对此健康问题或社会问题的重视。

5. 其他健康传播材料　其他健康传播材料可以是综合宣传册、折页、板报、flash 动画、展板、电视宣传片、公益广告等多种形式的交叉组合。

六、个体化行为干预

个体化行为干预是指健康教育工作者针对受教育者的某一不健康行为和具体情况，通过向其传播健康知识并教授保健技能，说服其改变不健康的行为与生活方式的过程。在个别指导中,教育者和被教育者往往构成说服与被说服、干预与被干预的关系,教育者在指导的过程中要依据反馈信息及时调整自己的传播方式与内容,促进相互理解与信任,从而有效地改变对方的“知”“信”“行”,这是健康教育工作中常采取的行为干预手段。

(一) 主要方法

1. 论证法 包括:① 例证法,即举例说明。② 引证法,就是用已知的公认的道理、原则做论据来证明个别性的论点。③ 喻证法,就是用比喻来说明道理。④ 对比法,一种是将发生在同一时期、同一区域的两种性质截然相反或有差异的事物进行比较的方法。通过这样的对比,对错误的事物予以否定,对正确的事物予以肯定叫横比;另一种是将同一事物在不同的时间、地点的不同情况进行比较,即纵比。⑤ 类比法,就是将与所论证的问题相类似的另一件事与之进行比较。⑥ 归谬法,是从反面论点引出错误结论来说明道理的方法。

2. 诱导法 诱导法适用于善于思考、有一定文化程度的对象,让劝导对象自己去体验、领会。

3. 样板法 树立起鲜明生动、形象具体的典型样板,从正反两方面举例来启发引导劝导对象。用正面榜样进行正面诱导,借反面典型给对象以警戒或启迪。

4. 活动体验法 组织实践教学,在教学实践中获取相关知识和技能。

(二) 应用

1. 社区教育 “一对一”的指导干预方法针对性强、干预效果好,但覆盖范围比较小,可普遍应用于社区健康教育的家访中。

2. 学校教育 教育计划个别化,可按学生的健康需求进行指导教育。

3. 医院健康咨询 由医生、护士和其他卫生工作者开展的个别咨询。

4. 电话咨询 电话咨询具有便捷、个体化、保密性强的优点。

专栏 7-4 世界健康教育发展趋势

1988 年,在美国休斯敦召开了第十三届世界健康教育大会,大会的主题是“人人参与卫生保健”,通过论文交流与学术讨论,明确了世界健康教育的四大发展趋势:观念更新、人人参与、传播与教育并重、行政干预。

这一发展趋势的确定让“大卫生”观念深入人心,并将注重培养良好健康行为与纠正不卫生习惯结合起来,有力推动了健康教育和健康促进的发展。

阅读 多动症的行为引导

多动症是一种由于大脑功能轻微失调而导致的行为异常的疾病,是儿童期常见的一类心理障碍,又叫“儿童注意力缺陷多动障碍”。主要表现为与年龄和发育水平不相称的注意力不集中和注意时间短暂、活动过度、情绪不稳及冲动任性。

随着行为决定健康的思想日益深入人心，行为引导在多动症的治疗中也发挥着非常重要的作用。例如，积极引导孩子消除精力过剩，对活动力强的儿童要进行正面引导，使他们将过剩的精力能释放出来，可以带领他们多参加体育运动，如跑步、打球、爬山、郊游等；培养孩子集中注意力的能力，对好动的孩子应逐步培养其集中注意力的能力，可以从做游戏、听故事开始，逐渐延长其集中注意力的时间；也可把他们安排在教室的第一排座位上，以便在上课时能随时监督和指导，如果孩子在集中注意力方面有所进步，还应及时给予表扬和鼓励；养成有规律的生活习惯，对好动的孩子应从小培养其有规律的生活习惯，要按时饮食起居，保证充足的睡眠时间，不应迁就儿童的兴趣而让他们看电影、电视至深夜，以致影响睡眠；培养孩子的自尊心、自信心，对于这类儿童，应耐心、反复地进行教育和帮助，培养他们的自尊心和自信心，消除他们存在的紧张心理，帮助他们提高自控能力；及时表扬，当儿童出现了我们期望的行为时，应及时表扬行为，而不应含糊其辞地表扬其整个群体；耐心引导，儿童对一切事物都感到新奇不解，所以大到冰箱、彩电，小到一根针、一粒石子，他们都要摸一摸、玩一玩，其实他们是在有意无意地探索世界的奥秘。每一次行为的结果总是给儿童带来一定的体验，好的结果使儿童充分享受欢乐，从而趋向这种行为。一般而言，年幼儿童的行为多带有冲动性，注意力分散，好动。随着年龄的增长，在正确的健康教育与引导下，他们会逐渐学会控制自己的行为，按照规章制度来约束自己的行为。

（秦　莉）

第七章习题及答案

第八章　健康管理与行为改变

案例 8-1　李某为什么会出现身体不适?

李某,男,45岁,上海某银行高管。他因工作关系调到异地任银行行长,不久突然出现头晕、心慌,及时到医院就诊。检查发现除血压高以外,他的血糖和血脂也轻度增高。后服用抗高血压的药物,但效果不好,血压波动性大。患者开始出现睡眠不好,身体不适增多。反复就诊检查却未查出其他器质性病变,后邀请心理科会诊。专家建议规律作息,改善睡眠;调整心态,缓解工作压力,调整好工作和生活之间的矛盾;参加适度的体育运动和健康的休闲活动;合理膳食,注意饮食结构,尽量避免饮酒和暴饮暴食;针对焦虑的情绪,适当地服用一些药物。三个月后,李某血压指标平稳,血糖和血脂恢复正常。

思考题

李某采用哪些干预方法改善身体不适症状?

健康是人的基本需要,是人生最根本的财富和最大的"资源",没有健康就没有一切,因而健康需要良好的管理。现代健康管理目标就是针对健康相关因素进行全面检测、评估、干预、管控和健康促进,改善人的生活质量,增加人的期望寿命。健康管理学则是专门研究人的健康与影响健康的因素以及健康管理相关理论、方法和技术的新兴医学学科,是对健康管理理论与实践的概括和总结。

第一节 什么是健康管理

一、健康管理的概念和意义

（一）什么是健康管理

健康管理（health management）的一般概念是指对个人或人群的健康危险因素（health risk factors）进行检测、评估与有效干预的活动。

现代健康管理广义上是基于现代管理理论和新型健康理念，运用信息技术和医疗保健方法对各类人群的健康状态与疾病危险因素进行全面监测、分析、评估、预测、预防、维护，发展个人和家庭的健康保健技能，增进其健康品质的健康干预过程。其宗旨是调动个人及集体的积极性，有效地利用有限的资源来实现最好的健康效果。

狭义的健康管理概念则是指基于健康体检结果，建立健康档案，做出健康状况评估，并有针对性提出个性化健康管理方案（健康处方）；同时，由专业人士提供一对一咨询指导和跟踪辅导服务，使客户从行为方式、生活习惯、社会、心理、环境、营养、运动等多个角度得到全面的健康维护和保障服务。可以说，健康管理也是一个关于健康信念、健康相关行为和生命过程的干预管理。

（二）健康管理的意义

美国密执安大学健康管理研究中心的研究表明：美国经过二十多年的研究得出了这样一个结论，即健康管理对于任何企业及个人都有这样一个秘密，即 90％和 10％。具体地说是 90％的个人和企业通过健康管理后，医疗费用降到原来的 10％；10％的个人和企业没有进行健康管理，医疗费用比原来上升了 90％。日本是众所周知的长寿之国，多年来平均寿命居世界第一，他们的长寿之道与其重视健康投资有关。日本家庭普遍享有健康管理机构的保健医生的长期跟踪服务，建立家庭健康档案，进行家庭的健康管理。因此，健康管理不仅是一个概念，也是一种方法，更是一套完善、周密的健康服务程序，其目的在于使所有人更好地拥有健康、恢复健康、促进健康，同时节约经费开支，有效降低医疗支出。

纵观世界任何一个国家，首脑和政要以及一些社会精英人士虽然承受着更多的环境和工作压力，但他们普遍的健康状况并未因此而变差，且大多都是延年益寿的“高手”，主要原因就在于他们参与健康管理且拥有提供长期服务的私人保健医生。

医学研究发现，当前心脑血管疾病、恶性肿瘤、糖尿病、冠心病等慢性疾病已成为导致人类死亡的主要原因，若能通过健康管理途径及早发现，这些疾病的治愈率和控制率可达到 90％，并可节约医疗费用的支出，减轻个人、国家和社会的负担。而导致疾病发生和早亡的主要原因——不良行为与生活方式也可通过有效的健康管理与行为干预得以改变。如今，随着生活水平的不断提高，越来越多的人不再仅仅满足于“无病”状态，而是追求更好的生活质量，希望不仅活得长，更要活得好。健康管理是建立在个人健康档案基础上的个体化健康事务管理服务，它建立在现代医学模式和信息化管理技术模式之上，是从生理、心理、行为、社会、环境等多角度来对每个参与者进行全面的健康风险评估和健康干预、健康保障服务，它可以帮助、指导人们成功有效地把握与维护自身的健康，从根本上改善人的生存与发展质量。

二、健康管理的历史与发展

（一）健康管理的由来

20 世纪 30 年代，美国实业家 Edgar Kaiser（埃德加·凯泽）依据医学博士 Sydney Garfield（西德尼·加菲尔德）的建议，为员工制定了一个名为“Permanent”的健康计划，组织一个专门的医生团体提供服务，开展并建立了在预付费基础上的医疗服务模式。医生按员工人数收取定额费用，该做法在很大程度上促使医生更加关注员工的职业安全和日常保健，提高工作效益。因为只有员工少得病、有病早治疗，才能从整体上降低医疗成本，获得更大效益。这种模式后来被称为“健康管理模式”（health management model）。

（二）健康管理在国外的发展

20 世纪六七年代美国保险业率先提出健康管理的概念，医生采用健康评价的手段来指导患者自我保健，有效地降低了慢性病的发病率，而且大大降低了医疗费用，同时也为保险公司降低了风险，为健康管理事业的发展奠定了基础。20 世纪 90 年代，一些企业决策层意识到员工的健康直接关系到企业的效益及发展，这种觉悟使健康管理第一次被当成一项真正的医疗保健消费战略，企业决策层开始以员工健康为投资导向。为此，美国许多知名企业给员工进行健康管理，包括制造业、服务业和保险业等。据统计，有 7 700 万的美国人在大约 650 个健康管理组织中享受医疗服务，超过 9 000 万的美国人成为 PPO 计划（Preferred Provider Organization 的缩写，即“优先提供者组织”，投保人可以自选医疗机构，就服务收费进行议价，已成美国商业医疗保险市场中最流行的方式）的受益者，这意味着每 10 个美国人就有 7 个享有健康管理服务。与此同时，德国、英国、法国、芬兰、日本等国家逐步建立了不同形式的健康管理组织并积极实施健康管理。健康管理研究与服务内容也由最初单一的健康体检与生活方式指导，发展到目前的国家或国际组织（如欧盟）全民健康促进战略规划的制定、个体或群体全面健康检测、健康风险评估与控制管理。进入 21 世纪后，健康管理开始在发展中国家逐渐兴起与发展。

目前，健康管理在众多国家快速兴起与发展的主要原因是，近几十年来世界范围内城镇化速度加快，老龄化加速，疾病谱变化明显，即感染性疾病与母婴疾病发病的减少、慢性非传染性疾病死亡人数占总死亡人数比例持续上升，成为威胁人类健康的主要问题。慢性非传染性疾病与不良行为、生活方式密切相关，对控制慢性非传染性疾病的增长来说，传统的临床医疗模式（诊断、药物和手术）和传统的预防医学（预防接种和母婴保健）都难以解决，因此出现了以健康教育与咨询、健康危险因素监测与控制、健康体检与评估以及不良行为干预为主要内容的综合健康服务行业，并以此催生和带动了健康管理新兴行业的发展与学术理论的进步。近年来，随着实际业务内容的不断充实和发展，健康管理逐步发展成为一套专门的服务系统和运营业务，并开始出现区别于医院等传统医疗服务机构的专业健康管理公司，并作为第三方服务机构与医疗保险机构合作或直接面向个体需求，提供系统专业的健康管理服务。

（三）健康管理在中国

健康管理在我国尚属新概念。从 20 世纪 90 年代起，国内研究人员开始了理论与实践的探索。1994 年，中国科学技术出版社出版的、由苏太洋主编的《健康医学》专著中，将“健康管理”作为完整的一章，比较系统地表述了健康管理的初步概念与分类原则、实施方法与具体措施等。但健康管理在中国的真正兴起是自 2000 年以来，受西方发达国家，特别是美国、日本等国发展健康产业及开展健康管理的影响，以健康体检为主要形式的健康管理行业开始兴起；发达国家健康管理的理念、模式、技术与手段传播开来并被引入；开始研发和应用相关产品技术（如体检软件等）。特别是 2003 年以后，随着国民的健康意识和健康需求的进一步提高，健康管理中的体检及相关服务机构明显增多，行业及市场化推进速度明显加快，并逐步成为健康服务领域的一个新兴朝阳产业，健康管理行业的快速兴起与发展，催生并推动了健康管理新学科与相关学术机构及平台的建立。

在 2003 年 12 月 25 日，由原卫生部、劳动和社会保障部以及中国保险监督管理委员会三大部委联合举办的“健康管理与健康保险高层论坛”上，首次正式倡导“健康管理”的理念与实践。中国人民健康保险股份有限公司是国内首家将“健康管理”理念引入保险领域的保险公司，该公司已经逐步建立起一套日渐完善、有一定的市场接受度的健康管理服务模式，包括健康危险风险评估分析、健康危险因素的干预、健康教育、健康生活方式指导与疾病管理，以及医疗服务过程事前、事中、事后全流程医疗成本管理服务体系，除了为客户提供传统的健康保障外，还为客户提供全方位的健康管理服务，引领了专业健康保险的发展方向。自 2005 年以来，有关学会、协会申请成立了健康管理相关学术机构，如中华医学会健康管理分会、中华预防医学会健康风险评估与控制专业委员会等；北京、广东、福建、山东、海南、湖北、浙江、天津、四川、上海、重庆等省市已经相继成立了中华医学会省级健康管理学分会或协会；《中华健康管理学》杂志也于 2007 年创刊发行，从事健康体检及相关服务人员达到数十万人。但健康管理在我国发展的时间不长，学科理论体系与相关技术方法不够完善，完整的健康管理医学服务模式还没有形成，相关产业规模也比较小，主要以健康体检及相关服务为主，缺乏系统的技术标准和行业规范，总体处在初始发展阶段。2008 年中国科技部公布并组织实施了第一个健康管理国家科技支撑计划课题——中国人个人健康管理信息系统的构建与应用。健康管理学与健康管理相关产业正在成为我国现代医学创新体系的重要组成部分和国民经济新的支柱产业之一。

相比之下,健康管理的学术理论研究和学科体系建设明显滞后,因此制约了健康管理产业或行业的规范、协调和可持续发展。中华医学会健康管理学分会的成立、各省市健康管理学分会的成立和《中华健康管理学》杂志的创刊,表明健康管理学作为一门新兴学科已受到政府和学术界的关注与认同。

(四)健康管理的创新发展

健康管理服务是在传统医疗服务的基础上,伴随社会、社会经济发展和人们精神物质需求增长而形成的现代服务方式之一。我国近年来在这方面已有实践,北京某健康管理医院探索了深度体检与精细化个性化体检模式,健康管理服务也随之得以兴起与发展。2012年,慈铭集团成立了奥亚健康管理医院,形成了由私人医生主导的会员制健康管理模式——"慈铭模式",服务内容包括深度体检、健康评估和健康风险评估、私人医生一对一全程服务、个性化健康干预方案和综合性的养生保健服务等。其主要特色体现在:

1. 推行私人医生一对一的健康服务　私人医生团队有多学科专家作为技术支持,有顶级大医院的就医绿色通道作为医疗保障。

2. 体现"全人全程"医学照顾理念　以人为中心,以人的生理、心理、行为、社会适应性等多维度健康为目标,以生命周期全过程的健康干预为手段,实现全方位的疾病防治、医学照顾和健康维护。

3. 从器官医学向保健医学转化　关心的不仅仅是器官病变,更注重器官功能的早期监测、疾病风险预测,以及早期维护与功能医学保健。

4. 从单纯医院模式或健康体检模式向现代健康管理模式转化　健康服务覆盖人的整个生命周期,内容包含了人的全部的健康需求,如高危因素的监控、生活方式的管理、健康消费的指导、家庭微环境的健康促进、亚健康的养生保健等。健康管理师几乎负责了传统医院未能重视的所有健康问题。

5. 从"下游"的疾病治疗模式向"上游"的危险因素干预模式转化　从疾病的"三级预防"向健康危险因素的"零级预防"前移(是指疾病的危险因素还未出现前的预防、保健和危害健康行为干预)。

伴随信息技术的迅速发展,物联网时代、大数据时代的到来,健康管理也进入了数据化远程管理时代。家庭健康管理终端、智慧健康管理系统、物联网慢病防治等新型的健康管理模式也开始越来越多地出现在我们的日常生活中。

(五)健康管理发展中存在问题

健康管理虽然在国际上出现已有三十余年,但目前还没有一个公认和统一的定义、概念及内涵表述。健康管理学迄今为止在国际上还没有形成完整的学科体系,各国研究的重点领域及方向也不尽相同。健康管理发展中的问题主要表现在:

概念不统一；学科及学科体系不完善；各国职业范畴与服务模式不尽相同；技术标准与操作规范亟待建立；服务提供与实施路径缺乏；相关产业与机构发展不平衡；在美国等国家健康管理与医疗保险结合得十分紧密，而在我国结合不够广泛和紧密等。总之，健康管理的理论和操作体系尚未完善，国家在政策层面上还缺乏强有力的支持和引导。根据党的十八届五中全会战略部署，为推进健康中国建设，提高人民健康水平，加强健康管理，国务院印发实施了《"健康中国"2030 规划纲要》，这体现了国家在政策层面开始支持引导健康管理，但体系尚不完善，健康管理的机构组织还需要建立行业规范，确定技术标准和实施路径。尽管如此，这仍是健康管理在我国迈出了可喜的一大步，健康管理的发展道路曲折，但前景辉煌、充满希望。

三、健康管理的服务对象

（一）健康人群

健康人群是指在健康人群中希望保持并提升心身健康水平的群体。该群体认识到了健康的重要性，但是健康保健知识与技能不足，希望在健康知识和健康保健技能方法等方面得到科学、系统化、个性化的教育与指导，并拟通过定期健康评估和健康行为管理干预，消除早期危险因素，保持低风险水平，持续改善健康状况，充分享受健康人生。

（二）亚健康人群

亚健康人群是指希望定期得到健康与疾病风险评估及健康改善指导的亚健康群体。在健康顾问(health consultant)或健康管理师指导下定期监测与评估当前的健康状态，有意识地参与健康促进计划，控制和消除导致亚健康的因素，进行疾病预警及防治，提高工作效率和健康水平。

（三）高危人群

高危人群是指有明显高危倾向并需要立即获得健康状况改善的群体。他们需要定期得到健康与疾病的危险性评估，并在健康管理师或全科医生的指导下密切监视危险因素，减低疾病风险，并及时采取干预措施，预防疾病的发生。

（四）已患病人群

已患病人群是指患病后在治疗的同时希望积极参与自身健康改善活动的群体。他们既需要有效地控制疾病，还需要对生活和行为方式等方面进行干预管理，监测并遏制健康危险因素，降低疾病风险水平，延缓疾病的进程，提高生命质量。

（五）特殊人群

特殊人群是指处于生命过程中人的生理、心理、社会特征转变期，需要分阶段进行健康管理的人群，如婴幼儿、学前期儿童、"五期"女性(孕期、产期、哺乳期、经期、更年期)、中老年人以及需要定期进行健康体检的特殊职业人群。他们可以通过健康教育，适量运动，改善膳食结构，加强营养，调整心理，改变行为与生活方式等促进心身健康。

四、健康管理的步骤与流程

(一) 健康管理的基本步骤

健康管理是一种前瞻式的卫生服务模式，它以较少的投入获得较好的健康效果，从而提升医疗服务的效益，提高医疗保险的覆盖面和承受力。健康管理一般包括以下三个基本步骤：

1. 了解个体的健康状态，开展健康检测和信息收集　个人健康信息包括个人一般情况、目前健康状况、新近健康问题、亚健康问题、健康危险因素、生活方式（膳食、体力活动、吸烟、饮酒情况等）、体格检查结果、实验室检查结果（血脂、血糖等）及疾病家族史等。

2. 评价和量化个体的健康状态，进行健康及疾病风险性评估和健康危险因素的确定　重点是根据所收集的个人健康信息，对个人的健康状况及未来患病或死亡的危险性用数学模型进行量化评估。其主要目的是帮助个体综合认识健康风险，鼓励和帮助人们纠正不健康的行为和生活习惯，制订个性化的健康干预措施，督促其实施与自我管理。

3. 维护和干预个体的健康　在前两部分的基础上，以多种形式来帮助个人采取行动，纠正不良的生活方式和习惯，控制健康危险因素，实现个人健康管理计划的目标。健康管理过程中的健康相关行为干预是核心环节，需要根据个体的健康危险因素，如肥胖、高血压、高血糖、血脂异常等，由健康管理师进行个体指导，设定个体目标，并动态追踪效果。

(二) 健康管理的服务流程

健康管理常采用的服务流程一般包括以下五个部分内容：

1. 健康管理资料收集　健康管理资料收集是以个体或人群的健康需求为基础，针对目前存在的健康问题和健康危险因素或疾病风险程度来收集个人健康史或病史、家族史、行为与生活方式和精神压力等方面的资料，并选定体格检查和实验室检查的项目。健康管理体检项目可以根据个人的年龄、性别、工作特点和疾病风险等因素进行调整。

2. 健康评估　通过健康信息问卷调查与健康体检数据所采集的健康相关信息，分析个人健康情况的资料，予以汇总分析，为服务对象提供全面的评估报告，并作为健康风险评估的可靠依据。

3. 健康风险评估　是针对管理对象的健康危险因素开展健康与疾病风险评估，对其健康状况、患病风险、原有疾病恶化的风险、并发症的发生风险及影响健康的主要危险因素予以综合判断和评价，预测其在5～10年内罹患某种特定疾病的概率及其健康状况趋势，以便强化健康预警，使管理对象对自己健康予以高度重视和认真防范。

4. 建立个体化的健康档案　建立健康档案是健康管理的重要工作内容。主要用来记录管理对象的健康体检和生命体征变化的基线资料与动态变化情况，以及个人健康信息调查、既往患病与诊疗病历、健康风险评估报告、健康干预计划和方案、健康干预实施记录、健康管理过程中不同阶段的评估等系统性资料。

5. 制订和实施健康管理计划　一般根据体检结果、患病情况、健康与疾病风险、亚健康状态、行为特征与生活方式(包括运动、饮食、起居习惯、睡眠等)、心理状态(压力、情绪等)、社会适应性、经济条件与环境因素影响等，来制定个体、家庭或群体的疾病控制和行为干预目标，以及降低危险因素的健康干预计划和健康促进方案。其重点是确定需要优先干预解决的健康问题，如亚临床状态的异常指标、疾病的高危因素、心理应激等；确定需要中期干预解决的健康问题，如主要疾病、不良生活方式等；确定需要远期干预解决的健康问题，如主要疾病的并发症和伴发疾病，以及不利于健康的生活方式、心理行为特征、社会适应性及可以改变的环境因素等。

专栏 8-1　制订健康干预方案

健康干预方案，一般包括干预的内容、途径、手段、频率等，如异常指标或单种疾病、多种疾病、生活方式、其他健康问题等；医疗干预包含首诊、随诊、会诊、特诊、围诊、检测、监测、复诊、评估等；行为干预与生活方式干预包含饮食营养干预、运动干预、心理干预、认知行为干预、压力和情绪行为干预、环境干预、就医保健行为干预、遵医行为干预等。

在完成健康管理计划方案后，应当由健康管理师对被管理的个人或群体就健康管理计划进行详细解读，并实施不同层次的健康咨询与具体的、可操作的健康指导服务，包括个性化的健康改善行动。监督随访是健康管理服务的一个常用手段。随访的主要内容是检查健康管理计划的实施状况，检查与评估主要危险因素及健康状况的变化情况。健康教育是健康管理过程中的重要措施，在生活方式改变与疾病控制方面有很好的效果。

在信息化迅速发展的今天，通过短信、微信、电话、互联网、邮件、上门面对面服务等方式来跟踪个人执行健康管理干预计划的状况，并定期进行再次评估，给个人提供最新的改善结果，使健康得到有效的管理和维护。同时随时掌握患者的身体变化和健康状况，以不断调整和修订健康指导方案。发现异常情况，能及时采取健康预警方案，提醒健康风险的同时，将数据反馈至健康服务平台，健康管理师进行专业分析后，负责反馈降低健康风险的建议或启动就医或转诊告示，为患者联系医疗专家，协助预约就医等事宜。

6. 专项疾病管理与行为干预　除了常规的健康管理服务外，还可以根据具体情况为个体和群体提供专项的疾病管理服务。对于已患有慢性病的个体，可针对特定疾病或疾病危险因素进行干预管理，如高血压管理、糖尿病管理、冠心病管理及其相关危险因素管理；对于导致疾病的高风险因素，如危害健康的心理、行为和不良生活方式等，主要采取缓解精神压力、戒烟限酒、适量运动、平衡膳食、保证足够的睡眠及强化自我管理等措施；对于身体基本健康的个体，可选择个性化的健康教育、生活方式改善咨询、疾病的危险因素教育、环境健康教育及健康促进策略等，改善个体的体质与生活质量。

7. 效果评价 在健康管理过程中应当对被管理者的健康状况进行阶段性效果评价和年度效果评价，如疾病管理效果、综合性行为干预与生活方式干预效果、干预前后健康信念变化、健康知识与生活方式的变化指标、健康状况改善情况及成本效益分析等，并根据评价结果修正和调整健康管理干预计划和方案，最终使被管理者的健康状况得到有效的改善。

目前，4G网络已全面覆盖，5G时代即将来临，物联网和大数据的运用已深入公众的日常生活，然而健全的健康管理系统还未形成。当前社会所迫切需要的是覆盖全人群的健康维护和健康管理系统，特别是在社区实施健康行为管理是变被动的疾病治疗为主动的健康保健的质的飞跃，是创建健康维护和健康管理体系的重要策略，具有充分调动个体、家庭、社区的能动性，最大力度解决疾病的源头防治和健康问题的全方位优势。

第二节 健康管理的策略与内容

健康管理的主要策略是通过健康评估和控制健康风险，达到维护健康的目的。传统健康管理的基本策略是依据美国的企业健康管理模式，具体实施生活方式管理、需求管理、疾病管理、灾难性病伤管理、残疾管理和综合的群体健康管理等六种。

现代健康管理策略更加强调健康信息采集、健康风险评估和健康干预三大策略。前两者旨在提供有针对性的个性化健康信息以调动个体降低自身健康风险的积极性，而健康干预则是根据循证医学的研究结果指导个体维护自己的健康，降低已经存在的健康风险。

一、健康管理的基本策略

（一）生活方式管理

生活方式管理是指通过健康促进技术，如通过行为干预和健康教育，来引导人们远离不良的生活习惯，减少危险因素对健康的损害，预防疾病的发生发展，增进个体及其家庭的健康。生活方式管理是以个人或自我为核心的卫生保健活动，它强调个人选择生活行为方式的重要性，因为后者直接影响着人们的健康。根据我国居民目前的健康状况，以及与之密切相关的流行病学原因分析结果，针对普通人的生活方式管理的重点是合理膳食、适当运动、戒烟限酒、心态平衡。

专栏 8-2　健康杀手——不良生活方式

> 第十三届世界健康教育大会指出:“60%左右人类疾病的发生是由不健康的生活方式引起的,而其中 70%～80%的人又死于不健康的生活方式引起的许多非传染性慢性疾病。”据资料介绍,全球每年因心脑血管疾病死亡人数达 1 500 万～1 700 万人。如果能以健康的生活方式代替不良的生活方式和行为,其中 50%人的生命可以得到挽救。我国目前高血压患者数量已达 1.6 亿,高血脂患者数量接近 2 亿,肥胖者患者数量 6 000 万,糖尿病患者超过 3 000 万,还有更多的隐性糖尿病患者没有被发现。一位日本医学专家曾说:“多生产一辆小轿车,就多一个糖尿病患者。”可见,生活方式与健康有密切的关系。
>
> 资料来源:郑文岭、刘卒主编,《健康管理基础》,华南理工大学出版社,2010 出版。

(二) 需求管理

需求管理实质上是通过帮助健康消费者维护自身健康和寻求恰当的卫生服务来控制卫生成本,促进卫生服务的合理利用。需求管理的目标是减少昂贵的、临床并非必需的医疗服务,同时改善人群的健康状况。需求管理常用的手段包括寻找手术的替代疗法、帮助患者减少特定的危险因素并采纳健康的生活方式、鼓励自我保健或干预等。

需求管理通常通过一系列的服务手段和工具去影响和指导人们的卫生保健需求。常见的方法有电话或网络就诊分流服务、转诊服务、基于互联网的卫生信息数据库、健康课堂、服务预约、自我保健指导等。有的时候,需求管理还会以“健康代理人”的身份出现在疾病管理项目中。

自我保健服务和人群就诊分流服务,可以帮助人们更好地使用医疗服务并管理好自己的“小病”。这一管理策略是基于这样一个理念“如果人们在和自己有关的医疗保健决策中扮演积极作用,服务效果会更好”。通过提供一些工具,如小病自助决策支持系统和行为支持,个人可以更好地利用医疗保健服务,在正确的时间、正确的地点,利用正确的服务类型。现代健康管理服务还利用远程信息管理系统和方式来指导患病个体恰当地利用各种医疗服务、保健方式和健康消费。

思考题

健康管理的基本策略有哪些?

(三) 疾病管理

疾病管理是健康管理的又一主要策略,一般是指为患者所患的某种特定疾病提供相关的医疗和保健指导服务。美国疾病管理协会(Disease Management Association of America,DMAA)对疾病管理下的定义是“疾病管理是一个协调医疗保健干预和与患者沟通的系统,它强调患者自我保健的重要性”。疾病管理支撑医患关系和保健计划,强调运用循证医学和增强个人能力的策略来预防疾病的恶化,它以持续性地改善个体或群体健康为基准来评估临床、人文和经济方面的效果。该协会进一步表示,疾病管理必须包含“人群识别、循证医学的指导、医生与服务提供者协调运作、患者自我管理教育、过程与结果的预测和管理,以及定期的报告和反馈”。

慢性病的发生、发展一般都遵循从正常健康人→低危人群→高危人群(亚临床状态)→患者→并发症患者的自然规律。从任何一个阶段实施干预,都会产生明显的健康效果,同时疾病管理重在预防和干预,干预越早,效果越好。

(四) 灾难性病伤管理

灾难性病伤管理,顾名思义,它关注的是“灾难性”的疾病或伤害。这里的“灾难性”可以是指对健康的危害十分严重的,也可以是指其造成的医疗卫生花费巨大的,如肿瘤、肾衰、严重外伤等情形。其目的是为患癌症等灾难性病伤的患者及家庭提供适当的医疗与保健服务,包括转诊与会诊、提供适宜的医疗服务计划、满足多种医疗服务需要,以及最大限度地帮助患者进行自我管理。

(五) 残疾管理

残疾管理的目的是减少工作地点发生残疾事故的频率和费用代价。从雇主的角度出发,根据伤残程度分别处理,希望尽量减少因残疾造成的劳动和生活能力下降。对雇主来说,残疾的真正代价包括失去生产力的损失。生产力损失的计算是以全部替代职员的所有花费来估算的,必须用这些职工替代那些由于短期残疾而缺勤的员工。

残疾管理的具体目标是:① 防止残疾恶化;② 注重功能性能力而非疼痛;③ 设定实际康复和返工的期望值;④ 详细说明限制事项和可行事项;⑤ 评估医学和社会心理学因素;⑥ 与患者和雇主进行有效沟通;⑦ 需要时要考虑复职情况;⑧ 要实行循环管理。

(六) 综合的群体健康管理

综合的群体健康管理是通过协调上述不同的健康管理策略来为个体提供更为全面的健康和福利管理,这些策略都是以人的健康需要为中心而发展起来的。健康管理实践中的基本模式都是采取综合的群体健康管理。以美国为例,雇主需要对员工进行需求管理,医疗保险机构和医疗服务机构需要开展疾病管理,大型企业需要进行残疾管理,人寿保险公司、雇主和社会福利机构会提供灾难性病伤管理。我国的健康管理则偏重基本管理和一般性健康指导,需求管理、灾难性病伤管理和残疾管理基本上未涉及。

二、健康管理干预策略与内容

(一) 健康档案管理

建立以问卷调查、体检数据和疾病诊疗档案为基础的个体化健康信息,并以问题为导向收集连续性的数据资料，包括病史、家庭成员及健康状况、个体危险因素评估、体检的基线资料、复诊记录、治疗记录等，其目的不仅要使疾病的防治更有针对性，而且要真正实现以健康促进为目的的健康管理。建立完整的健康档案对患有慢性疾病和长期处于亚健康的人尤其有意义。

（二）健康体检管理

保健医生将根据每个受检者的健康状况，出具一个针对性的体检项目单，安排常规体检、专项体检和一些必需的特殊检查，然后由保健专家或健康管理专家对体检结果进行评估，分析异常指标、提出医疗保健方案的建议，并提供必要的健康指导。

（三）疾病管理

疾病管理是健康管理的重要内容之一，其历史发展较长。美国疾病管理协会对疾病管理的定义是："疾病管理是一个协调医疗保健干预和与患者沟通的系统，它强调患者自我保健的重要性。疾病管理支撑医患关系和保健计划，强调运用循证医学和增强个人能力的策略来预防疾病的恶化，它以持续性地改善个体或群体健康为基准来评估临床、人文和经济方面的效果。"疾病管理提倡预防、治疗与健康教育环节的有效结合，引导患者强化自我效能感，规范疾病的自我管理程序、改善其生活行为方式，促进医生、患者以及第三方健康管理服务间的交流协作，加强病情控制，防止病情恶化，并最终控制整体医疗成本。目前疾病管理的重点是针对一些常见多发的慢性疾病，如糖尿病、高血压、冠心病、脑卒中等，为患病个体提供相应的医疗保健服务，建立起医疗保健干预和患者之间的协调关系，落实保健实施计划和治疗措施，控制慢性病的进展，促进其生活质量的改善。

（四）疾病风险与高危因素管理

通过对参与者的个人生活方式评价、个人健康危险因素评价、个人疾病风险评价以及疾病并发症风险评价，获得有关个人的健康危险因素和罹患某种疾病的可能性及程度。同时针对患病概率较大的疾病进行有效预防，对具有患病风险的高危个体或人群进行健康危险因素干预，以便最大限度地预防或延缓疾病发生，进而减少医疗费用的开支。疾病风险的评估与管理是健康管理的核心内容，它依托个人的健康水平、行为方式、生活习惯、饮食营养、运动状态、心理状态、环境影响及卫生服务的可利用性等诸多因素，运用健康管理与行为干预的理论方法及操作程序，构成了个体化的健康管理体系。

（五）亚健康管理

亚健康管理是近年发展起来的健康保健策略。通过科学的检测手段，对患者的亚健康状况及程度进行分析和判断，然后根据分析结果，为患者提供预防和治疗方案及身心健康复原的建议，帮助患者养成良好的生活习惯。亚健康是疾病的前奏，从健康到患病通常会经历一个漫长的亚健康过程，如高血压、糖尿病、冠心病、脑中风、癌症等疾病都很难确定病程从何时开始，治疗都必须持续终生，疗效几乎完全取决于能否在早期获得良好的防治。因此,对亚健康进行干预是最见实效的健康管理策略与方法。

(六) 健康教育管理

健康管理专家不仅是健康监护人,还是健康知识的咨询者和教育者。在健康管理的每一个环节,都应当为管理对象提供各种健康与疾病相关问题的咨询服务和健康教育。保健处方是健康教育管理的重要载体,行为干预则是健康教育的本质和核心策略。

(七) 行为与生活方式干预管理

行为与生活方式直接影响人们健康与否、疾病风险的高低,因此对个体的行为与生活方式进行评估与管理至关重要,是个人核心健康保健活动。主要目的是帮助个体或群体发现问题行为,明确行为后果,做出最佳的健康行为选择,并通过一系列行为干预计划和健康促进行动来保护人们远离不良行为,促进健康行为,减少健康危险因素对健康的损害,降低疾病风险、预防疾病的发生与发展,改善个体与或群体的健康状态。行为与生活方式干预管理最常用的理论方法是健康教育、行为干预及健康促进技术,与危害健康的严重性相对应,膳食、体力活动、吸烟、饮酒、睡眠及精神压力等是目前在世界范围内进行行为与生活方式干预管理的重点。

专栏 8-3 关于体力活动的若干调查和事实

1. 2002 年因缺少体力活动,全球约有 190 万人死亡。
2. 估计全世界人口中,60%的人没有足够的体力活动。
3. 约 10%成人业余时间没有体力活动。
4. 60%以上成人没有达到每天中等体力活动 30 分钟。
5. 约有 10%～16%的糖尿病是缺少体力活动所致。
6. 糖尿病患者每天步行 2 小时可以降低 39%死亡危险,可以降低心血管病 34%死亡危险。
7. 低或中等体能的 18～30 岁的青年人比体能很好的人患糖尿病的危险高 6 倍。
8. 在某些工业化国家,儿童的体力活动比 30 年以前减少了 70%。
9. 每天多看电视 2 小时,会显著增加肥胖和糖尿病的危险。
10. 每天中等强度体力活动达 2 小时,可以增加胰岛素敏感性。

资料来源:综合各类疾病与体力活动相关研究资料整理而成

(八) 心理健康干预管理

心理健康干预管理就是对参与健康管理的对象进行系统性或专项的心理测验、分析与评估,动态地全面收集心理健康信息,及时发现心理问题、心理障碍或心理疾患,并针对其存在的心理问题,通过有意识、有目的的心理咨询、心理辅导、心理干预和心理治疗等方法,调动人的主观能动性、重建心理平衡、渡过心理危机、保持良好心态，进而获得心理健康。

（九）就医与转诊、会诊管理

包括提供区域性就医导航，指导选择最佳的就诊医院和医生，安排上门服务的医生，联系专家会诊或围诊，提供疾病诊疗与健康管理等相关事宜。

第三节 健康评估

健康评估（health assessment）是实施个体化健康管理的重要环节，即通过收集与跟踪反映个人健康状况的各种信息，综合其生理、病理、行为、生活方式、心理、环境等诸多指标进行前瞻性、个体化的定性与定量相结合的分析，并利用预测模型来确定参加者目前的健康状况及发展趋势，提供能反映其整体健康状况的系列性健康评估报告。例如，用来反映各项检查指标状况的个人健康体检报告、一般健康状况评估、特定疾病的风险评估、健康功能评估、亚健康评估、行为与生活方式评估、心理健康评估、精神压力与应对方式评估、社会适应性评估、个人总体健康评估报告等。

一、健康状况评估

（一）体检

健康体检是以健康为中心的身体检查。原卫生部于 2009 年 8 月 5 日颁布的卫医政发〔2009〕77 号文件《健康体检管理暂行规定》提出："健康体检是指通过医学手段和方法对受检者进行身体检查，了解受检者健康状况、早期发现疾病线索和健康隐患的诊疗行为。"一般认为健康体检是指在身体尚未出现明显疾病时，应用体检手段对健康人群所进行的体格检查，也称"预防保健性体检"。

健康体检其实是一种健康预警机制，是针对身体某一阶段特征的健康数据做一些导向性的预警，以便早期发现疾病和影响健康的危险因素。健康体检所采用的技术方法类同于临床各科室的基本检查与专科诊断技术，包括超声、心电、放射等医疗设备检查，还包括围绕人体的血液、尿便、体液的化验检查。体格检查也是医疗的诊断环节，是针对症状或疾病及其相关因素的诊察手段。

（二）一般健康状况

一般健康状况评估是对个体的健康状况进行针对性的评估，以使其可以量化地了解自己的健康水平和罹患主要慢性疾病的风险程度。一般健康状况评估技术的核心就是筛查和分析各类影响生命状态或与疾病的发生、发展有密切关系的生物医学指标，通过测量这些生物医学指标来评价个体的健康状况。但在确认疾病时，不只是考虑每单一指标的测量值，而是在全面观察和分层分析各种指标后再做出客观、准确的判断。

健康评估主要依据的信息资料包括：① 个人健康史；② 家族健康史；③ 症状

问诊与评估;④ 体格检查;⑤ 各项生物学和物理学检查指标;⑥ 功能性健康形态评估(包括健康感知与健康信念、自我概念、活动与运动、营养与代谢、睡眠与休息、排泄、性与生殖、压力与应对、文化与社会角色、家庭与社区环境);⑦ 心理测试;⑧ 行为与生活方式诊断等资料。

个体的健康状况评估的目的在于:① 筛选高危人群;② 对个体的健康风险和患病的危险因素有一个客观认识;③ 对个体当前存在的健康问题或亚健康状态做出评估,分析原因,制定对策;④ 激发个人对改变生活方式、促进健康的愿望;⑤ 有利于制定个体化的健康干预措施,建立客观性的评价指标。

(三) 器官功能状态

任何疾病的形成大都经过十多年,甚至数十年病理损伤的累积,在器质性病变出现之前,通常器官功能状态首先降低,当下降到临界值时,机体器官才会出现病变,这也就是所谓的量变到质变的过程。器官发生功能性病变时,多数病理机制的改变是可逆的,如果能得以及早发现,及早进行维护与保养,病理改变的进程可得到有效控制,健康状态亦可得到改善。人体器官,尤其是心、肺、肝、肾、脑与神经、骨关节、眼、耳等器官的功能状态最能体现人的生命质量与健康水平,在非患病状态下对器官功能进行定期评估具有重要的医学价值和健康保健意义,应当是健康管理的重要内容。

人体主要器官功能降低时,可能会表现出结构和机能衰退(如骨质增生、听力减退);适应性、抵抗力减退;活动耐力降低,不能承受代谢当量(METS)较大的活动;自主神经调节功能紊乱;细胞的营养代谢异质化;器官活动的储备功能下降;机体生态环境的恶化等。器官功能状态的评估主要围绕上述的客观指标进行,有时需要结合被评估者的主观感受。例如,心脏功能评价指标主要有心输出量、心脏指数、射血分数、心力储备、收缩时间间期(尤其射血前期与射血期的比值)等;肺功能评价指标主要有肺活量、最大通气量、残气量/肺总量、潮气量、一秒用力呼气量/用力肺活量等。一般还要结合被评估者的主观感受和活动耐力及其他测试方法。目前,器官功能状态的医学评估多采用较先进的检验技术,定量检查和分析评价反映器官功能的各类生物学指标,对器官功能变化趋势做出预测,寻找器官功能下降的原因,再根据检测结果做出预警和医学干预。

功能医学是研究人体组织器官功能状态与变量的新兴学科。功能医学检测是根据每一个"患者"独特而与众不同的体质,评估其器官的"功能"而非仅器官的"病理",如个体营养元素平衡性分析、毒性元素分析、心血管代谢症候群评估、肝脏解毒功能分析、男女荷尔蒙健康评估、压力荷尔蒙评估等。功能性检测可检测出早期器官功能下降状态,并根据其根本原因制定精细化干预方案,进而改善器官功能,促进个体的身心健康。例如,心脑血管病的筛查与诊断,在医院和健康体检机构只是检查是否患有疾病及其病变的严重程度,而功能性检测则是通过测定体内的胆固醇和半胱氨酸等指标即可分析易患心脑血管病的某些原因,以便采取措施(如补充B族维生素和叶酸等)预防疾病的发生。

(四) 健康功能评估

健康功能评估(health function assessment)是指从躯体、精神、社会心理、自理能力等多个维度测量人的整体健康功能水平的一种健康测量方法,是对个体特定的健康状态个体的筛查与评估。评估内容一般包括生活与活动能力、精神压力、社会功能、自我健康管理能力、健康信念、心理问题、生命力(或活力)、躯体功能、角色行为、情绪情感等。Morjory Gordon(1987)曾提出涉及人类健康功能的十一个方面:

1. 健康感知与健康管理　主要指个体或家庭对健康的认识、自我管理及促进健康行为。

2. 营养与代谢　如能量的摄入量、各类营养素比例、膳食习惯、食欲与消化、营养失衡或营养不良、饮水量、酒精摄入量、特定食物嗜好等。

3. 排泄　包括排便、排尿习惯,形态,功能异常及实验室相关检查。

4. 活动与运动　包括活动与运动形态和习惯、活动耐力、维持自我照顾和休闲活动,以及与运动功能相关的心、肺、骨关节等功能状态。

5. 睡眠与休息　包括日常睡眠形态、睡眠时间、休息方式、失眠及其相关影响因素、睡眠障碍及监测、心理测试、脑电波及其他医学检测等。

6. 认知与感知　主要评估个体的认知功能、感知功能、学习功能、思维能力、语言能力、定向力及认知障碍等。

7. 自我概念　是指对自我的认知和评价,包括身体意象、自我认同、社会认同及自尊等。一般多采用"房树人"测验、自尊量表、焦虑自评量表等工具进行评估。

8. 角色与关系　主要评估个体的角色感知、角色行为、角色适应、角色失调、沟通行为障碍及家庭功能障碍等。

9. 性与生殖　包括性别角色认同、性行为、性健康、性功能障碍、生殖器形态及性器官的检查评估。

10. 压力与压力应对　主要评价个体对生活事件及压力的感知、压力源引起的非特异性生理心理反应,个体处理压力的认知和行为过程及应对方式与有效性。

11. 价值与信念　主要指个人的价值观、健康信念、文化习俗及宗教信仰活动。

(五) 亚健康评估

亚健康(sub-health)是指机体虽未出现明显的疾病状态,但却表现出活力下降、反应能力减弱、适应性减退及其他心身功能状态的弱化等现象。亚健康是介于健康与疾病之间,既非病又非健康的状态,故有"次健康""第三状态""游离(移)状态""灰色状态"等的说法。亚健康是个大概念,可包含轻度心身功能失调、特定疾病的高危倾向、"前临床状态"及临床前期等。因其表现复杂多样,国际上迄今尚无具体的标准化诊断参数。

目前国内常用的亚健康状态评估方法包括症状评估法、体检筛查法、体能测试法和量表评价法等。亚健康状态的症状一般无特异性,可涉及机体心血管、呼吸、消化、神经、泌尿等各系统的各种症状,如乏力、倦怠、心慌、胸闷、憋气、头晕、耳鸣、咽部不适、颈项僵硬、肩背腰腿痛、四肢麻木、便溏或便秘、抑郁、焦虑、记忆力减退、多汗、手足发凉等。常规体检主要是检查机体的病理状态,其价值在于排除器质性疾病的同时可以提示亚健康状态的存在。体能测试可全面反映机体器官功能状态和体质情况。量表评价包括健康状况评价和心理测试,常用的有亚健康评定量表(sub-health measurement scale version 1.0,SHMSV 1.0)、亚健康状态评价量表(中国中医科学院,2002～2010)、SCL-90 症状自评量表、康奈尔医学指数、斯坦福大学的健康评估量表、抑郁自评量表、焦虑自评量表等。"疲劳综合征"是现代最常见的亚健康病症,是导致过劳死的"主力军"。美国疾病预防控制中心在 1988 年制定,并于 1994 年加以修改完善的"慢性疲劳综合征"评价体系已经在世界范围内得到广泛应用。

中华中医药学会(2006)发布的《亚健康中医临床指南》根据亚健康状态的临床表现,将其分为以下几类:① 以疲劳,或睡眠紊乱,或疼痛等躯体症状表现为主;② 以抑郁寡欢,或焦躁不安、急躁易怒,或恐慌胆怯,或短期记忆力下降、注意力不能集中等精神心理症状表现为主;③ 以人际交往频率减退,或人际关系紧张等社会适应能力下降表现为主。上述三条中的任何一条持续发作三个月以上,并且经系统检查排除可能导致上述表现的疾病者,可分别被判断为处于躯体亚健康、心理亚健康和社会适应亚健康状态。

专栏 8-4 亚健康状态评定量表(中华中医药学会研制)

亚健康状态评定量表

项目	是	否	计分
1. 神疲乏力	是( )	否( )	计分( )
2. 困倦	是( )	否( )	计分( )
3. 精神不振	是( )	否( )	计分( )
4. 少气懒言	是( )	否( )	计分( )
5. 闷闷不乐	是( )	否( )	计分( )
6. 急躁易怒	是( )	否( )	计分( )
7. 头昏或眩晕	是( )	否( )	计分( )
8. 头痛	是( )	否( )	计分( )
9. 胸闷不舒	是( )	否( )	计分( )
10. 心慌心悸	是( )	否( )	计分( )
11. 失眠	是( )	否( )	计分( )
12. 多梦	是( )	否( )	计分( )
13. 注意力不集中	是( )	否( )	计分( )

14. 记忆力减退　是(　)　否(　)　计分(　)
15. 关节肌肉疼痛　是(　)　否(　)　计分(　)
16. 腰腿酸软　是(　)　否(　)　计分(　)
17. 气短　是(　)　否(　)　计分(　)
18. 盗汗或多汗　是(　)　否(　)　计分(　)
19. 易受到惊吓　是(　)　否(　)　计分(　)
20. 反应减慢　是(　)　否(　)　计分(　)
21. 工作效率低　是(　)　否(　)　计分(　)
22. 头发早白　是(　)　否(　)　计分(　)
23. 牙齿松动　是(　)　否(　)　计分(　)
24. 手足发冷　是(　)　否(　)　计分(　)
25. 手足心热　是(　)　否(　)　计分(　)
26. 手足麻木　是(　)　否(　)　计分(　)
27. 口干咽痛　是(　)　否(　)　计分(　)
28. 脘腹痞满　是(　)　否(　)　计分(　)
29. 食欲不振　是(　)　否(　)　计分(　)
30. 面色萎黄或苍白　是(　)　否(　)　计分(　)
31. 担心自己的健康　是(　)　否(　)　计分(　)
32. 性欲减退　是(　)　否(　)　计分(　)
33. 月经先后不定　是(　)　否(　)　计分(　)
34. 经量时多时少　是(　)　否(　)　计分(　)
35. 易感冒　是(　)　否(　)　计分(　)
36. 大便稀溏　是(　)　否(　)　计分(　)
37. 大便秘结　是(　)　否(　)　计分(　)
38. 小便增多或清长　是(　)　否(　)　计分(　)

每一条目均以是或否分级,“是”计 2 分,“否”计 0 分,计算总分。总积分达到 22 分及以上并且症状持续六个月及以上者可评判为亚健康状态。

二、疾病风险评估

(一)高危因素评估

疾病的风险评估(risk assessment of diseases)是健康风险评估的一个主要类型,但又不同于一般的健康风险评估。其目的主要是了解个体是否存在发生某种慢性病的危险性,与一般健康人相比危险性有多大,以及根据疾病风险评估结果,针对高危因素为个体提供保持和改善健康的方法,帮助其降低患病的危险性,改善生活质量。

疾病风险评估是健康管理服务中的重要环节，与个体化健康管理措施的选择有着密切的联系。某种程度上说，疾病风险评估起着对健康管理对象进行筛查与分类的作用，对处于不同疾病类型和等级的个人或群体实施不同的健康管理策略，实现有效的全人群健康管理。疾病风险评估的方法直接源于流行病学的研究成果，其中前瞻性队列研究和对以往流行病研究成果的综合分析及循证医学是最主要的技术依据，包括生存分析法、寿命表分析法、Meta 分析、合成分析法（synthesis analysis）等。另外，任何一种慢性疾病在出现临床特征之前，都会发生其特有的生理及病理变化。尽管这些变化是极其微小、复杂的，但在生物医学标记物上可能会有所体现。因此，疾病预测技术就是要在疾病发生前掌握其生物医学标记物的变化情况，以便发现导致疾病发生及发展的关键因素。

疾病风险评估的步骤从大体方面可以分为四个步骤：① 确定需要预测的疾病；② 筛选并确定与该病发生有关的危险因素；③ 选择适当的预测技术与方法建立疾病风险预测模型；④ 验证风险评估模型的正确性和准确性。目前，一些特定的疾病风险评估模型已在世界范围内得到广泛的应用，如癌症-哈佛癌症风险系数（Cancer Causes Control，2000）、心血管疾病（Am Heart J，1990）及卒中（Stroke，1991）风险评估模型等。

（二）健康风险评估

健康风险评估（health risk appraisal，HRA）是指通过人们当前的身心状态、器官功能指标、病理生理改变、实验室检查、影像学及其他物理检查、行为与生活方式评估、环境影响等因素的分析与评价，对其未来的健康状态做出预测，评估特定疾病的风险程度。健康风险评估技术是一种常用的健康测评工具，主要根据概率的预测，将各类健康相关数据转变为健康预警信息，描述和评估具有一定健康特征的个体在一定时间内发生某种疾病的可能性及其健康现状与转归方向，而不在于做出明确的临床诊断。健康风险评估的目的还在于识别那些由健康状态向亚健康状态转化的人群，对他们的不良生活习惯和行为方式进行科学的指导和干预，保持和促进他们的健康状态，提高生活质量及工作效率。

健康风险评估的技术方法涉及危险因素的剂量-反应关系评估、暴露评估、拟合分析、分层分析方法、风险评定等基本概念和数学公式。目前国外已建立了较成熟的计算机健康风险评估系统（HRA），可以对个体的综合健康、健康年龄、心理压力及危险性疾病分析做出量化评估。健康风险评估方法与程序包括三个基本模块，即问卷、危险度计算、评估报告。

1. 问卷　问卷是健康风险评估进行信息收集的一种重要手段。根据评估的重点与目的不同，所需要收集的信息也有所差别，一般来讲，问卷内容主要包括：① 生理、生化数据，如身高、体重、血压、血脂等；② 生活方式数据，如吸烟，膳食与运动习惯等；③ 个人或家族健康史；④ 其他危险因素，如精神压力；⑤ 态度和知识方面的信息。

2. 危险度计算　健康风险评估是估算具有一定健康特征的个人会不会在一定时间内罹患某些疾病的结果。常用的健康风险评价一般以死亡为结果，出于技术的发展及健康管理需要的改变，健康风险评估已逐步扩展到以疾病为基础的危险性评价，因为后者能够更有效地使个人理解危险因素的作用，并能更有效地实施控制措施和减少费用。

在疾病危险性评价及预测方面，一般有两种方法。第一种方法是建立在单一危险因素与发病率基础上，将这些单一因素与发病率的关系以及相对危险性来表示其强度，得出的各个相关的加权分数即为患病的危险性。第二种方法是建立在多种因素数理分析基础上，即采用统计学概率论的方法来得到的危险性与危险因素之间的关系。

3. 评估报告　评估报告的种类和各种报告的组合千差万别，较好的情况是评估报告包括一份给受评人的报告和一份总结了所有受评者情况的报告。同时，与健康风险评估的目的相对应，个人报告一般包括健康风险评估的结果和健康教育信息。人群报告一般包括对受评估人群的人口特征概述、健康危险因素总结、建议的干预措施和方法等。

专栏 8-5　健康风险评估

健康风险评估是一种预测系统，主要针对人们的生活方式、行为方式、饮食习惯、运动方式、身体功能指标、生化检查、疾病状态、环境因素、精神因素等逐一进行分析、比对和全面的综合评估。研究表明，看起来健康且没有病状的人，也可能具有未来发病且导致死亡的潜在风险，通过评估能够找出导致风险的因素，控制危险因素能预防或降低致病或死亡的可能性达到预防或延迟发病的效果。通过人们现在的身体状态对其未来状况做出预测，从而督促并且指导人们更加合理地养生。

健康风险评估的主要内容就是观察被评估者的生理医学指标的变化，可以发现导致疾病发生、发展的危险因素。2002 年，连云港有一位王先生饭量很大，容易饥饿，并且出现反复的皮肤感染，而且足部溃疡经久不愈，兼有视力模糊等症状。发现异常后，他及时到医院咨询，经过医生的检查，发现已经进入糖尿病患者之列。王先生万万没有想到，因为家族没有糖尿病史，自己对专业知识也一无所知，导致疾病到了晚期才被发现，治疗也就变得被动。那么，可以试想一下，如果王先生及早进行健康风险评估，有专家在早期就给予他饮食或者生活方式的指导，应该是可以省下一笔可观的医药费的。

（三）行为与生活方式

行为评估是对可观察行为的综合评价，其理论基础是行为主义理论和预防医学技术，强调对个体行为或症状本身的测量和治疗。健康相关行为评估是主要针对个体的危害健康行为特征、适应性行为和问题行为的评估。行为评估常用的方法有直接观察法和模拟观察法、行为访谈法(包括结构式访谈、半结构式访谈和类别测验等)、行为测量法、自我报告技术、自我监控技术(指个体对自己出现的某些行为反应予以记录,进行直接观察和控制)、模拟性评估技术等。近年来,行为评估取得了很大的进展,不仅是针对疑似患者,更多的是针对一般正常人的行为问题进行评估,主要目的包括:① 鉴别目标行为、替代行为和原因变量;② 设计行为干预策略;③ 重新评价目标行为和行为改变策略。

生活方式是指不同的个体、群体或社会成员在一定的社会条件制约和价值观念引导下所形成的满足自身生活需要的全部活动形式与行为特征的体系。当今社会,随着经济条件的改善和生活水平的提高,生活方式已经成为导致疾病和威胁人们健康的主要问题。根据 WHO 2007 年的报告估计,发达国家有 75%的成年人处于患一种以上非传染病的危险之中,而发展中国家既面临传染病的威胁,又面临人们后天自我创造的致病因素-不良生活方式的损害。生活方式评估是健康管理过程中的一个极其重要的策略和组成部分。评估的重点是体力活动、饮食习惯、心理压力、吸烟和饮酒、健康信念及致病性行为模式等。生活方式评估常用的方法有观察法、访谈法和量表法。其中,由 Walker(1995)编制的《健康促进生活方式问卷》在中国常模中测得的 Cronbach's α 系数为 0.93,具有较好的信度和效度。该量表共分为人际关系、体力活动、健康意识、饮食营养、精神发育成熟度、心理压力控制六个维度。《生活方式自评量表》由 Prentice(1999)编制,它分为吸烟、酒精和药物、饮食习惯、锻炼和体能、应激控制和安全等六个维度 24 项问题。测评致病性行为模式的 A 型行为类型评定量表是由张伯源、杨菊贤等(1983)制定,在国内已有较广泛的应用。

思考题

是否尝试用以上健康评估技术评估自己的健康水平?

三、心理社会评估

(一) 心理健康评估

心理健康的基本含义是指心理的各个方面及活动过程处于一种良好或正常的状态。心理健康的理想状态是保持人格完美、智力正常、认知正确、情感适当、意志合理、态度积极、行为恰当、适应良好的状态。与心理健康相对应的负面状态是心理亚健康以及心理病态。从不同的角度研究心理健康会形成不同的含义,衡量标准也有所不同。一般情况下,心理健康评估的重点是评估个体的心理过程、个性心理特征、个体的压力源、发生的压力反应及其应对方式等。

心理健康评估方法主要采用心理测量法或评定量表法和其他测试工具,以及通过交谈法、观察法和医学检测法等进行心理健康分析,常用的心理健康评定量表有症状自评量表(SCL-90)、焦虑自评量表(SAS)、抑郁自评量表(SDS)、明尼苏达多项人格问卷(MMPI)、艾森克人格问卷(EPQ)等。心理健康的评估是预防和治疗心身疾病的重要方面。心理健康的评估与医学诊断的过程十分相似，它包括以下几个方面：

1. 确定评估目的 首先要确定来访者或提出评估要求的人首要的问题是什么，进而确定评估目的，如要了解学习困难的原因就需要鉴别学生的智力水平或人格特征。在临床进行心理咨询时，首先也要对来访者做出有无心理障碍的判定。

2. 详细了解被评估者的当前心理问题，问题的起因及发展，可能的影响因素，早年的生活经历、家庭背景以及当前的适应、人际关系等 这与医学病历的书写应包括主诉、现病史、既往史、家族史等内容很相似。当然，关注的核心是心理问题，所涉及的内容也更广泛。在这一过程中，主要应用心理评估的调查法、观察法和会谈法。

3. 对一些特殊问题、重点问题进行深入了解和评估 这类似于医学诊断过程中的生理生化检查。除进一步应用上述方法外，还主要借助于心理测验的方法，有时还用“作品”分析法。

4. 将前面所收集的资料进行分析、处理 写出评估报告、得出结论，并对当事人及有关人员进行解释，以确定下一步问题处理的目标。

(二) 社会适应性评估

社会适应性，起源于 Darwin 进化理论学说“适者生存”一词。美国智力落后学会(The American Association on Intellectual and Development Disability, AAMD)于 1973 年对适应性行为给出的定义是“个体实现人们所期待的与其年龄和文化群相适应的个人独立与社会职责的程度和功效”。心理学将社会适应性(social adaptation)界定为：人在与社会的互动过程中，使自己的行为符合社会期望，或通过改变环境以达到人与环境间平衡的过程。

“良好的社会适应性”是 WHO 所阐述的全面健康三要素的一项重要条件，也是国内外公认的一条重要心理健康标准。良好的社会适应性主要表现在以下几个方面：① 具备适应各种自然环境的能力；② 具备建立良好的人际关系的适应能力；③ 具有能处理和应付家庭、学校和社会生活的能力。人有主观能动性，故其适应性还包括通过更为复杂的积极主动过程达到自身与环境间的平衡。1992 年，拉克逊(R. C. Luckson)等人代表 AAMR 把适应行为细分为沟通、自我照顾、居家生活、社交技能、社区利用、自我指导、健康与安全、功能性学业技能、休闲与工作等十项技能。

社会适应性功能评估(Social-Adaptive Functioning Evaluation，SAFE)一般多采用结构性访谈法和量表评定法。AAMR 适应行为量表(AAMR Adaptive Behavior Scale，ABS，1969)是目前国际上最著名、应用最广泛的适应行为量表之一。“社会适应性自评问卷”主要适用于测验青少年、青年的社会适应性，一般由几个特定领域组成适应性行为评估内容，包括人际关系交流技能、自我照管、家庭生活、社交、社区使用、自主能力、健康与安全、功能性学术、休闲与工作等。

阅读一　互联网+社区卫生健康管理服务

近年来，党中央、国务院高度重视“互联网 + 医疗健康”工作，《“健康中国2030”规划纲要》《国务院关于积极推进“互联网 +”行动的指导意见》等均对其做出了相应部署。2018 年 4 月国务院办公厅发布《关于促进“互联网 + 医疗健康”发展的意见》，明确了支持“互联网 + 医疗健康”发展的鲜明态度，强调要健全并完善“互联网 + 医疗健康”服务体系，公共卫生服务、家庭医生签约服务、医联体建设等均被明确为重点发展领域。

在“互联网 +”的助力下，健康管理正逐步迈向个性化、精确化。“互联网 + 社区卫生健康管理服务”是指将互联网技术应用在社区卫生服务机构的基本医疗和基本公共卫生服务中，利用移动互联网、物联网等现代信息化技术手段，在提高社区卫生服务工作效率的同时，提升社区居民对健康管理的获得感。近年来，我国社区卫生服务呈高速发展态势，信息化建设也已取得一定进展，但利用互联网手段开展社区健康管理服务尚未成熟稳定，国内外均处于积极探索阶段。

北京市方庄社区卫生服务中心在家庭医生签约服务、信息化建设两项工作的开展中均取得了一定成效。2016 年，受原国家卫生和计划生育委员会法制司委托开展“互联网 + 社区健康管理标准化试点”研究，并撰写《互联网 + 社区卫生健康管理服务标准化建设指南》；2017 年继续受原国家卫生和计划生育委员会的委托承担“卫生标准制修订项目”，并在一期项目成果的基础上产出《互联网 + 社区卫生健康管理服务标准化建设指南(二期)》。该指南的制定高度契合国家战略和政策导向，在一期指南的基础上对总体框架进行了补充，并从社区中医药健康管理、社区妇幼人群健康管理、人体生理参数远程监测(以远程血压监测服务为例)三方面详细介绍了平台的功能规范建议，同时给出了平台的数据规范、安全保障体系建设建议，对社区卫生服务机构规范建设“互联网+社区卫生健康管理服务”具有重要的指导和借鉴意义。

阅读二　日本的健康管理专业人才培养体系

健康管理在日本学术界的定义较为宽泛，涵盖范围包括卫生政策研究、医疗机构管理、运动科学与康复治疗、健康促进与管理等多个领域。目前，日本已经建立了较为完整的健康管理专业人才学历培养体系，涵盖博士、硕士、学士以及职业教育等各个学历层次，一般可分为研究型、应用型和技术型三种类型。

其中，研究型以京都大学(人类健康研究科)、庆应义塾大学(健康管理研究科)等日本一流大学为代表，以培养博士、硕士研究生为主；应用型以东海大学

(健康管理学专业)、关西大学(人类健康学部)等普通本科院校为代表,以培养四年制本科人才为主;技术型以武藏丘短期大学(健康科学系)、秋田福祉专门学校(健康福祉管理系)等专科院校为代表,以培养两年制职业技术人才为主。

在职业技术资格方面,由日本成人病预防协会主办的健康管理士职业资格考试于2010年开始正式实施,截至目前已经有超过6万人获得健康管理士资格,影响范围日益扩大。值得注意的是,日本的健康管理士职业资格考试采用"指定校"制度,即日本成人病预防协会在设置健康管理专业的高等院校中选择符合其考核标准的"指定校"(包括大学、短期大学和专门学校),在课程设置、技能实践、考试内容等方面向"指定校"提供指导建议,并根据社会实际需求进行动态调整,便于学生在毕业之前获得健康管理士职业资格的同时提高实践能力。目前,已有中部大学(生命健康科学部)、东海学园大学(人类健康学部)等48所高校成为健康管理士指导员资格考试指定学校,毕业生质量获得了用人单位的高度评价。

为适应"健康中国"战略背景下健康管理产业快速发展的要求,我国急需借鉴先进发达国家成熟可靠的经验,完善高校健康管理专业学科建设,以便为我国健康管理产业发展奠定坚实的基础。

(沈椷华)

第八章习题及答案

第九章　社区行为与行为干预

案例 9-1　“特扶”之痛

张爷爷、李奶奶和儿子、媳妇、孙子一家五口原本生活和谐美满，谁知天有不测风云，儿子在一场交通事故中不幸丧生，老年丧子犹如晴天霹雳般打击了两位老人。料理完儿子的身后事，老两口失去了精神寄托，无法走出失去唯一孩子的阴影和悲伤，常常控制不住地反复回忆儿子生前的一言一行，过去与儿子有关的所有的快乐和记忆，随着丧子之痛而一并失去。老两口甚至害怕见到儿子生前用过的物品和住过的房间，见到和儿子差不多年龄的人时会有强烈的失落感和孤独感，终日自闭在家，郁郁寡欢，不愿接触外人，拒绝参加社区活动，生病也不去医院治疗，连儿媳和孙子也难以与之交流。亲戚朋友曾推荐他们尝试心理咨询，但由于过度悲伤并且情绪压抑，老两口求助欲望很低，不愿接受心理咨询。

思考题

1. 张家二老存在哪些心理问题?

2. 社区该如何开展行为干预来帮助他们?

第一节　社区与社区行为

一、社区的概念

社区(community)一词,最早由德国学者汤尼斯(Tonnies)于1887年在《社区与社会》一书中提出。

20世纪30年代,我国著名社会学家费孝通将“社区”一词引入中国。

我国社会学家近些年来研究认为,社区是若干社会群体或社会组织聚集在某一个领域里所形成的一个生活上相互关联的大集体,是社会有机体最基本的内容,是宏观社会的缩影。

从结构上看,社区是一个以地理和行政管理为划分依据的局部区域,如市、区、县、乡(镇)、街道。从功能上看,社区是一个相对独立的地区性社会,是政权的实体,有独立的社会组织管理体系和服务设施,如生产、生活、交通、文化、教育、卫生等。

二、社区的要素

社区一般具备以下三个要素:

1. 地域要素　社区地域环境包括地理环境(位置、格局、气候等)、资源环境(水、能源、土地、矿物等)、人工环境(通讯、建筑、公共设施等)三部分。一般来说,居民的活动主要集中在社区地域内。

2. 人口要素　社区中人的因素包括人口、群体和个人。凭借一定的生产联系和社会关系形成有组织、有目标的群体。

3. 文化要素　社区文化包括物质生活和精神生活两方面。前者主要是指人们衣食住行等方式;后者主要指人们情感和心理上的归属感和责任感。

三、社区的功能

1. 环境功能　社区为人们提供从事生产和日常生活的基本环境,成员活动大多在所属的社区范围内进行。

2. 凝聚功能　社区促进成员之间的协作与帮助,通过社区的组织和动员,激励社区群众积极参与各项活动,激发归属感和责任感。

3. 制约功能　社区内的行政管理体系、管理制度、文化习俗、行为规范等在不同方面制约和干预着社区群众的生活和行为。

4. 政权功能　社区是最基层的政权单位,落实政府各项方针政策,维护居民基本利益,反映居民意愿和诉求。

四、社区行为的概念

社区为人们提供必要的活动场所、环境和资源，是人们参与社会活动的条件和基础。社区居民在特定的社会范围、地域生态和文化环境中生活，通过行为互动和思想沟通，逐渐形成某些类同的生活习惯、行为方式、意识信念和行动准则。

社区行为就是人们长期在所属社区生活中形成的行为模式、信念准则和价值观念，社区行为对居民的整体健康状态、健康问题和教育管理有着重要的影响。社区是社会的缩影，纷繁复杂的社会现象在社区内或多或少都有所呈现。若出现与健康相关的异常行为或不良生活方式需要首先通过社区调查、行为诊断来寻找对策，这是社区健康教育、行为干预和健康管理的基础。

五、社区行为特征

社区构成要素与社区人群的身心健康和疾病防治有密切关联。社区人群的人口学特征、经济、文化、健康状态、健康需求、健康问题、生活行为方式和社区环境因素等，是影响社区行为和开展健康教育和组织健康管理的基本信息，也是健康促进可利用的重要资源。

社区行为特征主要表现为：

1. 社区居民的群体意识、健康素养、生活习惯、行为方式等。

2. 参与政治、经济活动的有关信念、知识、态度和行为现状。

3. 与慢性病有关的危险因素分布现况，如吸烟、饮酒、超重、不参加体育锻炼、不合理膳食结构、高血压、高血脂、生活与工作的紧张度、性格特征等。

4. 工作、生活环境，主要包括居住条件、卫生设施、饮用水、生活用燃料、工作环境的污染、社区卫生服务与保健模式等。

第二节　社区健康教育与行为改变

一、社区健康教育的概念

社区健康教育(community health education)是指在社区范围内，以社区人群为教育对象，以促进社区健康为目标，开展有组织、有计划、有评价的健康教育活动。通过有效的宣传教育与干预措施，引导人们积极树立健康意识，参与社区活动，形成良好的生活习惯和行为方式，提升健康水平。

二、社区健康教育的内容

社区健康教育坚持以人为本，以健康为中心，通过实施教育内容，以适应社区居民的保健需求。社区健康教育的内容主要有以下三类，如表 9-1～9-3 所示：

表 9-1 一般性健康教育——主要帮助社区居民了解和增强个人健康的基本知识

健康教育内容	要 素
健康意识	健康对人类生存和发展具有重要意义，应树立健康意识，为培养健康行为奠定基础
身体保健	人体生理常识及重要器官的功能与保健，健康的正常指标和科学的测量方法
疾病防治	各种疾病的病因与预防，家庭护理、急救及康复常识
生活卫生	个人卫生的行为、习惯与健康的关系，如饮食与营养卫生、家庭医学常识等
心理健康	心理健康状况与疾病的关系，如行为认知、情绪调节、人际关系处理等
环境保护	社区环境与健康的关系，包括绿化、垃圾、污染等，提倡清洁城乡，美化家园
安全生产	意外事件发生的原因及对策，提高居民自我防护能力，防止生产生活事故发生

表 9-2 特殊健康教育——针对社区特殊人群常见的健康问题进行教育

健康教育内容	要 素
妇女健康保健	各生理时期的健康指导，常见疾病的防治，科学育儿教育、家庭健康知识技能
少年儿童保健	胎儿期、新生儿期、婴幼儿期、学龄前、学龄期以及青春期的健康教育，应根据不同年龄组的身心发展特点、接受能力、社会需求进行优化保健
老年人群保健	老年人的行为卫生、饮食卫生、运动卫生、心理卫生和疾病防治，提高老年人的生活和生命质量，促进家庭和睦社会和谐
残疾人士保健	心理健康教育、生理康复教育、生活技能培训。根据残疾类型和等级，有针对性地开展保健活动，力求形式多样，内容丰富

表 9-3 卫生管理法规教育——了解法规，提高责任心和自觉性

健康教育内容	要 素
卫生法律法规教育	大力普及卫生法律法规，宣扬卫生公德，提高社区居民的法律意识和道德观念，推动社区精神文明建设
合理利用健康服务	了解并利用社区机构提供的卫生服务，主动参与健康体检、健康咨询、健康促进活动，患病就医，遵从医嘱

三、社区健康教育的目的和任务

（一）社区健康教育的目的

社区健康教育的目的是通过社区开展的形式多样的社区活动，改善、维护、促进个体和社会的健康状况和文明建设。

1. 促进成员的全面发展　实现人的全面发展，是新时代教育目的的核心内容，促进社区成员的全面发展主要包括个体身心素质的全面发展、潜能的充分发挥、公民的基本素养的全面提升。

2. 促进社区可持续发展　社区的可持续发展，是指在特定的社区范围内，经济、人文、社会、自然环境诸要素的整体协调发展。其实质是人与自然和谐共生、人与社会共同发展的新型发展模式。

（二）社区健康教育的任务

社区健康教育是社区服务的重要内容，是促进居民健康的重要手段。社区每年开展丰富多彩的健康促进活动以完成社区健康教育的具体任务，如表 9-4 所示。

表 9-4　社区健康教育具体任务

健康教育任务	内　　容
建立网络	建立以社区卫生服务中心为主体、社区卫生服务站和居委会负责的健康教育网络
组织协调	社区卫生服务中心（站）负责社区健康教育的组织协调，由专职人员从事具体工作
防治结合	医护人员在医疗、护理、预防保健等各项工作中，同时开展有针对性的健康教育
建立档案	建立健全健康教育工作档案，包括年度计划、工作记录、年终考核与评价
建立阵地	建立固定的健康教育橱窗或卫生宣传栏，社区卫生服务中心设立健康教育活动室
培训人员	开展医护人员和社区健康教育工作人员的业务培训，并指导其工作
开展活动	根据社区居民需求，开展多种形式的健康教育活动，如发放科普材料、举办健康教育讲座、开展卫生咨询活动，有条件者可开展电化教育、推行健康教育处方
协助指导	配合上级单位和健康教育专业机构开展健康教育相关工作，协助、指导社区内学校、商店（场）、机关、厂矿企业开展健康教育活动

四、社区健康教育的形式

1. 提供健康教育资料　包括发放印刷资料和播放音像资料。印刷资料包括健康教育手册、健康教育单页等；音像资料可在社区显示屏、宣传活动现场或门诊候诊区等地播放。

2. 设立健康教育宣传栏　宣传栏一般设置在小区、单位、街头、广场等，是相对固定的宣教基地，以传播健康科普知识和卫生政策内容为主，便于营造氛围和内容更换。

3. 开展健康咨询活动　利用各种健康主题日或者针对辖区重点健康问题，开展健康咨询活动，为社区居民答疑解惑，帮助居民避免危害因素，做出健康决策。

4. 举办健康知识讲座　定期举办健康知识教育讲座，引导居民学习并掌握必要的健康技能，促进辖区居民身心健康发展，包括专家讲座、健康培训和教育座谈等多种形式。

5. 开展个体化健康教育　包括门诊健康教育、住院健康教育、上门访视健康教育等。根据个体化健康需求进行评估，确定健康教育内容，选择适应的教育形式。

五、社区健康教育与行为改变

（一）采用综合性策略和方法

社区健康教育和健康行为改变是一项社会化的系统工程，在计划实施过程中，要树立多部门、多学科协作的宏观观念，争取尽可能多的部门和单位参与，采用多层次干预和多种干预方法并用的综合性策略。要在引导目标人群知识、信念、态度、行为改变的同时，促使相关的社区环境和卫生服务状态向有利于健康促进的方向改变。

（二）宣传和动员策略

健康是人生最宝贵的财富，接受教育是维护和促进健康的最基本途径。开展社区宣传和动员时可采取以下策略：一是在社区卫生服务过程中开展一对一的个别宣教，逐渐累积接受健康教育和行为改变的群体；二是把社区工作人员培训为宣传员，通过开展社区活动，动员辖区居民积极参与健康宣教活动；三是与街道、社区、健康机构和政府各部门的工作紧密结合，多渠道多举措进行宣传和动员；四是利用卫生宣传日、卫生科普活动等契机，结合典型案例，动员居民参与；五是充分发动社区活动积极分子或志愿者的积极性，以少带多，以点概面，扩大活动辐射范围；六是发送健康宣传资料上门入户，宣传标语上墙，使信息传播家喻户晓。

（三）培育健康教育示范小区的策略

将健康教育纳入社区工作重要日程，推行目标管理，建立完善的社区健康教育领导小组，责任到人，健全辖区内各单位的健康教育组织网络，培养一支知识与技能兼得的健康教育骨干队伍，开辟稳定的社区健康教育阵地，定期组织富有成效的健康教育活动。在全面调查的基础上，整理总结社区主要健康问题及其影响因素，制定健康教育计划，组织实施并做出评价，逐渐使居民的生活行为方式朝有利于健康方向发展。

（四）社区领导参与组织管理和协调策略

社区领导是社区健康教育和健康相关行为改变行动的主要领导者，他们应当参与组织管理与策划，并承担以下职责：

1. 责任和分工明确，由社区主管领导分管健康教育工作。

2. 建立社区健康教育职能机构，配备专、兼职健康教育人员。

3. 调动社区内卫生、宣传、群众团体等各方面力量共同参与健康教育，形成社会联盟和支持体系。

4. 制定有益于社区健康的卫生政策、规章制度并监督执行。

5. 领导健康教育规划的制定、实施和评价。

6. 提供必要的资金和人员保障。

（五）资源保证策略

开展社区健康教育和行为改变活动必须要有稳定的人力、物力、财力和信息资源作保证，开发利用社区资源的工作应当纳入社区发展规划当中。

1. *人力资源* 包括社区健康教育专兼职健康教育人员。居民中自愿参与社区健康教育行动的志愿者，或能够积极配合社区健康教育和行为干预活动的居民；政府有关部门或辖区公共单位支持并参与健康教育，为健康教育提供援助的领导干部和工作人员。

2. *财力资源* 主要来源于地方政府的财政拨款，预防保健机构的财政支持，科研项目经费支持，企事业单位及各类社团组织的资金援助，社区个体工商户、私营企业及普通居民的捐助等。

3. *物力资源* 包括社区现有的开展健康教育活动所需的教学场地及教材，社区文化娱乐场所及设施等。可以充分利用社区的凝聚力，动员各单位、各部门给予支持。

4. *信息资源* 包括有关社区现状与发展的信息情报，各类统计报表，本地区的流行病学调查资料，社区居民的健康信息，以及居民和社会组织对社区健康教育计划的建议、健康促进活动实施后的信息反馈等。

（六）制定工作规划的策略

开展社区健康教育和行为改变工作，必须有一个长期的规划做指导。因此，需要进行科学的社区诊断、行为评估、方案设计，确定适当的目标，合理地安排工作程序，做到有的放矢，有计划、有步骤、有效率的实施健康教育和行为改变策略，这是达到健康教育和健康促进目的的关键环节。

（七）采取适当的方式和措施

1. *配合社区卫生服务站的工作* 针对常见疾病或健康问题开展经常性的健康教育活动，充分调动群众的积极性，有效地开展健康教育。

2. *应急性健康教育活动* 当发生自然灾害、事故灾害及流行性疾病时，要配合防病工作及预防伤害工作，开展健康教育，普及防病及安全防护知识，进行行为干预，改变不健康的生活方式，提高群众的自我保护能力。

3. 各类重点人群的健康教育活动　对妇女、青少年、老年人、残疾人、慢性病患者以及食品、公共场所等各类从业人员进行系统的健康教育，普及相关知识，促使他们改变不良行为，维护身心健康。

4. 根据各类纪念日、活动日及季节特点的健康教育活动　利用重大爱国卫生纪念日、活动日（周、月）及当地重要卫生活动，传播卫生保健知识，使辖区内居民生活丰富多彩，激发广大群众的参与热情。

5. 采用灵活生动的方式方法　设计生动活泼、引人注目的宣传册、传单、海报、宣传栏等；举办高水平的讲座；总结教育资料，并设计和印刷成宣传资料；把文字教育资料做成文化精品，设计一些日常生活必备的功能，如配上日历、应急电话、营养配方、体重测算、防病知识等；还可以组织居民进行座谈，交流经验，将群体教育与个别辅导相结合，事半功倍。

（八）社区卫生服务机构承担重要责任

社区卫生服务中心熟悉本地居民的健康状况和卫生服务需求，他们还是社区健康教育和行为干预的主力军，可以承担社区大部分健康教育知识讲座和教育活动，以及行为改变策略与措施的制定、实施、督导、评价和调整等任务。

第三节　社区健康教育的干预模式

健康教育是有计划有组织地帮助个体、群组或社区自觉采纳有利于健康行为的社会活动和学习过程的结合。它的直接目的是促使个体和群体采纳有利于健康行为；长期的目的是通过改善健康相关行为，预防疾病，促进健康和提高生活质量。

社区健康教育是从整体上对社区居民的行为和生活方式进行干预，贯穿于整个社区卫生服务之中。随着社会的发展和科技的进步，信息传播进入了电子时代，广播、电影、网络等现代科学技术在健康教育领域广泛应用，健康教育的干预模式也随之发生了质的变化。为达到最佳的教育效果，健康教育方法的选择也要随时代更新。

一、社区健康教育方法的运用原则

（一）根据地域、对象、内容选择适宜的方法

1. 地域因素　不同的文化背景、自然环境、风土人情等方面会导致对象的接受方式、程度存在差异，要根据当地风俗因地制宜地选择教育方法。

2. 对象因素　按年龄结构，可分为儿童、青年，中年、老年；按职业，可分为工人、农民、学生、普通员工、干部、家庭主妇以及无业居民等；按文化程度，可分为文盲、半文盲、小学、初中、高中、大学、研究生及以上等。因此，应根据社区各类人群的特点，选择不同教育形式。

3. 内容因素　社区活动丰富多彩，健康教育方法要根据活动内容进行选择。例如，爱卫月宣传可以采用板报、橱窗等形式；反邪教、扫黑除恶教育可以采用讲座、视频等方式进行；安全生产知识教育可以采用专题培训、行为演练等方式；公民道德培养可以采用发放宣传资料、座谈交流等方式；计生健康普及可以采用上门入户、专家咨询等方式开展活动。同时，辅以行为规范、制度等手段进行管理。

（二）科学设计、综合运用各种健康教育方法

开展社区健康教育，应注意理论传播与实际操作并重，将不同方法的各自优势巧妙地运用于具体的健康教育活动中，科学设计，优化组合，以扩大健康教育覆盖面，有效提高健康教育效果。

（三）充分调动社区群众广泛参与

只有调动群众的积极性，使社区居民积极广泛地参与活动，才能有效地开展社区健康教育。成功组织社区群众参与活动，应注意以下几点：① 宣传的力度，单页、媒体、网络、展板、广播、平台等各种宣传手段可结合运用；② 教育题材的吸引程度，题材须是群众喜闻乐见的话题，或与自身利益密切相关；③ 教育内容的接纳程度，综合考虑教育对象的文化背景，教育内容应当简单易懂，贴合生活；④ 活动策划的科学程度，包括活动的时间、地点等，活动组织应尽量满足群众需求，方便群众参与。

二、社区教育工作方法

（一）专题小组讨论

专题小组讨论是把人们组织起来，就某一研究问题开展讨论。在讨论中不仅包括研究者对访谈对象的提问，还包括人们相互交流，互问互答。从一场成功的专题小组讨论会中得到的信息，应不仅有每个人自己的观点，还有人们在讨论中，从别人的观点、体会、经历中得到的启发和感悟。

（二）同伴教育

同伴教育是指具有相同年龄、性别、生活环境、经历、文化和社会地位，或由于某些原因使其具有共同语言的人在一起分享信息、观念或行为技能的教育形式，是同伴之间有意识的互相学习。同伴教育作为一种群体教育形式，已广泛地运用于包括劝阻吸烟、戒毒、预防艾滋病和性病、安全性行为教育等社区健康教育领域。

（三）参与式教育

参与式教育是指教育者与受教育者共同建立民主、和谐、热烈的教育氛围，让不同层次的受教育者都拥有参与和发展机会的一种有效的教育方式，是一种合作式的教育方法。在社区健康教育实施过程中，健康教育工作者和辖区居民都是教育的主体，受教育者参与社区健康教育目标的提出、社区健康教育规划或方案的制定，积极思考各种策略。通过自主参与社区健康教育问题解决，受教育者在社区健康教育过程中有情感的投入，有内在动力的参与，能从社区健康教育过程中获得积极的情感体验，能进行自我监控，并做出相应调适。常用的参与式教育方式有头脑风暴法、案例分析法、协作式教育培训等。

（四）角色扮演

角色扮演是将现实生活中可能出现的情况写成剧本，要求受教育者在剧中扮演特定角色，让他们练习如何处理实际问题，表演结束后进行讨论，评价表演结果，分析怎样用不同的方式处理问题。在角色扮演活动中，参与者在故事世界中通过扮演角色进行互动。参与者通过对角色扮演，可以获得快乐、体验及宝贵的经历。角色扮演可以是游戏娱乐、表演、实景练习、心理引导、自我思考等。

角色扮演要根据活动主题，自己设计情境和角色并进行表演。让参加者通过在其他参加者面前的表演或者观察其他参加者表演的方法，来亲身体验某一种情况、概念或观点。这有助于提升参加者交流、决策方面的技巧，也有助于参加者转变态度。角色扮演可以是事先安排好的内容，也可以是临场发挥，时长适中，当角色扮演达到预期的活动目的时便可停止。

三、社区常用的健康教育手段

在社区人群中开展健康教育的方法直接影响其质量和效果，为促进社区居民身心健康，建立和谐社区，有组织、有计划地开展健康教育活动，探索社区健康教育的常用手段是当务之急。

（一）语言教育

语言是一种特殊的社会现象，依赖于社会的发生发展，同时又作为人们的交际工具和思维工具来服务社会。语言教育又称口头教育，开展语言教育，要提倡和推广普通话，消除方言之间的隔阂。在交流中注意语言艺术，应文雅谦逊、生动流畅。语言教育有经济实惠、简便易行、对象广泛、灵活机动等优点，如表 9-5 所示。

表 9-5 社区语言教育手段

语言教育手段	内　容
个别宣教	通过面对面谈话，传递信息，交流情感，进行行为指导，这种方式对答自由、论题具体，是入户家访和个别教育的基本形式
健康咨询	以单独或现场咨询的形式解答咨询者提出的有关健康的问题，帮助他们解除疑虑，做出行为决策，促进身心健康。这是一种最直接的为群众排忧解难的知识普及方式，此工作应由经验丰富的相应的专业人员承担

续表

语言教育手段	内　　容
小组座谈	健康教育者针对特定的主题，将一定数量（5～20 人为宜）具有相似背景的人召集在一起，对共同关心的话题或者类似的经历进行开放式的座谈讨论。小组座谈具有精力集中、针对性强，便于及时反馈和交流信息，可以加强指导的特点。特别适用于技能训练和行为改变
专题讲座	又称科普讲座。通过组织集体听课或举办学习班的形式，由专业人员就某一专题进行讲课，此方式具有专业性和系统性，针对性强，目的明确，内容突出，是社区健康教育常用的一种群体教育手段，适用于社区重点人群的系统教育和基层工作人员的培训

（二）文字教育

文字是记录语言的符号。在健康教育中，文字教育是应用最为广泛的一种手段，突破了口头语言所受到的时间、空间的限制，对象广泛、时空包容，文字教育要注意通俗易懂、层次清晰、内容翔实、言之有物、构思新巧、言之有理，如表 9-6 所示。

表 9-6　社区文字教育手段

文字教育手段	内　　容
标语	有大幅横额、招牌标语和条幅标语等，具有形式简便、内容精练、号召力和鼓动性强等特点。对于舆论气氛的创造有突出作用
传单	有单页传单、折页传单等，针对社区某个中心任务或急需解决的问题，一事一议，简要明了，应急性强，普及面广。适用于各种文化层次的群众阅读指导
手册	组织专业人员编写，内容系统，针对性和知识性强，便于保存，可反复使用，是卫生科普教育的好教材
墙报	是设在街头、单位等显眼处的相对固定的健康教育阵地，以文字为主，图文并茂，更新简便。可结合时令和工作安排，起到传播信息、宣传鼓舞和普及知识的作用，具有较强的吸引力和教育性
科普报刊	定期出版发行，信息量大，综合性强，传播卫生保健知识，科普综合信息。经过几十年的发展，已自成体系，但需组织好征订工作，并要求读者具有一定的文化水平和阅读能力
科普图书	是文字与形象艺术的结合。制作精良、印刷精美，以其绘画、图片、设计编排艺术及鲜明的色彩而极具感染力，对象广泛，方式创新，系统严谨，具体实用，能起到较好的宣传教育效果，是社区常用的教育手段

（三）形象化教育

形象化教育是借助具体形态将教育信息巧妙糅合，寓教于乐的一种教育手段。其特点是鲜明具体、生动活泼、立体感强、趣味性浓，受教者如身临其境，印象深刻。常用的教育形式有美术画册、摄影图片、科普模型、演讲示范、科学标本、文学艺术等。

（四）电化教育

电化教育是指利用现代化的声、光、电设备进行知识传播、引导塑造的教育手段，具有重复接收、视听综合、形象直观、技术包容等特点，这种方法在现代健康教育工作中已被广泛使用，并取得良好效果，如表 9-7 所示。

表 9-7　社区电化教育手段

电化教育手段	内　　容
广播	广播网络不受时空和文化程度限制，传播迅速，覆盖面广，听众广泛，易于普及。从中央台到地方台，广播的发展历史悠久，借用广播媒介传播知识和信息，灵活机动，群众参与性高
投影	投影以直观形象宣传教育，可根据不同场合和对象，就地取材，灵活修改，重复学习，技术多年来持续更进，调焦幻灯、显微装置，声画同步，用幻灯片的形式演示教育内容，画面色彩丰富，有利于增加群众的感性认识，将宣教内容表现充分，还可以与其他教育工具配合，如录音、字幕等，相得益彰
电影、电视	电影、电视教育利用特技技术直观、连贯地还原事实或案例，使教育内容更加逼真完善，音响和色彩的巧妙结合增强了教育内容的生动性和感染力。由于其能够迅速、直观、生动地普及知识，推广技术，因此担负着科学研究和宣传教育两个方面的职能
网络平台	社区创办健康教育互联网站，介绍健康教育研究项目成果，更新健康教育动态，普及健康保健知识，推广社区服务信息，并利用 QQ、微信等公共平台发送服务项目，推介教育内容，方便社区居民在第一时间接收有效信息，简化办事议程，优化沟通方式

四、社区健康相关行为的干预

（一）个体行为矫正

20 世纪 50 年代末期发展起来的行为矫正技术是一种可快速获得健康行为干预效果的有效方法。常用的行为矫正方法有强化疗法、厌恶疗法、脱敏疗法、示范疗法、消退法、生物反馈疗法等。

1. 强化疗法（reinforcement procedures）　依据操作性条件反射原理，是一种在行为发生后通过正负向强化来矫正行为的方法。适用于对多种行为障碍和情绪障碍者进行干预。

2. 厌恶疗法（aversion therapy）　基于条件学习原理建立的一种治疗方法。

在不良行为与恶性刺激之间建立条件反射，引起内心对该目标行为的由衷厌恶，直至消除。常用于矫正各种成瘾性行为、强迫症、恐惧症和异常癖好等，如吸毒、酗酒、吸烟。

3. 脱敏疗法(systematic desensitization)　是一种逐步去除条件性不良情绪反应的技术。根据条件反射学说，正常反应的不断强化就会削弱某特定刺激与不良反应之间的联系，即“交互抑制作用”，临床常用于治疗恐惧症、焦虑症等。

4. 示范疗法(modeling therapy)　将危害健康行为的改变过程分解成不同阶段或不同表现，设计相应的模拟场景，让矫正对象扮演其中角色或观察角色行为并身临其境感受角色，从而养成自己的行为。

5. 消退法(extinction procedures)　通过削弱或撤除不良行为的强化因素来降低该行为的发生频率。一般常用漠视、忽略、不予理睬等方式，减少和消除不良行为。适用于治疗情绪障碍、行为障碍、神经性呕吐等。

6. 生物反馈疗法(biofeedback therapy)　将自主神经功能、内脏器官功能和神经肌肉功能的变化活动状态通过电子仪器装置转化为直观信息，让受试者能够随时了解自己的生理功能状态，从而有意识地调控自己的异常生理功能，使其恢复正常水平。适用于治疗紧张性头痛、高血压、焦虑症等心身疾病。

(二) 群体行为干预

在促进危害健康行为改变的过程中，针对群体行为的综合干预是低成本、高效益的，值得大力推广。群体行为干预措施主要有以下几种：

1. 政策倡导　政策、法规、制度等对群体行为的形成具有导向作用，对群体行为的改变有着重要影响，如建立公共场所禁烟制度，可以有效减少吸烟行为的发生。我国刑法修正案(八)首次将醉酒驾车这种严重危害群众生命安全的行为规定为犯罪，自 2011 年 5 月 1 日该法案正式实施后，酒后驾车行为者数量明显减少。

2. 群体健康教育　健康教育不仅适用于个体行为的矫正过程，而且是改变群体不良行为生活方式的最佳方法之一。因此，运用恰当的行为干预理论做指导，选择科学性、针对性强的内容，在家庭、小组、学校等群体中通过多种方式开展健康教育，可以取得较好的效果。

3. 团体行为干预　个体的行为、习惯、道德、价值观多是在团体中表现出来的，人际关系、社会关系等也都受社会团体的影响。团体可以显著地影响和改变个人的行为和观念。团体心理治疗旨在借助群体内的人际交互作用，促进个体通过交往中的观察、学习、体验，来认识、探讨和接纳自我，改善与他人的关系，调整原有态度和确立新的行为模式，以建立和发展良好的生活适应能力。

4. 创造支持性环境　这里所说的环境包括物质环境和社会环境。改善物质资源条件是行为干预中必须考虑的因素，社会支持系统能为社区居民提供有效的支持，可以促使人们自觉或不自觉地做出行为改变的决定，维护社区的和谐稳定。例如，在社区建立健身场所、配备健身器材，会激发人们锻炼身体的热情。社会环境的改善使群体行为改变得到组织、资源和舆论等方面的支持，如发挥社会舆论的导向作用，有助于形成关注健康、促进健康行为的良好社会氛围和群体氛围，约束危害自身和他人健康的行为。

思考题

针对张家二老的现状，可以采用哪些健康教育手段和方法？

本章案例中针对张爷爷和李奶奶失独后的自闭表现，社区工作人员给予了充分的重视，不仅为其申报了特扶家庭，享受特扶政策，还经常上门入户，开展慰问活动，关心老两口的生活和健康状态。通过宣教、谈心等一系列干预方式，努力打开他们的心扉，帮助老两口接纳事实，利用清明节追悼之际采取一些居丧仪式，帮助他们在心理上与过去告别，倾听他们诉说悲伤，鼓励他们积极参与社区活动，尝试建立新的人际关系，培养兴趣爱好，摆脱孤独。社区工作者与社区服务站工作人员对接定期随访监测，对老两口的健康状况建立档案，关注其疾病和用药情况，评估其社会功能及精神状态，引导他们学习处理焦虑和抑郁情绪。经过半年的健康教育管理，张家二老逐步走出家门，与亲朋好友重新建立联系，也在孙子身上看到了生命延续的希望，偶尔参加社区举办的节庆活动。老两口相濡以沫，笑容也渐渐爬上了脸庞。

第四节　社区行为改变的效果评价

效果评价是用科学的标准和方法对社区健康教育行为改变的效果进行评估的活动，是一个系统地收集、分析、表达资料的过程，将行为干预后的实际产出效果和预期目标进行比较，从而明确健康教育的实施效果、可持续性和教育价值。

一、评价内容

（一）近期效果评价

主要评估健康教育导致的目标人群健康相关行为及其影响因素的变化。

1. 倾向因素　目标人群的保健常识、价值观、对健康行为的态度、对潜在威胁的信念等。

2. 促进因素　政策法规的可及性、教育资源的可行性、技术服务的可靠性、环境条件的可能性等。

3. 强化因素　同伴观点、社会支持以及行为改变前后的个人感受等。

4. 健康相关行为　干预前后目标人群健康相关行为的变化情况，如行为改变的发生、改变程度、人均分布等。

（二）远期效果评价

主要评估健康教育项目导致的人群健康状况乃至生活质量的变化，评价健康教育计划的最终目的是否实现。

1. 健康状况　不同的健康问题通过干预后所达到的效果不一样，包括生理和心理健康，疾病与死亡等。

2. 生活质量　运用相关量表基于个体水平进行测量，包括生活质量指数、生活满意度指数（ISI）量表等。

3. 社会经济　观察健康教育项目实施后，目标群体的社会参与度、费用等的改变情况。

二、评价指标

1. 生理健康　包括身高、体重、行为发展、营养摄入等。

2. 心理健康　包括人格、智力、情绪和情感、总体心理健康评价等。

3. 健康结果　包括发病率、患病率、死亡率、病死率、期望寿命、生存质量、生命质量等。

4. 健康行为　包括行为流行率、健康行为形成率、行为改变率等。

5. 社会健康　包括行为模式、生活态度、人际关系、健康信念等。

6. 卫生政策　包括重视程度、资源分配、社区参与、管理体制等。

7. 社会经济　包括 GNP、人均收入、人均住房面积、就业率等。

8. 卫生服务　包括健康知识知晓率和合格率，卫生服务需要量、利用率，卫生资源，卫生服务费用等。

三、评价方法

1. 观察法　直接观察各项健康教育的对象或活动情况，并进行评价。适用于那些通过其他方法难以获得真实信息的场合或情形。

2. 访谈法　通过访谈能够在较短时间内探索深层次的影响因素，分为小组访谈和个人访谈。个人访谈又称为非正式访谈，可以不带提纲，同时与多个社区成员进行自由交谈，适合对某些问题的讨论与追问。

3. 调查法　根据开展社区健康教育所确定的目标，事先设计好调查问卷，选取有关社区，在一定目标人群中进行问卷调查。此法可用于了解计划实施后居民达到预期目标的程度及影响因素。

4. 会议交流法　评价人员事先设计好讨论提纲和主题，就社区健康教育干预有关问题进行讨论，了解看法，评价行为改变的原因、计划推进过程中的问题等。评价人员要尽可能使每位与会者都有相同的机会发表自己的观点。

5. 文献法　文献是指记录知识的一切载体，包括用图形、符号、数字、文字、声频、视频等。评价人员可直接深入社区健康教育现场，查阅已有的资料，从中发现与健康、服务利用、计划实施等有关的信息。

四、评价结果的应用

通过过程评价，检查资源是否够用，预算是否需要修改。通过评价结果决定是否需要增加、减少或修改信息，分析传播和干预策略是否正确。通过对评价结果的分析，确定项目的实施进展是否按计划进行，是否需要调整实施速度，是否需要修改原有的目标。调查工作重点和策略，发现差距，终止不起作用的干预活动，汇报评价结果，共享研究成果。

第五节　社区健康管理的干预模式

社区健康管理是基于管理理论和新健康理念对社区健康人群、患病人群的健康危险因素进行全面监测、分析、评估、预防、维护及发展个人和家庭健康技能的全过程。

一、国外社区健康管理发展现状

国外社区健康管理现状如表 9-8 所示。

表 9-8　国外社区健康管理现状

国家	起源时间	组织构成	管理特点
美国	最早实行	社区医疗服务部门，私人家庭医生，健康管理中心护士等其他合作伙伴	生理服务和心理服务相结合；以商业保险健康管理模式、健康与生产力管理模式为主，分为生活方式管理、需求管理、疾病管理、灾难性病伤服务、残疾管理、综合人群的健康管理、精神专科健康管理
英国	20 世纪 40 年代	国家卫生行政部门统一计划管理，与委托机构和基金组织签订合同	全科医疗、康复、预防、保健及其他社区服务为一体；引入市场竞争机制，提供健康管理的供买方相互分离
德国	1866 年	家庭医生和社会保险部门签订合同	健康医疗保险和预防医疗相结合，包括社区医疗服务、社区健康站、医院急诊中心、急救医疗网、劳动卫生监督检查服务
芬兰	20 世纪 70 年代	患者、社区、医疗、政府共同参与	通过实施健康管理项目，发挥社区卫生服务机构的预防功能，改变居民的生活方式和行为习惯，改善健康状况。每年由国家公共卫生学院对干预效果进行评估
日本	1975 年	从中央到地方都有实施健康管理的组织机构，具有现代化的检查设配和配套网络	法律化；制度化；国民意识强，包括健康调查，健康体检，体检后评估和帮助，健康增进活动，健康教育

二、我国社区健康管理模式

我国的健康管理模式大致分为社区健康管理、医院健康管理和商业化健康管理三种模式，其中以社区健康管理模式为主。1997 年，我国提出“六位一体”的社区卫生服务政策，提出建立以人的健康为中心，以家庭为单位，以街道为基本范围，集医疗、预防、康复、保健、健康教育和计划生育为一体的综合性服务。服务内容包括健康体检、建立健康档案、慢性病管理、危险因素干预、健康教育、康复服务等，为社区居民提供最全面的健康管理。

（一）我国传统的社区健康管理模式

1. 网格化团队服务模式　主要由社区卫生服务站工作人员组成，将社区各住户按网格划分，每个团队负责相关网格区域，开展社区健康管理的相关工作。我国城市社区现阶段实行的这种网格化服务团队模式能够基本将社区居民纳入卫生服务机构进行健康管理，这种比较稳固的管理方式促进了医生与居民的相互联系，有利于社区开展居民健康管理。

2. 家庭温馨式社区卫生服务机构　这种管理模式倡导以人为本，着力打造一种家庭温馨的氛围，由医生按照自己的喜好和风格来进行装饰，并且在每个诊室放置储物柜，方便居民存储物品。在墙上和地板上粘贴不同颜色和风格的贴画来区分科室，不仅给社区工作人员提供了良好的工作环境，还让居民在轻松愉快的氛围中就医。

（二）中国特色社区健康管理模式

1. 健康管理和基本医疗的“分离模式”　将社区卫生服务团队分为两个组，一是医疗组，主要负责社区基本医疗；二是健康管理组，主要负责健康信息搜集与管理，危险因素评估，健康状态判断，健康干预措施分析等。两组有分工、有协作，如图 9-1 所示。

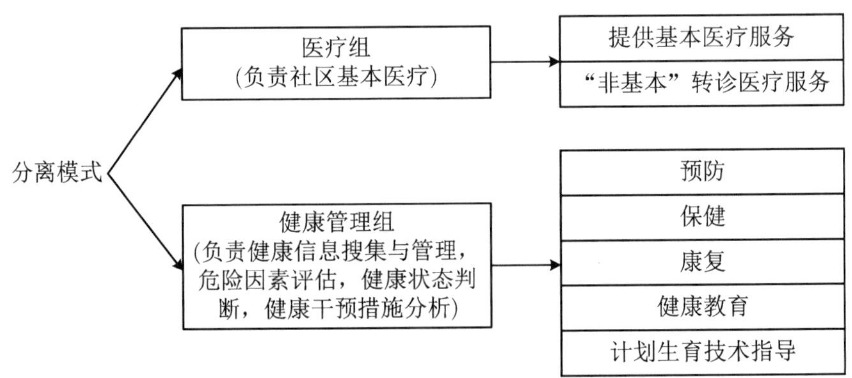

图 9-1　社区健康管理的“分离模式”

可以将医疗组的工作理解为完成六位一体“医疗、预防、保健、康复、健康教育、计划生育技术指导”中的医疗部分。主要是为社区居民提供基本医疗，核心是“基本”；同时在提供基本医疗服务的过程中，能及时发现社区居民的“非基本”医疗需求，及时向上级医院转诊。健康管理组的工作可以理解为完成“六位一体”中医疗以外的其他部分，包括预防、保健、康复、健康教育、计划生育技术指导等。内容广泛、工作量大，团队成员往往需要经过健康管理的培训才能胜任。

2. 知己健康管理模式 采用预防并举的措施，把导致慢性病的主要健康危险因素——不健康的饮食和能量过剩、体力活动不足作为控制与管理的目标，把WHO提出的健康四大基石“合理膳食、适量运动、戒烟限酒、心理平衡”从定性的理论变成量化的措施，形成了一套行之有效的以“能量平衡、有效运动、量化管理”为核心内容的行为干预服务模式，如表9-9所示。

表9-9 知己健康管理模式

实施步骤	内容特点
服务对象	已确诊的糖尿病、高血压、血脂异常、代谢综合征等慢性病患者，体检筛查出的血糖超标者、血压升高者、血脂异常者、体重超重和肥胖者等
服务流程	从健康资料收集到健康评估、危险度评价，到制定健康干预方案，到评价反馈，环环相扣，周而复始，确保健康管理工作有路径可循，确保服务对象的健康始终处于动态的、连续的、科学的监管当中
量化干预	应用高科技手段研制出知己能量检测仪，开发出一套疾病防治健康管理软件，解决了行为干预难以量化的难题，实现了饮食、运动的量化管理，把健康概念变成了“量化指标”
定期监测	患者首月每周复诊1次，以后每2周1次。监测项目有体重、腰围、血压、空腹血糖、餐后血糖、血脂等。在整个服务过程中，通过有效的监控，了解行为方式错在哪里、错多少、如何改善、已经改善了多少以及身体指标变化过程。服务双方都非常清楚过程，很好地实现了互动

3. 互联网+社区健康管理模式 社区卫生服务中心建立社区健康管理服务系统，完成居民健康信息的采集、处理、分析、评估及健康干预，实现线上线下联动，如图9-2所示。

各医疗卫生机构按照要求将相关数据上传至区域信息平台，社区健康管理服务系统通过与区域平台对接和互联获取社区居民的健康档案数据和医疗机构诊疗数据。

建立社区医疗公共终端“健康小屋”和可穿戴式健康监测设备。“健康小屋”融合了传感技术、红外检测、智能嵌入技术、数据传导自动控制技术、通讯技术、身份识别技术及人体生物技术等多学科交叉技术，居民可通过身份识别进入“健康小屋”进行健康自测。此外，还利用可穿戴设备，居家持续监测个人的实时体征指标，如饮食状况、运动状态、睡眠质量、心理表现等生理和心理方面的健康数据。

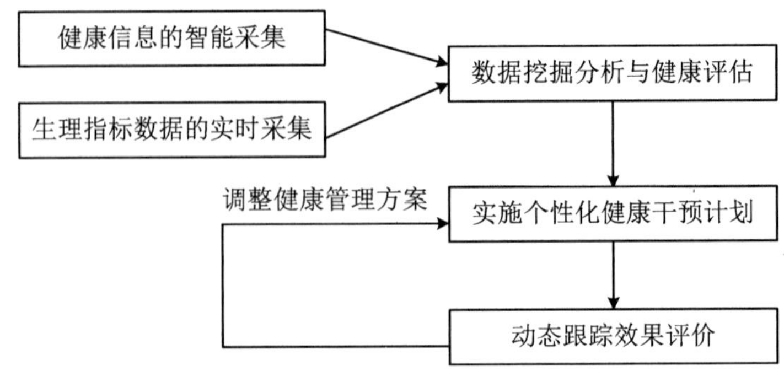

图 9-2 中国互联网+社区健康管理模式

运用分析工具处理海量的健康数据和医疗活动中的关键行为信息，发现蕴藏的规律和关联关系，预测未来的健康状况发展趋势。根据需求进行群体健康信息分析与评估。

在健康评估的基础上，针对处于不同健康状态等级的人群，结合其个人健康风险因素的分析结果，提出个人健康指导计划（包括膳食指导、运动指导、健康知识等），并将管理方案分解为可执行的任务列表，落实到日常。同时，系统地对居民健康危险因素指标的监测数据进行智能监控，一旦出现异常波动或超出设定的阈值，即自动触发预警模块，启动响应机制。

社区医生和居民个人按要求将干预具体执行情况录入系统，如果超过规定时限没有执行相应操作，系统则通过短信、微信、邮件等方式发出提醒。健康评估子系统根据跟踪回访的信息定期评估健康状况，统计分析干预执行前后的健康变化情况，评估出现的问题和需要加强改进的内容，调整健康管理方案，以保持个人的健康行为与健康状况相协调。

社区卫生服务中心组成包括公卫医师、全科医师、心理专科医师、中医师、营养师、康复医师等人员的健康服务团队，居民通过系统与医务人员在线沟通交流，获取保健、饮食、用药、运动、心理等方面的专业指导。

4. 4CH8 社区健康管理模式　4CH8 社区健康管理模式是由中华医学会健康管理学分会的健康管理专家于 2013 年首次正式提出的社区健康管理模式，是指通过健康管理的四个环节，针对健康管理的四类重点人群，通过八个居民自测的健康模块进行个体及人群的健康管理。

在实际操作中，将八个模块转化为不同的检测指标，即血压监测、血糖监测、体质量监测、人体成分分析、骨密度检测、眼视光检测、心理干预、中医综合评估 8 个模块服务项目，针对上述不同家园健康人群和疾患人群的健康危险因素进行全面监测。通过“4C”进行逐级健康管理，通过“4H”将社区需要关注的人群进行分类纳入，以“8”个健康管理模块为健康管理相关数据的获取手段。三者有机结合起来，就是 4CH8 社区健康管理模式的核心内容，如图 9-3 所示。

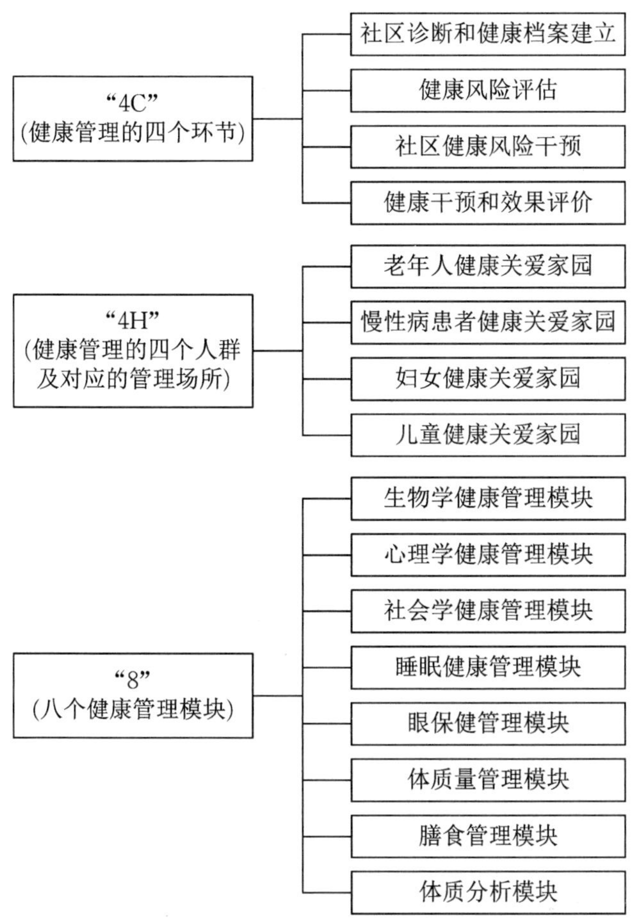

图 9-3　中国"4CH8"社区健康管理模式

阅读一　世界卫生健康联盟——社区健康促进

Towards Unity for Health(TUFH)是一个非政府国际组织，旨在促进公平的社区卫生服务教育、研究和政策，汇集了来自世界各地的富有创新性的医疗机构、大学、教育机构以及个人，致力于为社区健康作出贡献。

TUFH 2018 的会议主题为社区健康促进，于 2018 年 8 月 16～20 日在爱尔兰利默里克举行。会议讨论了健康建设不足的部门和社区、部门之间的发展机遇以及让个人更加富有社会责任感的教育方法。会议包括四个次要主题，分别为社区建设、社区建设中代表性不足的部门、部门之间的机遇与挑战、聘请教育机构。会议期间进行了六项主题研讨，介绍如下：

1. 妇女健康技能研讨会　会议致力于改善妇女健康，主题包括女性全生命周期中的健康：妇女的健康和营养、性和生殖健康、孕产妇健康、青少年健康、暴力、宫颈癌和更年期。干预的主要背景/人群包括社区、以宗教信仰为基础、医疗从业者和存在冲突地区。

2. 医疗卫生专业教育中社会责任的变革　医学院校的相关利益者应该积极参与社会责任转变的过程，发挥引导作用，建立富有社会责任感的医学院，并建立恰当的框架和指标评估社会责任水平。

3. 评估卫生专业人员的基本原则　评估的目的有两方面：一是反馈学习的效果，二是学习成果的授权和认证。会议强调评估在卫生专业教育中使用的地点和方式，以及评估的信度和效度，使其能根据目的、原理、管理对不同类型的管理进行评分。

4. 社区院前急救　在培训过程中，将讲座、视频辅助学习、案例研究、技能培训和小组讨论等内容进行结合，以确保学员有丰富的学习经验，使其掌握识别创伤的严重性，了解如何使用基本资源照顾伤者、如何进行创伤现场评估、院前护理中创伤患者管理的要点等。

5. 社会与行为改变　社会与行为改变是以倡导行为改变和社区动员来影响个人和社会的变化。会议提高了学员对社会与行为改变的理解，包括其定义、特征和重要性，并加强以社会与行为改变原则为中心的社区项目实施和评估能力。

6. 在传统教育项目中实施以问题为导向的学习方法　会上，采用基于案例的逐步指导，使以问题为导向的方法在传统教育中得以实施，突破实现的困境。以问题为导向的学习在南非的临床助理项目、美国医师助理计划、机构制订计划中发挥重要作用。

TUFH 通过以社区为导向的教育、研究和服务促进健康公平和质量，寻找所有社区在医疗保健方面的公平、质量、相关性和社会效益，致力于卫生专业教育，卫生服务，卫生政策制定和研究，最终目标是实现全人类健康促进。

阅读二　国外社区居家养老运营模式

英国：福利国家 ＋ 社区照顾

英国是老牌福利国家，政府以法令的形式明确承诺对老年人提供服务和供养，以便使他们过上体面的生活。社区照顾是英国在福利国家政策变化下倡导的一种社会工作模式，也是英国推行社会服务的一项内容，其目标是使老年人在自己的家或像家一样的环境中受到帮助。

目前，社区照顾被广泛应用于英国社会服务的各个领域，而养老问题则最能体现其特色。社区照顾实际上包含社区内的照顾和社区照顾两个概念。

社区内的照顾就是运用社区资源，在社区内由专业工作人员进行照顾。例如，利用社区中的服务设施，对孤寡老人及生活不能自理的老年人进行开放式的院舍照顾，老年人可以随时走出院舍，进入他生活的社区。

社区照顾就是由家人、朋友、邻居及社区志愿者提供的照顾。例如，为有各种需要的老年人提供家庭服务，这样老年人便不用脱离他们所熟悉的社区，继续过着自己熟悉的生活。

英国社区照顾服务体系主要由经理人、主要工作人员和照顾人员组成。经理人为某一社区照顾的总负责人，主要掌管资金的分配、人员的聘用及工作监督。主要工作人员负责照顾社区内一定数量的老年人，为他们发放养老金，了解老年人的需要及解决一些重要问题。照顾人员是受雇直接从事老年人生活服务工作的人，多为老年人的亲人和邻居，政府会给予他们一定的服务补贴。

整体关怀，包括改善生活环境、发动社会，周围资源予以支持等。例如，由英国政府出资兴办具有综合服务功能的社区活动中心，为老年人提供一个娱乐、社交的场所。另外，也有一些志愿工作可供老年人参与。目前英国约有20%的老年人参加了各类志愿者组织。英国社区照顾的体系完整，这种多主体多层次的服务体系更加人性化，提高了老年人的生活质量。

1. 服务内容

(1) 生活照料　包括居家服务、老年人公寓、家庭照顾、托老所等四种形式。

居家服务是对居住在自己家中、有部分生活能力，但又不能完全自理的老年人提供的一种服务。具体包括上门送饭、做饭、清理居室衣物、洗澡、理发、购物、陪同上医院等项目。

老年人公寓是对社区内有生活自理能力但身边无人照顾的老年夫妇或单身老年人提供的一种照顾方式。老年人公寓由两居室组成，生活设施齐全。公寓内还设有生命线，一旦老年人感到不适，只要拉动生命线就可获得救助。

家庭照顾是对生活不能自理、卧病在床的老年人，在家接受亲属全方位照顾的形式。

托老所包括暂托所和老年人院。因家人临时外出或度假，无人照料的老年人便可送到暂托所，由工作人员代为照顾，时间可以是几小时或几天，一般为两周，最长不超过一个月。

(2) 物质支援　提供食物、安装设施、减免税收等。

(3) 心理支持　治病、护理、传授养生之道等。

(4) 整体关怀　改善生活环境、发动周围资源予以支持等。

2. 资金来源

英国的社区照顾在财政出资上完全体现了以政府为主的特点，很多服务设施都是由政府资助建设的，社区、家庭和个人的支出不多；从事居家服务的工作人员有志愿服务者，也有政府雇员，这些服务或免费，或收费低。一般收费标准由地方政府决定，在老年人能够承受的范围之内，不足部分则由政府支出。对于接受家庭照顾的老人，政府发给与住院老年人同等的津贴，这使得家庭在照顾老年人时有了经济上的保证。

日本：家庭福利 + 护理保险

在日本，居家养老非常受欢迎，重要的原因就是社区服务周到细致、相对完善，能够让老人发挥余热。与西方国家比较，日本的养老制度重视家庭作用，强调国民自立。

日本福利社会强化家庭作为安全保障系统的功能，社会保障和养老相关的法律，把家庭和家庭赡养关系作为前提条件。一种是强制家庭和亲属进行赡养的法律，如生活保护法、老人福利法、儿童福利法、老人保健法、残疾人福利法等都有明确表述；另一种是在制度上承认家庭或亲属之间已经形成的赡养关系的法律，如国民年金法、厚生年金、健康保险法等都有相关条文。

日本政府从2000年开始实行护理保险制度。“脱离医院，让老人回归社区，回归家庭”是这项保险的主要目的。国民每年缴纳3 000日元就可以在65岁后享受这项保险提供的服务。

1. 服务内容

推进家庭护理、保健、医疗和福利一体化是日本养老制度的基本特点。护理保险提供的服务：通过护理保障制度，可以把老年患者的长期护理场所从普通医院转移到家庭、老人福利院、老人保健疗养综合体。

为了使老年人生活不便时有人照料、有病能及时得到医疗和护理，专业人员会定期上门提供医疗护理和康复指导，不仅可以延缓老人衰老进程，促进和维持老人健康状况，还可以节约大量的医疗费用。家庭成员的关爱和赡养是日本居家养老的重要内容。政府支持的友爱访问员派遣制度，通过社区的志愿者（健康的老年人）提供长期志愿服务，每周几次探视居家老人。

2. 资金来源

护理保险属强制性医疗保险，其相关服务由医疗保险基金支付；家庭的赡养和经济支持是日本老年人居家养老的重要资金来源；负责部分则包括志愿者服务和政府提供部分无偿服务。

瑞典：福利国家 + 自治团体

由于在应对老龄化问题上成为世界的典范，瑞典被称为“老年人的王国”。瑞典大力推广“居家养老”，建立完善的养老金体系和家政扶助制度，鼓励老年人二次创业以解决人口老龄化问题。

根据瑞典法律，子女和亲属没有赡养和照料老人的义务，赡养和照料老人完全由国家来承担。经过半个世纪的努力，瑞典已建立起了比较完善的社会化养老制度。

政府为居家老年提供福利家政，并在一定程度实现按需分配。居家养老的人凡有需要，都可以向当地主管部门提出申请，主管部门要进行实地评估，在审核完成后，才会做出同意的决定。

家政服务的次数和范围依需要而定，有的是一个月只提供一次服务，有的则是一天里要提供好几次服务。居家养老服务实施过程基本由地方自治团体主导。地方自治团体负责制定服务计划，为老年人提供福利性的住宅，提供家庭入户服务。

1. 服务内容

政府提供的家政服务包括个人卫生、安全警报、看护、送饭、陪同散步等，只要是日常生活需要的，都可以包含在内。

地方自治团体提供的服务包括打扫卫生、烹制菜肴、送餐到户，建立日间老人活动中心，组织老人开展文娱、体育健身活动，为老人组织舞会、电影晚会、交友会等。

2. 资金来源

瑞典各地方政府负责提供的家政服务虽说是福利性质的，但还是要收取一定费用。收费标准根据接受家政服务老人的实际收入确定。人们在要求家政服务时，还必须提供个人的收入信息。

根据规定，老人们的收入不仅包括养老金，而且还包括退休后仍兼职的工资收入以及其他资本性收入。老人们也可以拒绝提供个人收入信息，那么家政服务会按最高标准来收费。不过，即使是最高标准，其收费也远远低于市场收费标准。地方自治团体的服务、活动的资金由国家财政承担50%，老人自己承担50%。

资料来源：《国外社区居家养老实践及模式借鉴》，《城市开发》，2015年第8期。

（王　婷）

第九章习题及答案

第十章　常见的异常行为

案例 10-1　明知有害,他们为什么还忍不住去吸毒?

多家媒体报道,著名民谣歌手宋某某因吸食大麻被抓。自 1998 年摇滚歌手罗某成为首个被爆吸食毒品的明星之后,对于明星吸毒,公众经历了从震惊不解到见怪不怪的过程。一吸毒成千古恨,伤了身体,败了名声,苦了家人。这个简单的道理应该是人人知晓。而作为明星,一旦吸毒,造成的社会影响将更恶劣,对其本人的事业也会造成毁灭性的打击。可为什么后果如此严重,娱乐圈依旧是吸毒重灾区呢?李某某、房某某、柯某某、宁某某、毛某、王某某等“瘾君子”纷纷被媒体曝光……

案例 10-2　16 岁少女患上肺癌

据有关媒体报道,浙江省人民医院心胸外科主任医师朱某这段时间心情一直不太好。前段时间,他遇到一个女高中生被诊断出了肺癌,这样的结果让从医 34 年的朱理一时半会无法接受。“我当时看着孩子的 CT 片,除了震惊还有难过,她才 16 岁啊!”经过专家们的努力,这个 16 岁的少女小陈已经成功进行了手术，目前状况比较稳定。据专家分析，小陈年纪轻轻就患上肺癌，可能跟她常年的生活环境有很大关系。小陈家在浙江中部某小镇，家人在马路边开了家饭馆，是那种只有几张桌子的小店。小陈几乎每天放学后都在店里做作业，菜肴煎炸散出的油烟、香烟弥漫出的烟雾、汽车尾气及卷起的尘土一阵阵往店里灌，让小陈喉咙发痒，时常会忍不住咳嗽几声。可能是烹饪油烟、二手烟、汽车尾气等多种有害因素的叠加作用，有害物质日积月累地往小陈稚嫩的身体里慢慢渗透、侵袭，从量变到质变，最终使她患病。

思考题

1. 为什么有那么多明星明知毒品有害，还去吸食？
2. 小陈患上肺癌的原因是什么？我们应如何预防？
3. 除了以上危害健康的行为，我们的生活中还有多少异常行为？

异常行为是指在偏离社会和个人健康期望的方向上所表现得相对明显、确定的各种行为。异常行为是相对健康行为而言的，一般来说，这种行为与社会和个人健康所期望的不一致或者说该行为对健康有危险性。

从行为问题的角度看，可以把行为与健康的影响分为自我健康影响、他人健康影响和环境健康影响等方面。行为的自身健康影响主要通过心理和物质两方面来实现。心理方面是指在完成行为过程中，行为本身造成的心理压力以及行为未达目标的心理挫折对健康等造成的不利影响。物质方面主要是指摄入不利健康的物质，如吸烟、酗酒、摄入过多动物脂肪等。行为的他人健康影响和自我健康影响类似，也是通过心理和物质两方面实现的。个人的行为也会给环境带来影响，进而影响他人的健康。比如，社会风尚、风俗习惯、社会精神面貌等既是群体健康的表现，也会进一步影响个人健康。

第一节　吸烟行为

吸烟是人类社会中常见的行为，由于烟草燃烧会产生尼古丁、一氧化碳、烟焦油等有害物质，对人体会造成健康损害。吸烟不仅是导致人类患慢性支气管炎、喉癌和肺癌的主要原因之一，而且也与肺气肿、溃疡性疾病、胃炎、心脑血管疾病、胰腺癌、膀胱癌、肾癌等疾病有着密不可分的关系。因而，WHO 称“吸烟是 20 世纪的‘瘟疫’，更可能是 21 世纪人类健康的最大威胁之一”。

一、烟草发展历史和现状

烟草和烟制品被人们使用的历史相当悠久。烟草大约在两千多年前便被人们认识，其特殊的气味和香气对人们颇有吸引力。烟草是从西班牙语“tobacco”翻译而来的,它有一个美丽的英译别名——“淡巴菰”。关于烟草的文字记载,最初出现在1492年10月12日,克里斯托弗·哥伦布抵达西印度群岛的圣隆尔瓦多海滩时,土著人拿来了水果、木矛以及散发着一种独特香气的“某种干叶片”。后来,航海者发现烟草的使用在新大陆是相当普遍的。“烟草”这个词最初是当地土著人用以指吸食烟叶的烟管或烟斗的。1531年,西班牙人从墨西哥获得了烟草种子,并在海地开始人工种植烟草,后来又扩大到附近其他岛屿。1580年,古巴开始种植烟草,不久传入圭亚那和巴西。与此同时,烟草的种植,很快传到欧洲,亚洲和非洲。据说,当时是美国人把烟草种子带到欧洲。1556年,法国开始种植。1558～1559年,分别在葡萄牙、西班牙种植;1565年传入英国。到17世纪中叶,吸烟在欧洲各国已相当盛行,并开始大量种植。由于烟草生长的适应性很强,很快便传到了世界各地。

我国烟草种植大约始于16世纪中期。1582年(明朝万历年间),意大利传教士利玛窦来到京城,把烟草作为土特产,向中国皇帝进贡,使中国开始有了鼻烟。至于烟草如何传入中国,有两种说法:一种认为烟草从印度尼西亚,越南传入我国广东;另一种认为烟草从朝鲜传入我国东北,时间都在16世纪,品种都局限于晒烟。

随着烟草种植业的迅速发展,大约在18世纪中叶,人们便开始兴办烟草加工企业。以前人们对烟草的使用只限于嚼烟、鼻烟、手工卷叶烟、旱烟和水烟。到1878年,法国举行的世界博览会上,展出了世界上第一台卷烟机器,这种卷烟机每分钟能生产25支卷烟,虽说生产效率不高,但是它开启了使用机器生产卷烟的历史。随着机械工业的发展,卷烟机得到不断改进和创新。1887年,美国人帮萨克发明了每分钟生产250支卷烟的卷烟机,并获得了专利制造权。从此,卷烟工业逐步兴起和发展,欧美国家的卷烟开始向世界推销。到1920年,卷烟消费量已经占据各类烟草制品的首位。

2012年WHO的统计资料显示,全世界的吸烟人数达11亿之多,我国现有吸烟人数超过3亿,15岁以上人群吸烟率为28.1%,其中男性吸烟率高达52.9%,非吸烟者中暴露于二手烟的比例为72.4%。根据目前吸烟模式分析,中国现今在0～29岁的3亿多男性中,至少有1亿男性最终将因吸烟而死亡。1990年中国吸烟致死亡人数为60万,进入21世纪后,每年接近100万,至2025年将达到200万,至21世纪中叶,当现在的年轻人步入老年时,每年将有300万人(几乎全部为男性),死于吸烟相关疾病。目前,我国烟草生产、烟草消费、吸烟人数均居全球首位,烟草生产3300万箱(每箱5万支),是第二烟草生产大国美国的4倍,占全球烟草市场的31%。研究表明,我国每年因吸烟所造成的经济损失达279亿元,而同期的烟草税收仅为240亿元。

思考题

为什么宣传戒烟多年,我国烟民群体还是这么庞大?

二、吸烟的成因

（一）生物学观点

有遗传学研究表明，调节多巴胺的基因很可能是对吸烟产生影响的决定因素，如有一些人对尼古丁的刺激很敏感，而另一些人却表现得很平淡。人的大脑中有一个区域，称为犒赏中枢（reward system），它特别敏感，一经激活就很难控制。有学者认为，内部的犒赏机制比任何环境刺激都更有力地影响和控制着成瘾行为。人在一定时间内吸入一定量成瘾物后，如酒精、尼古丁或咖啡因等，可激活大脑内的犒赏中枢，从而对这些物质产生高度依赖，由此可以从生物学的角度理解人对尼古丁的依赖机制。

（二）心理学观点

心理学观点涉及心理动机、需求等对吸烟行为的影响。吸烟的心理动机有各种各样，按照大的分类可分为两类，即社交调节与精神调节。我国人群吸烟首要的心理动机是社交。中国是一个重视礼仪的社会，吸烟历来被作为人际交往的一种方式，这与西方社会有很大的差别。精神调节是西方社会最主要的吸烟心理动机，在我国则处于次要的位置。很多研究显示，吸烟是为了缓解负性情绪和紧张，当人们承受较大压力时就会采取吸烟、饮酒和性释放等方式来缓解压力。吸烟的心理动机还包括其他，如追求时尚、享乐、风度等。处于青春发育期的青少年，尤其性成熟阶段，他们渴求在情感方面有许多刺激，期望通过某种方式来使自己处于“忘我的状态”，从而达到某种“境界”。青少年饮酒和吸烟很多是出于某种情感“激发”以追求刺激的需求。一般来说，饮酒是先导，吸烟通常是饮酒后的伴随行为。

（三）行为学观点

行为学观点将吸烟看作是一种强化的结果，行为强化是吸烟背后真正的驱动力。吸烟往往开始于某些特殊的情境，重复多次后形成一种条件反射，从而产生了不断重复的需要。第一次吸烟的感受往往是痛苦的，可能出现恶心、呕吐和头疼等现象，但人们仍会被“套牢”，这是因某些促使行动的力量足以超越痛苦的感受。在一次次重复中，人们逐渐适应，痛苦减轻而“愉悦”增强，当形成习惯后，成瘾物产生的快感就会形成一种正性强化作用；一旦终止使用，就会感觉痛苦，随即需再度使用成瘾物来终止痛苦，从而起到负性强化作用。

目前，我国的吸烟现象十分普遍，在这种社会背景下，人们将吸烟与酗酒等不良行为看成是一种享乐性生活方式的表现，而且涉及一些心理认识问题，如为什么有些人知道吸烟会致癌，却不愿意戒烟，这可能是因为他们认为患病是很久以后的事情，他们普遍追求的是及时行乐。

（四）社会学观点

每个人都在特定的社会中生活，被文化传承的价值标准所左右，也被社会环境所支配。在一个社会环境中，如果只有个别人出现行为问题，这是个别问题；如果很多人出现同类问题，那就要追究社会环境的问题。我国文化传统重视以礼待人，“敬烟”历来是我国社会中普遍的交际礼节之一。社会不稳定和动荡、社会失范，使得人们在困惑、迷茫时容易借助吸烟来缓解紧张的情绪和心理压力，如第二次世界大战期间，全世界的吸烟者数量就大大增加。研究表明，由于社会变革所形成的压力会引发众多的社会和行为问题。

三、吸烟的危害

吸烟已成为世界上最严重的公害之一，是除核战争、饥荒和瘟疫之外人类健康面临的最大危险，吸烟导致的死亡人数已经超过艾滋病、肺结核、车祸、自杀等导致的死亡人数之和。2013 年，WHO 统计数据显示，每年因吸烟导致死亡的人数已超过 600 万人。若再不加强控制，到 2030 年这一数字很有可能达到 800 万。

（一）烟草中的有害成分

烟草燃烧的烟雾中含有 7000 多种已知的化学物质，它们是造成吸烟者成瘾和健康损害的罪魁祸首，主要有害成分包括尼古丁、焦油、一氧化碳、胺类、酚类、烷烃、醇类、多环芳烃、氮氧化合物、重金属元素镍、镉及有机农药等。尼古丁对大脑的直接作用是使吸烟者感觉灵敏、兴奋或放松。尼古丁还可以引起血管收缩，使血压升高；使血管内膜受损，引起冠状动脉痉挛，诱发心绞痛和心肌梗死；引起心跳加快。焦油是烟草燃烧后产生的黑色物质，它在烟雾中以细小颗粒的形式存在。焦油是引起肺癌和喉癌的主要物质，也会加重哮喘及其他肺部疾病的症状，而且焦油还会使吸烟者手指和牙齿发黄。一氧化碳是一种无色无味的气体。每支卷烟可以产生 20～30 ml 一氧化碳，它与血红蛋白的亲和力比氧气高 260 倍。吸烟者在冬季封闭的房间中吸一支烟，房内所有人血液中的碳合血红蛋白会升高 6 倍。一氧化碳还会使胆固醇贮量增多，加速动脉粥样硬化。

（二）吸烟与疾病

1. 吸烟与癌症　早在 20 世纪 30 年代，吸烟与肺癌的关系就已被人们注意到。1939 年，德国人 Muller 发现，他见到的肺癌患者大多数都有吸烟史。同年，Ochsner 等也发现他们的肺癌患者几乎都有吸烟嗜好。到 20 世纪 40 年代后期，不少国家发现肺癌死亡率有明显增长，50 年代后关于吸烟与肺癌关系的研究引起医学界的重视。一系列调查研究一再证实，吸烟是导致包括肺癌在内的多种恶性病症的元凶。流行病学调查表明：① 吸烟者死于肺癌的危险性比不吸烟者大。据调查，90％的男性肺癌患者和 79％的女性肺癌患者的主要发病原因是吸烟。长期吸烟者肺癌的发生率是不吸烟者的 20～40 倍；② 每日吸烟量与死于肺癌的危险性有明显的剂量-效应关系，每天吸烟支数越多，吸入深度越深，则危险性越大；③ 开始吸烟的年龄越小，则死于肺癌的危险性越大。比如，14～19 岁开始吸烟的人，其危险性比 25 岁开始吸烟者高 3 倍多；④ 吸烟者戒烟后，死于肺癌的危险性明显降低，且戒烟时间越长，其危险性降低越明显；⑤ 吸食烟碱和焦油量低的卷烟者患肺癌的危险性较小。

对吸烟引起肺癌的发病机制目前尚未完全清楚。一种观点认为，吸烟引发肺癌最可能的途径是烟中致癌物被吸收进入血液循环，经过酶的作用形成活化的代谢产物，与 DNA 结合，形成 DNA 加合物。如果 DNA 加合物能逃避开细胞内修复机制，就继续存在下去并发生错误编码，引起一些基因突变，而某些突变能使癌基因活化，最终导致肺癌。

另外，吸烟也被认为是喉癌、口腔癌、食管癌、胰腺癌、胃癌、肾癌、膀胱癌及子宫颈癌等恶性肿瘤的主要致病因素。

2. 吸烟与心脑血管疾病　国际上有 2000 万人大规模人群调查显示，吸烟 8 年后心肌梗死、冠心病发生率、死亡率均高于不吸烟者数倍。有学者对 2000 余例冠脉造影资料分析发现，吸烟 10 年以上，每天一包烟，其冠心病发生可提前 28 岁，冠状动脉狭窄及急性心肌梗死的发生可早 30 岁。吸烟也可导致脑血管意外，有研究显示，吸烟的男性发生脑血管意外的概率比不吸烟的男性高 42%，吸烟的女性比不吸烟的女性发生脑血管意外的概率高 61%。吸烟者发生脑血管意外后，遗留脑损害的机会比不吸烟者高。另外，患者发生脑血管意外机会的大小与吸烟数量亦有关系，每天吸烟超过 40 支的人发生脑血管意外的机会是每天吸烟少于 10 支者的 2 倍。吸烟者一旦戒烟，在不到 5 年后，发生脑血管意外的机会可降至与不吸烟者相差无几。研究还显示，吸烟对心肌梗死预后也有影响，心肌梗死预后戒烟者的死亡率比继续吸烟者低一半。

3. 吸烟与慢性阻塞性肺病　据报道，80%～90%的慢性阻塞性肺病是由吸烟引起的，其死亡率与每日吸烟量呈明显剂量-反应关系，且与开始吸烟年龄、吸入深度有关。吸烟最早最常见的症状是咳嗽，且痰多，最后导致肺功能下降，造成慢性呼吸道阻塞症状。

4. 吸烟与其他疾病的发生　很多研究已证实，吸烟与脉管炎、老年痴呆等多种疾病的发生有关，还与呼吸系统、消化系统以及其他系统许多慢性疾病的发生有不同程度的关联。

（三）被动吸烟的危害

被动吸烟指不吸烟者吸入吸烟者呼出的烟雾及卷烟燃烧产生的烟雾（每天超过 15 分钟），即“二手烟”。环境中烟雾来源主要有两个：一是由吸烟者吸烟时所喷出的烟，称为主流烟雾；二是由于烟草直接燃烧产生的，称为侧流烟雾。室内侧流烟雾占吸烟者所产生烟雾的 85%，危险性比主流烟雾更高，其中危害性最大的是一氧化碳和尼古丁。

大多数不吸烟者也都受到被动吸烟的危害，15 岁以上的被动吸烟率是 53.5%。根据暴露时间的长短，可分为轻、中、重三型。女性和青少年被动吸烟的比例偏高。家庭是受到被动吸烟危害的主要场所，其次是公共场所和工作场所。

被动吸烟可以引发肺癌，24%的肺癌是由被动吸烟引起的。若妊娠期妇女吸烟，导致胎儿出生时体重偏轻，而且母亲和胎儿血中的碳氧血红蛋白会增多，从而易导致胎儿缺氧，早产，胎儿、新生儿的死亡，胎盘早期剥离，早期出血等。家庭中父母吸烟与婴幼儿的呼吸道疾病(支气管炎和肺炎)有密切关系，且呈剂量-反应关系。父母吸烟还会影响婴幼儿生长发育，增加婴幼儿猝死的危险。

专栏 10-1 吸烟鲜为人知的危害

2016 年出版的《美国健康杂志》刊登了《吸烟鲜为人知的危害》，详细说明了吸烟者的生活质量是如何在不知不觉中下降的。

1. 香烟携带病菌 最新研究发现，香烟带有很多病菌，这些病菌会在吸烟过程中进入体内。它们的致病机理尚不清楚，但香烟携带病菌是不可辩驳的事实。

2. 吸烟影响性功能 吸烟会影响血液循环，使生殖器血流量减少，进而导致性唤起困难(包括男性和女性)。2007 年中国一项大规模调查还发现，20%的男性勃起功能障碍与吸烟有关。

3. 吸烟人睡眠质量差 美国约翰霍普金斯大学的一项研究发现，一夜睡醒后，吸烟者依然感到困倦的几率是不吸烟者的 4 倍。研究人员分析指出，其原因是吸烟者夜间睡眠过程中，身体无法获得尼古丁，虽然看似呼呼大睡，实际上其睡眠会多次被打扰，睡眠质量较差。

4. 吸烟者骨头很脆弱 研究发现，女烟民每吸烟 10 年，骨矿物质密度就会降低 2.3%～3.3%，骨质密度下降会导致骨折和骨质疏松症发病率大增。在绝经妇女中，这种危险更大。

5. 吸烟增加失聪失明危险 最新研究发现，与不吸烟者相比，吸烟者发生听力丧失的危险增加近 70%。一项对 2 万多名男性的大规模调查发现，吸烟也会增加男性视力减弱的几率。吸烟还会增加产生视力头号“杀手”黄斑变性的可能。

6. 吸烟可诱发牛皮癣 多项研究表明，每天吸烟与牛皮癣发病危险的增加有极大的关联性。每天吸烟超过 20 根以上，牛皮癣的发病危险就会随之升高。

7. 吸烟者大多手脚冰凉 吸烟阻碍人体血液循环顺畅运行，让手脚供血不足，所以吸烟者容易手脚冰凉，手指和脚趾也更容易发生冻疮。

8. 香烟＋口服避孕药＝心脏病 英国最新研究发现，吸烟女性同时服用口服避孕药，会导致患心脏病、中风等心脑血管疾病的几率增加 10 倍。其原因是，吸烟会增加血黏度，更易导致血栓；而口服避孕药也会使血液变黏稠。“吸烟＋避孕药”的双重作用会使发病率又增加 1 倍。

9. 吸烟降低药效 吸烟会影响肝脏酶处理药物的效果，因此吸烟者有时需要加大药量才能产生相同的药效。而戒烟之后，某些药物的用药量会随之下降。

10. 吸烟易诱发火灾 调查发现，吸烟者家庭成员发生烧伤的危险比无烟家庭成员高6.6倍。引发房屋火灾的各种原因中，吸烟占55%，位居首位。

11. 吸烟还会引起人的智商下降 以色列沙巴医药中心马克·韦泽博士及其研究团队发现，一天吸烟20支甚至更多的年轻人平均智商比不吸烟者低7.5。在美国《国际瘾药杂志》发表的一篇论文中，研究人员介绍，作为研究对象的20211名新兵均无严重生理健康问题，28%的新兵每天吸烟1支以上，大约3%自称曾经吸烟，68%从未吸烟。结果显示，不吸烟者平均智商为大约101，入伍前开始吸烟的男性平均智商为94。智商随日均吸烟量增加而下降，每天吸1～5支香烟者平均智商为98，每天吸烟超过20支者平均智商为90。

四、吸烟的控制与预防

（一）健康教育

虽然大量的科学研究已证明吸烟有害健康，但仍然有相当一部分人对吸烟的危害认识不清，因此有必要通过持续、有效的健康教育提高人们的素质，增强拒绝烟草的自觉意识。健康教育的目标应该是：使人们了解和认识吸烟对健康的危害，引导未吸烟者永不吸烟、已吸烟者主动戒烟。要特别重视对青少年的教育，学校参与吸烟的教育预防活动是非常必要的。研究证明，大众媒体是一种成本低、效果好的健康教育途径。另外，WHO提倡和开展的“世界无烟日”活动也是很好的教育途径。

（二）政府的经济、法律手段干预

因为吸烟的严重危害性，一些国家政府还常常通过经济和法律等手段来对人们的吸烟行为加以干预和控制，如通过税收和价格等经济杠杆影响烟草消耗量，通过立法强制手段规范人们的行为，避免或纠正吸烟陋习等。比如，我国实施的新的《烟草专卖许可证管理办法》规定，禁止使用自动售货机销售香烟，不得向中小学周围的烟草经销点发放烟草专卖许可。政府通过法律、法规来限制吸烟者的吸烟行为，保护不吸烟者。

（三）治疗矫正

治疗矫正即在医疗保健人员的帮助指导下实现戒烟。吸烟行为治疗矫正可分如下五步进行：第一步，增强戒烟动机，即采取措施让吸烟者对吸烟的危害有深刻的认识；第二步，了解自己的吸烟情况，如通过记录的方法，使吸烟者对自己每天吸烟的数量、场所、时间、什么心境下吸烟等吸烟规律有清楚的了解；第三步，制订计划，明确目标，如多长时间内实现戒烟，在这个时间内的每天、每周减少吸烟的数量，达到戒烟目标所需的具体治疗措施以及家人支持和监督办法等，这些都应做出明确规定；第四步，实施行动，改变吸烟行为；第五步，坚守戒烟成果，使不吸烟行为得以巩固。吸烟行为治疗矫正（即戒烟）的手段包括使用戒断剂（戒烟药物的统称），采用催眠术、系统脱敏、厌恶性条件反射等。

第二节　酗酒行为

酗酒（alcohol abuse）是指造成躯体或精神伤害，以及带来不良的社会后果的过度饮酒行为，或称问题饮酒或酒精滥用。

一、酒的历史和现状

我国是世界上最早开始酿酒的国家之一。酒的酿造，在我国已有相当悠久的历史。在我国数千年的文明发展史中，酒与文化的发展基本上是同步进行的。

从人类考古发现可推断，我国酿酒历史可追溯到磁山文化时期，距今已经有7 000多年。1 600年前的晋代文人江统，在《酒法》一文中有段非常精辟的总括："酒之所兴，肇自上皇；或云仪狄，一曰杜康。有饭不尽，委之空桑，积郁成味，久蓄气芳，本出于此，不由奇方。""肇自上皇"，就是说我国的酒起源于伏羲氏、燧人氏、神农氏所谓"三皇"中最早的伏羲氏，即神话传说中的远古时代。这是可信的。西安半坡村遗址发掘出来的距今7 000年左右的陶器中，就有像甲骨文、金文中的"酉"（古义为造酒）字形状的罐子，即为有力的佐证。到了殷商，我国已摆脱酒的原始酿造方法，开始进入制曲酿酒的阶段。在距今3200多年前，我国用酒曲来酿酒的技术就已经很成熟了。

WHO发布的《2014年酒精与健康全球状况报告》显示，2012年全球因有害使用酒精造成330万人死亡，超过了艾滋病、肺结核、暴力事件死亡人数的总和，占全球死亡总人数的5.9%。据估算，平均每10秒钟全球就有一人因饮酒死亡。另外，女性使用酒精持续加重的问题值得关注。其实，早在2007年"中国居民营养与健康状况调查"就发现，我国女性饮酒率增长了73.1%，这可能是因为现代女性面对着多方面压力，而饮酒在宣泄内心压力、改善人际关系、扩大交际圈子等方面都有良好效果。研究报告还发现，女性比男性更容易罹患和饮酒相关的健康疾病。

二、酗酒的成因

酗酒不仅对人类健康造成严重危害，也经常引起严重的社会问题，所以人们日益重视对酗酒行为预防和矫正问题的研究。而要对酗酒行为进行有效的预防和矫正，必须搞清楚的问题是：为什么有些人越喝越多？是什么原因使有些人在身心已经受到损害时仍然酗酒不止？

1. 生物学原因　认为主要为遗传因素的作用。有研究认为，对酒精的敏感性似乎存在一定的种族差异。

2. 心理学原因 认为酗酒与人的情绪、性格特征有关。比如，在喜庆或社交场合为了获得愉快的感觉；在生活中遇到各种不良事件(如痛苦、压力、忧伤、内疚、抑郁、愤怒等)时，企图用酒精的作用来缓解不愉快的感觉。

3. 行为学原因 认为酗酒是后天获得的行为。尽管酒精对人体会产生一定的生物学效应，但几千年的“酒文化”深刻地影响着人们的行为。很多人正是在其影响或误导下开始饮酒，并不断被“强化”，直至成为酗酒者。

三、酗酒的危害

(一) 酒的危险因素

酒中的有害成分主要是酒中含有的醇类、醛类、酶类和有机酸类物质等。乙醇是酒的主要成分，乙醇对神经均有麻醉作用，古人曾将酒作为手术麻醉药。饮酒过量，会使人的大脑抑制功能减弱，让人丧失自制力，同时辨别力、记忆力、集中力及理解力也会受到影响或减弱，甚至出现视力障碍。醇类中的甲醇也称“木精”，是一种无色易燃液体，可无限溶于酒精和水中，甲醇毒性也很大，仅4～10 g就可引起严重中毒，它在体内有积蓄作用，不易被排出体外，其氧化的产物为甲酸或甲醛，毒性更大。甲酸的毒性比甲醇高6倍，甲醛的毒性比甲醇高30倍。急性中毒通常表现为头痛、恶心、胃痛、衰弱、视力模糊，继而引发呼吸困难，呼吸中枢麻痹，甚至死亡。即使救治及时恢复过来的，患者也常发生失明。慢性中毒表现为眩晕、头痛、昏睡，消化障碍、耳鸣和视力模糊等。

(二) 酗酒与健康

传统观念认为适度饮酒有一定益处，它能舒筋活血、消除疲劳、解除烦恼、帮助睡眠，若过度饮酒，酒就是“毒”，是“祸”了。“酒多伤身”这句俗语，就是对过度饮酒危害的概括，近年来，关于饮酒与健康的关系有了新的观点。

过度饮酒会对人体各器官产生多种不良影响，引发如下并发症：

1. 神经系统并发症 酗酒引起的神经系统并发症大致可分为三类：① 急性酒精中毒；② 与戒酒综合征有关的异常，如震颤、谵妄等；③ 与长期饮酒和酒依赖有关的异常，包括中枢神经病变、外周神经病变及自主神经病变等。

研究发现，酒精引发的相关性痴呆占各种痴呆的7%左右。临床上，慢性酒精中毒性痴呆发病缓慢，表现为患者的认知能力呈进行性衰退，学习、利用新知识和解决问题的能力明显受累，晚期患者常不注意仪表和社会行为规范，并有易激怒、情绪不稳等情况。酗酒者还可发生多发性神经病，患者的感觉、运动及自主神经系统均被累及。

2. 消化系统并发症 研究认为，酒对胃黏膜有直接毒性作用，会破坏胃的天然屏障。长期大量饮酒会促进胃酸的分泌，对胃黏膜产生刺激和损害，不仅会诱发慢性胃炎和消化道溃疡，还使癌变率明显提高。酒精进入肠胃后约20%被胃吸收，约80%被肠吸收，但最后都要通过肝脏才能被分解和代谢。

3. 心血管系统并发症 1977年，有人对8.4万人进行健康普查时才发现，无论男性还是女性，中、重度饮酒者的血压均比不饮酒者高，且前者达到临床高血压的比例也高于后者。

4. 呼吸系统并发症 大量的研究显示，酗酒者中发生肺炎、肺脓肿、肺结核的比例均高于一般人群。发生急性酒精中毒时，往往会呕吐，且反射减弱，呕吐物有可能被吸入气管、支气管中。再加上乙醇可引起免疫损害，使白细胞活性降低，故容易发生吸入性肺炎。

5. 血液与免疫系统并发症 乙醇对红细胞的生成有抑制作用，对白细胞也有直接的毒性作用。它可以抑制骨髓中中性粒细胞的生成，并可干扰巨噬细胞的趋化运动和转运过程，甚至会干扰T细胞和细胞介导的免疫功能。此外，乙醇对体液免疫的B细胞也有不良影响。乙醇除抑制白细胞的生成外，还会抑制血小板的生成，造成血小板减少，损害血小板的功能，导致不少酗酒者初期易出血，后期反而容易形成血栓。

6. 营养和代谢并发症 大多数酗酒者都有程度不同的营养不良，可能的原因有：① 进食量减少；② 食物构成不均衡；③ 食物的消化、吸收及利用率降低；④ 机体对营养物质的需求增加；⑤ 组织对营养物质的储备不足；⑥ 营养损失增加。

7. 酗酒对生殖系统的影响 研究认为，乙醇可对睾丸、卵巢产生直接的毒性，且可通过对下丘脑、腺垂体的作用对男性和女性的性功能产生相对持久的影响。男性酗酒者的睾丸、外生殖器可能出现萎缩，精子生成明显减少，体毛减少。如果同时伴有肝硬化，则男性可能出现女性化征象。女性酗酒者由于卵巢功能受损，可能出现性欲和性功能降低、月经不调，重者甚至闭经，卵巢、乳房及外生殖器均有萎缩表现，阴道分泌物明显减少。

酒依赖(alcohol dependence)，一般由长期过度饮酒造成，是一种以神经精神紊乱和行为障碍为特征的饮酒行为方式。具有酒依赖的人嗜酒如命，对酒有强烈的渴求心理，饮酒已成为其生活中必不可少的事情。这种饮酒行为方式，不仅会引发与酗酒类似的不良后果，而且会造成人格的病理性变化，同时使其易感染和并发各种其他疾病。

总之，酗酒和酒依赖都属于不良饮酒行为方式(也称问题饮酒)，不仅会对饮酒者的身心健康造成严重损害，还会引发一系列社会问题。

四、酗酒的治疗与预防

对酗酒行为进行预防和干预的手段，主要包括：

1. 提高零售价格 即通过税收方式使酒保持较高的价格，以达到减少饮酒者人数和降低人均饮酒量，进而预防与饮酒相关问题的目的。很多国家的实践证明，采用此法是有效的。

2. 控制供应　即通过对酒的可供性进行控制，以减少重度和中度饮酒者的饮酒量，进而减少饮酒相关问题的产生。供给限制的方式有很多，如禁酒令制度、定量配给、规定酒的准卖时间、售酒地点、限制销售点数量等。很多国家的实践证明，供给限制措施在降低人均酒消耗量、进而预防饮酒相关问题方面是有效的。

3. 法律约束　比如，实行酒类专卖制度，在购买酒和饮酒方面规定年龄限制，禁止在各类媒体上做酒的广告宣传等。

4. 健康教育　由于酒存在于人们日常生活的各个方面，特别是在人际交往中，以酒待客也是常见的接待礼仪，因此健康教育中要加强宣传饮酒所造成的不良后果，以提高人们对不良后果的认识，促使酗酒行为者及时改变这种不良行为。

5. 心理行为治疗　从医学上讲，酗酒和酒依赖，因此对其进行必要的治疗，使其戒除酒瘾，也是医疗上的需要。研究证明，酗酒和酒依赖如能早期发现，治疗和康复的机会通常很大。

第三节　吸毒行为

一、吸毒的概念

根据联合国1971年《精神药物公约》，毒品是指这种物质的性能会引起成瘾并具有依赖性，使中枢神经系统产生兴奋或抑郁，以致造成幻觉，或对动作机能、思想、行为、感觉、情绪之损害的天然、半合成、合成的物质。根据《中华人民共和国刑法》第357条规定，毒品是指鸦片、海洛因、甲基苯丙胺（冰毒）、吗啡、大麻、可卡因以及国家规定管制的其他能够使人形成瘾癖的麻醉药品和精神药品。《麻醉药品及精神药品品种目录》中列明了121种麻醉药品和130种精神药品。毒品通常分为麻醉药品和精神药品两大类，其中最常见的主要是麻醉药品类中的大麻类、鸦片类和可卡因类。吸毒指采取各种方式，使用一些具有依赖性潜力的物质，且这种使用与医疗目的无关，其结果是滥用者对该物质产生依赖状态，迫使他们无止境地追求使用，一旦吸食成瘾，将无法自拔。国际上对毒品的认定主要有以下三个方面：

1. 毒品的概念突出强调了毒品对人体产生的后果。以后果为标准，没有以具体物质为标准，具有很大的包容性。凡有此后果的，经WHO认定皆可确认为毒品。

2. 引发的后果中有神经系统症状。

3. 毒品的范畴包括天然材料、半合成、合成的麻醉品或精神药物。

目前，我国的禁毒形势仍然十分严峻，鸦片、海洛因等传统毒品问题还没有得到有效遏制，冰毒、摇头丸、氯胺酮等新型毒品已迅速蔓延。在这种情况下，国内吸毒人员数量处于持续增长的态势，青少年吸毒问题突出，因吸毒造成的社会危害日益严重。

中国国家禁毒委员会办公室于2016年2月18日发布的《2015中国毒品形势

报告》显示，吸毒人员低龄化特征突出。在全国234.5万名吸毒人员中，不满18岁的有4.3万名，占1.8%；18～35岁的有142.2万名，占60.6%；36～59岁的有87万名，占37.1%；60岁以上的有1.1万名，占0.5%。

报告显示，我国国内毒品滥用现状有四个特点。一是查获的吸毒人员数量上升。2015年，全国共查处吸毒行为人员106.2万人次。二是吸毒人员低龄化特征突出。在现有234.5万名吸毒人员中，18～35岁的有142.2万名，占60.6%。三是吸毒人群多元化特点明显。其中无业人员占69.5%，专业技术人员、企业管理人员以及公职人员、演艺界明星等占0.4%。四是吸毒人员肇事肇祸案件多发。

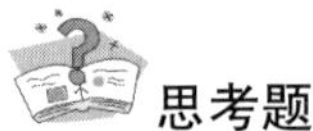

思考题

对于明星吸毒，你怎么看？你认为有哪些举措可以预防或减少吸毒现象呢？

二、吸毒成瘾的原因

吸毒成瘾的形成是多因素所致的，社会因素、心理因素、生物因素都与致瘾有关。它们之中任何一种因素的存在，都可以使成瘾的发生率显著提高，但如果只存在其中的某一种因素，并不一定导致成瘾，是否成瘾还取决于综合因素的影响。

对成瘾机制的探讨一直是医学界关注的热点，目前虽已形成了许多学说，但仍然未完全搞清楚，许多问题还是"雾里看花"。但是，关于成瘾有一点已形成共识，即只有亲身参与某一活动或使用某一物质，并从中体会到乐趣的时候，这种活动才有可能重复出现，活动的执行者也才有可能产生继续从事这一活动的渴求和冲动。近年来的研究结果表明，成瘾是一种伴有意志或道德缺陷的自我伤害性疾病与遗传因素密切相关呈家族聚集倾向并与某些特定的基因有关。成瘾行为是一种非常复杂的脑疾病，是由生物、行为和环境(包括社会)因素共同作用引起的。

(一) 社会因素

随着社会竞争越来越激烈，传统的伦理道德和价值观受到冲击，很多人无法面对失学、失业、下岗的现实，这是潜在的成瘾后备军，即高危人群，他们很可能会放弃奋斗目标，到药物中寻求安慰与逃避。

1. 社会成因说　只要世界上存在毒品生产的土壤和贩毒现象就会有吸毒泛滥。世界著名社会学家Wolff指出，要预防吸毒和成瘾，要从毒品管理做起，打击和彻底铲除贩毒者和贩毒集团。

2. 人生观成因说　人生观成因学说指成瘾者认为感官上的享受是人生的目的，试图通过毒品自我陶醉，尽情享乐，因此心态不健康是吸毒成瘾的社会心理基础。消除成瘾倾向的本质是做好心理健康教育工作。

3. 化学成因说　化学成因学说指成瘾者认为一个人只不过是一些化学物质的组合，如果一个人要想得到幸福，他需要做的一切只不过使身体的感官愉快而已，吸毒就是在这种错误引导下发生的。他们认为吸毒可以摆脱不满和绝望的感受，结果反使自己跌入了深渊。

4. 毒品解脱说　有些人要吸毒，是因为他们企图在毒品中找到消除负面情绪的办法，相信毒品能解决他们的一切问题。毒品解脱说会导致削弱或消除自己存在的毁灭主义盛行，他们向毒品求助以忘掉自己的存在，是信奉虚无主义哲学的必然结果。药物依赖可分为躯体依赖性和精神（心理）依赖性，但各类药物又有所不同，如鸦片类、巴比妥类、苯丙胺等使人极易产生精神依赖，也有较强的躯体依赖性，而有些药物只引起精神依赖而不引起躯体依赖，如尼古丁、四氢大麻酚及麦角酸二乙胺等。

（二）心理因素

1. 个性研究观点　依赖型人格的人更容易成瘾。依赖型人格的人无主见，意志薄弱，缺乏自信、自尊，往往需要他人替自己做出决定。缺乏独立生活的能力，对他人产生强烈的精神依赖，长期需要一位坚强、能干、果断的人陪伴并支配其生活，否则就很有可能沦落到无依无靠甚至难以生存的地步。具有依赖型人格或具有这种人格倾向的人是非常容易成为药物成瘾者的。

2. 心理动力学派观点　心理动力学派指出，药物成瘾者要从药物中寻求"快乐"的感觉，以使得自己心里踏实，适应环境。研究发现，成瘾者的自我调节能力有缺陷，对于生活中的诸多威胁缺乏警惕，对药瘾的严重后果视而不见；当遇到困难时不善于冷静处理，摆脱困境；他们大多未曾得到父母充足的爱护，缺乏自尊心、责任感、理想和抱负，有过多的愤怒、仇恨、自暴自弃，感觉不到世界的美好。成瘾者的情感承受能力也有缺陷，不善于言语表达，缺乏沟通，依赖性很强，但是又找不到合适可靠的人，只有把自己的情感封闭起来，一旦承受不了就失去控制，破罐子破摔。所以，成瘾行为也是一种自我伤害性疾病，伴有意志或道德缺陷。

3. 行为主义理论观点　行为学习理论认为，人们首次使用成瘾物质后，体验到的成瘾物质所带来的欣快感、焦虑的缓解、戒断反应的祛除成为阳性强化因素，通过奖励机制促使人们再次重复该行为，直至成瘾；而停用成瘾物质所引起的戒断症状又是一种阴性强化因素或负性强化作用。戒断症状、痛苦体验的出现是一种惩罚，为了逃避这种惩罚，成瘾者只好继续使用成瘾物质，强迫觅药。

（三）生物因素

生物因素是内稳态理论和受体理论的集合。长期被阿片类药物处置的动物会合成一种抑制性分子，该分子能与阿片类受体可逆性地结合进而防止其与受体激动剂结合。此时，就需要更高剂量的药物去结合受体以达到原有作用。这种抑制分子就是内源性阿片肽，它可能通过竞争性地与阿片受体结合点结合并与阿片受体的其他部位结合改变其对阿片受体激动剂的亲和力。个体差异也会导致成瘾性的差别。对于不同的个体，产生依赖和耐受性的物质剂量有很大的差异，有些人很快成瘾，另一些人却对药物不十分敏感。

总之，药物滥用和依赖是上述因素相互作用的结果，药物的存在和药理特性是药瘾的必要条件，“瘾君子”往往与个体人格特征、生物易感性有关，而社会文化因素在成瘾中起到了诱发或阻抑的作用。许多人成瘾行为的形成原因除了为体验成瘾行为或药物带来的愉悦体验之外，还有的是为了排遣自己的情绪困扰或逃避生活中的难题。

三、吸毒成瘾的控制

成瘾疾患的治疗应针对形成成瘾行为的生物、心理、社会因素综合治疗。致瘾源是发病的原因，成瘾人格（变态人格、孤独人格和依赖性人格）是发病的基础，社会因素是发病的条件。戒瘾的基本原则是控制致瘾源、切断成瘾的条件、保护易感人群，坚持成瘾监测，预防复瘾发生。通过监测确定成瘾人群变动趋势和分布，以便开展调查研究，对成瘾疾患进行预测预报，提出控制和预防成瘾的措施，并了解措施执行情况，评价防治效果，从而达到控制或预防成瘾的目的。

1. 控制致瘾源　最关键的是高度封闭，消灭致瘾源，如杜绝毒品等的来源，加强对互联网使用、计算机网络、社会环境的有效监督。

2. 切断成瘾途径　最好方法就是避免与致瘾源的接触机会或强制与致瘾源分离。成瘾是一种习得性不良行为，对因反复企求奖赏和逃避惩罚而形成操作性条件反射，可用厌恶疗法来矫正成瘾行为，改变强化刺激的性质，将原来的奖励变为惩罚，使成瘾不但不能产生欣快效应，而且产生令人痛苦的体验，这样逐步达到切断成瘾的目的。对于物质致瘾源，采取减少供应、减少需求和减少危害的措施；对于精神致瘾源，采取心理干预措施矫正成瘾人格。

3. 保护易成瘾人群　不同致瘾源的高危人群不同，如毒品成瘾的主要高危人群是低文化、高收入的群体和男性青年；电子游戏成瘾的高危人群是中小学生，应加强对高危人群的健康教育，提高抵抗致瘾源的能力，优生优育，提高人口素质，提高心理素质，预防成瘾行为发生。一旦成瘾，应积极科学地戒瘾，促进康复。

4. 坚持成瘾检测　成瘾检测是指及时检测某一致瘾源的分布动态，调查其各方面影响因素，以便及时采取有效控制措施。检测工作内容包括长期系统的资料收集，资料分析和进行情报交流等。

第四节　网络成瘾

一、网络成瘾的概念

网络成瘾（internet addiction）是指在人和计算机交互的过程中产生的对网络的特殊嗜好或迷恋，并由此而产生心身依赖现象，具体表现为成瘾者难以控制的网上漫游、聊天、游戏等网络行为，严重的网络成瘾行为会导致网络成瘾综合征。随着电脑的普及、网络技术的高速发展，这种成瘾行为现象日益增多。网络成瘾者大多数是青少年，他们把大量的时间和精力花费在网络的虚拟世界中，无心学习、工作和正常生活，给个人、家庭和社会造成了严重的不良影响。第5版《精神疾病诊断与统计手册》(DSM-5)已于2013年由美国精神病协会(APA)在美国正式出版。DSM-5在第三章关于“网络游戏成瘾”这一章中，首次全盘采纳了中国学者陶然制定的《网络成瘾临床诊断标准》。该诊断标准共有九条：① 渴求症状（对网络使用有强烈的渴求或冲动感）；② 戒断症状（易怒、焦虑和悲伤等）；③ 耐受性（为获得满足感而不断增加使用网络的时间和投入的程度）；④ 难以停止上网；⑤ 因游戏而减少了其他兴趣；⑥ 即使知道后果仍过度游戏；⑦ 向他人谎报玩游戏的时间和费用；⑧ 用游戏来回避现实或缓解负性情绪；⑨ 玩游戏危害到或致使失去了友谊、工作。WHO在2018年发布的第11版《国际疾病分类》(ICD-11)中加入了“游戏成瘾”，并将其列为精神疾病。其所涉及的游戏成瘾的症状包括无法控制地打电玩（频率、强度、打电玩的长度都要纳入考量），越来越经常将电玩置于其他生活兴趣之前，即使有负面后果也持续或增加打电玩的时间，详见章后阅读材料。

二、网络成瘾的特征

网络成瘾作为一种成瘾行为，既具有成瘾行为的共同特征，又有其自身的特征。概括起来，主要有以下几个主要特征：

1. 痴迷状态　成瘾者沉溺于网络活动，其思维、情绪和行为都被上网活动所控制，在无法上网时会体验到强烈的渴望，一旦上网就会出现失控，往往欲罢不能、难以自拔。

2. 欣快感与虚空状态　上网成为成瘾者应付环境和追求某种主观体验的一种策略。通过上网，成瘾者可暂时摆脱现实中的焦虑，体验到一种因自我错位带来的欣快感和解脱感，获得一些安宁、逃避甚至是麻木的效果。

3. 耐受性　成瘾者的上网乐趣必须通过更多的投入或是更长久的上网才能获得原有程度的满足。

4. 戒断反应　当成瘾者被迫停止上网时，会产生挫败的情绪体验，出现注意力不集中、心神不宁、焦躁不安以及颤抖、乏力等症状，甚至有可能采取自残或自杀手段，危害个人和社会安全。

5. 与现实的冲突　由于对网络投入过多的精力与时间，成瘾者无暇顾及现实生活，从而引发一系列矛盾冲突，如家庭矛盾增多、社会活动减少、工作学习无法完成、个人的其他兴趣丧失等。

三、网络成瘾的类型

网络的内容和功能多种多样，网络成瘾的概念，涉及一系列不同的行为问题和冲动控制问题。由于个人的不同特质，网络使用者会受到不同网络功能特性的吸引，产生不同的网络成瘾类型。常见的有以下几类：

1. 网络色情成瘾　成瘾者主要是通过浏览网上的色情文字、图片、动画、电影或进行色情聊天达到性满足。

2. 网络交友成瘾　成瘾者经常通过社交媒体、聊天室以及自媒体等进行网上人际交流，并将精力全部投注于在线关系的建立，而忽视了现实环境中的人际关系。

3. 网络交易成瘾　成瘾者不可抑制地一再上网交易，将大量的时间、精力和金钱用于网上购物、网上拍卖或网上赌博等活动之中。

4. 网络信息收集成瘾　成瘾者强迫性地从网上查找和收集那些不太需要的信息，甚至是无关的或无用的信息，为此而花费大量的时间，致使工作效率下降。

5. 网络游戏成瘾　成瘾者不分昼夜沉迷于网络游戏而不能自拔。

四、网络成瘾对健康的影响

长期过度的网络生活会致使成瘾者身心发生较大变化，给健康带来隐患。其主要的影响有：

1. 躯体障碍　由于网络成瘾者上网持续时间过长，睡眠节律紊乱，致使大脑神经中枢持续处于高度兴奋状态，可能会导致自主神经功能紊乱，内分泌失调，免疫功能降低，诱发疾患，如胃肠神经症、紧张性头痛等。此外，长时间敲击键盘可引起腕关节综合征；长时间注视电脑显示屏，可导致视力下降、眼痛、怕光、暗适应能力降低等；长时间僵坐在电脑前，可导致腰背肌肉劳损，脊柱疼痛、变形等。

2. 心理障碍　对网络的精神依赖是成瘾者最突出的表现。这种依赖性表现在对网络操作出现时间失控，陷于其中，难以自拔；一旦停止上网，便会产生强烈的渴望与冲动；注意力不能集中和持久，感知与记忆能力减退，逻辑思维活动迟钝；情绪低落、消极悲观；缺乏生活的兴趣和动机，丧失自尊和自信。现实中的痛苦情绪和自我否定的体验，促其再次回到网络中以逃避现实。

3. 行为与人格障碍　成瘾者日常行为表现以沉溺于网上色情、网上游戏、聊天室等网络活动为主，忽视现实生活的存在，不愿担负其应有的社会责任与义务。更有甚者，为达到上网的目的，骗钱索财，违法乱纪，个人品行堕落，严重者与吸毒者的人格丧失、自尊丧失有类似之处。

4. 对日常活动的影响　主要反映成瘾者现实人际关系的消退、恶化以及工作效率的下降，需具备两个要素，即致敏原与易成瘾者。致敏原是指能使成瘾者产生强烈的欣快感和满足感的事物。在网络成瘾中，致敏原即是指网络本身。网络本身一些固有的特性与人的成瘾特质相结合，将会造成某些个体对网络活动的痴迷，使其深陷其中而难以自拔。

思考题

网络已成为日常生活中必不可少的组成部分，我们如何避免陷入网络成瘾？

五、网络成瘾的形成过程

（一）网络成瘾的形成因素

1. 网络的致瘾特性　网络本身的某些特性能满足人性的某些要求，并为这些需求的发展提供了实现的平台。其中最能致瘾的特性有四个：① 新异性和变化性。网络内容的丰富多彩，变化多端，随时随地给网民们以新鲜、奇异的感受，极大地满足了人们追求刺激、喜欢探险的心理。② 可操作性。互联网以多种形式给其用户以授权，使其通过对计算机的操作增加影响遥远的政治、商业和娱乐世界的体验，可满足其控制欲。③ 隐匿性。在网上不仅可以匿名，而且还可以隐匿性别、年龄、种族和社会地位，即所谓的"身份丧失"。社会地位不再起作用，人们可以说自己想说的话，不需要过多的掩饰，网络能带给人平等感、自由感。④ 网络的"去抑制性"。所谓"抑制"，在心理学研究中指的是个体行为受到由社会规范内化为其内心准则而形成的自我意识的约束，对社会情景维持一定的焦虑水平以及在乎他人的评价等种种现象。"去抑制"则是指上述抑制性的减弱或不复存在。个体在网络的隐匿虚幻世界中，更容易表现出行为的去抑制性特点，如无需顾及其行为是否符合社会规范，无需在乎自己在他人心目中的形象，其人格特征及相应的弱点则可尽情表现，等等。

2. 易成瘾者的成瘾特质　并非所有的上网者都会成瘾，网络的存在仅提供了成瘾的可能性，是否成瘾取决于成瘾者自身的某些特质。

（1）生物学成瘾特质：网络成瘾可能与遗传、神经递质及大脑愉悦中枢有关。

（2）成瘾的心理社会因素：与网络成瘾的生物学研究相比，其心理层面的研究相对多一些。心理学家、社会学家为此做了大量的工作。卡内基-梅隆大学以及匹兹堡大学的研究均显示，网络成瘾者往往具有下列人格特点：喜欢独处，敏感，倾向于抽象思维，警觉，不服从社会规范等。另外，很多研究者还从更广泛的心理社会角度对网络成瘾者做了一个特征性描述，认为这些人的一般特点包括：① 孤独；② 焦虑；③ 厌烦；④ 沮丧；⑤ 对外表缺乏信心；⑥ 对婚姻不满；⑦ 工作压力大；⑧ 有财政问题；⑨ 缺少其他嗜好；⑩ 社会生活有限。

（二）网络成瘾的形成机制

操作性条件反射理论认为，如果行为（如上网）出现时总能产生某种刺激结果（网络带来的满足感或减轻痛苦），则个体就会通过增加行为的发生频率来获取这种结果。在这里，刺激结果成为一种奖励物，对行为本身起强化作用。网络对于成瘾行为的形成是通过正、负强化机制实现的。

1. 网瘾行为的正强化机制　正强化是指个体行为的结果导致积极刺激（正性奖励物）增加，从而使该行为增强。正因为网络能给上网者更多的快乐体验与感受，如能在游戏的成功中获得物质上的奖励，产生增强自信和自我肯定的认知和体验，能得到在现实中无法实现的满足等，从而促使上网者产生冲动，通过增加上网的频率、延长上网的时间，以不断追求这种愉悦的感受。

2. 网瘾行为的负强化机制　负强化是指个体行为的结果导致消极刺激(痛苦和不快)减少，从而使该行为增强。虚拟的网络世界可使人暂时忘却现实社会的种种矛盾和痛苦，减轻现实生活的压力与重负，长时间的网络生活又使上网者的现实社会适应功能受损，促使其再次回到网络中去，网络带来的兴奋和成功的体验使上网者对现实的苦恼、无助、失控感和无价值感一扫而光。一旦成瘾，就会对网络产生依赖。

在网络成瘾行为的产生、发展和维持的过程中，从网上不断地获得良好感觉和愉快体验的正强化在其初期阶段起着主要作用，而逃避痛苦、远离烦恼的负强化在成瘾行为的发展和维持阶段则起着重要作用。这种正性与负性的双重强化作用，形成一个恶性循环，使成瘾者深陷其中、难以自拔。

(三) 网络成瘾的形成过程

网络使用者从入门到上瘾有三个明显的阶段(Kimberly Young，1996)。

1. 参与　网络使用者开始接触电脑，在网上拥有一个身份，在随后的几小时或几天之内，开始对其中的一个应用过程特别感兴趣。

2. 替代　在几个星期或几个月内，网络使用者完全沉溺于网络空间，网络已成为其生活中无法替代的部分。

3. 逃避　网络使用者频繁地上网，而且时间越来越长。他们上网时会感到平静、安宁和快乐，借以逃避现实、回避痛苦。

六、网络成瘾的干预措施

根据网络成瘾的特点，针对其成因采取以下几种有效的干预措施。

1. 心理咨询　对网络成瘾者进行心理咨询的主要任务是：① 针对成瘾者的现状指出问题所在，使成瘾者承认并正视这个问题，意识到其行为的危害性，从而主动寻求帮助，这是关键性的第一步；② 帮助成瘾者分析其成瘾的诱因，使其了解并正视上网是为了逃避什么或者想从网上获得什么；③ 对于成瘾者目前生活中的困境给予理解，并从精神上以鼓励和支持，使其树立战胜困难的信心；④ 鼓励成瘾者学会与家人、朋友沟通，参加相关的团体或协会，并从中获得与网上同样程度的满足感；⑤ 使成瘾者了解并学会在困境中如何寻求家人和社会的支持与帮助；⑥ 告诫成瘾者在恢复的过程中要注意防止复发，即使出现反复也要对自己有信心和耐心，一旦有所进步就应该进行自我鼓励，同时要让成瘾者不断回顾上瘾的原因以更好地提醒自己；⑦ 疏泄和调整成瘾者的焦虑、抑郁等负性情绪；⑧ 让成瘾者了解惯常使用的上网借口，不再给自己寻找上网的理由。

2. 时间管理技术(time management techniques)　针对成瘾者无节制地上网，应通过提高成瘾者的自我效能感和给予适当的限制，帮助其发展一种积极的应对策略以取代消极的成瘾行为。具体做法是：① 估算上网时间，了解上网习惯；② 反向行事，以打破原先的上网习惯；③ 培养有趣的或有意义的活动来代替上网；④ 使用闹钟、定时开关等外部手段来督促和提醒成瘾者按时断网；⑤ 制定合理的短期矫正目标，便于对其行为进行监督和控制。

3. 警示卡(reminder cards) 让成瘾者在一张卡片上分别列出减少上网时间的五个好处和网瘾所引发的五个问题，随身携带。每当面临上网与否的选择时，便拿出卡片来提醒自己，以此约束自己的上网行为。

4. 家庭治疗(family therapy) 家庭其他成员的理解、支持与帮助是成瘾者摆脱网瘾的最有力的资源。

5. 团体治疗(group therapy) 将有相同兴趣或类似症状的成瘾者组织在一起，交流各自的经验和体会，寻求精神的慰藉和帮助。此外，对于出现严重精神症状的患者应考虑使用抗精神药物治疗。

专栏 10-2 网络舆论暴力

有关网络舆论暴力(network media violence)，麦克卢汉给网络舆论暴力下了如下定义：以道德的名义，恶意制裁、审判当事人并谋求网络问题的现实解决；通过网络追查并公布传播当事人的个人信息，煽动和纠集人群以暴力语言进行群体围攻。网络舆论暴力印象的范围不仅仅是个人，它可波及单位或者群体。网络舆论暴力的形式也是多种多样的，不是简单的语言攻击。

网络舆论暴力问题在我国出现并受关注应该是从“虐猫事件”开始的，到“铜须事件”再到“史上最毒后妈事件”“周老虎事件”“很黄很暴力事件”“高管猥亵事件”，一直到“李庄案”“69 圣战”“李刚门事件”“小月月事件”，再到“药家鑫事件”“魏则西事件”……网络舆论暴力现象已经不再是一个新鲜事物。在这些事件中，网民的许多行为已经突破了道德和法律的容许范围，演化成一种网络舆论暴力。

1. 网络传播的模式 网络传播是一种新型的传播模式，它能够实现传播方式的多样化，不仅可以实现面对面传播，同时还可以实现点对点传播，并且网络传播也是多层面的。网络传播已经突破了传统人际传播一对一或者是一对多的局限性，而是形成了多对多的新型传播模式，需要特别强调的一点是网络传播中的群体传播。群体传播可以分为两类：一种是现实中的群体通过网络来发展成员之间的关系，如班级博客、单位 QQ 群等；一种是匿名的群体，即在这个群体里的人是不知道对方的真实身份的，如 BBS、社区、微博、微信等。这里主要强调的是匿名群体。群体的匿名性和流动性决定了该群体的稳定性不如现实中的群体，它给了成员高度的自由。人们通常能在群体中畅所欲言，无拘无束，它往往会成为大量信息的集散地。但是这种自由又使人们在讨论中对自己的言辞不加斟酌，对自己的言论缺乏责任感，侮辱谩骂、无端谴责和人身攻击等现象的出现也就让人见怪不怪了。

2. “集合行为状态”下“沉默的螺旋”效应彰显　集合行为指的是不受现有社会规范控制的人数众多的自发的无组织行为。集合现象的发生需要具备三个基本条件:① 结构性压力;② 触发性事件;③ 正常的社会传播系统功能减弱,非常态的传播机制活跃化。改革开放之后,互联网飞速发展,为人们提供了一个广阔的自由言论的平台,而这种由长期压抑到过度自由使得公众言论泛滥成灾,从而导致舆论暴力似乎在所难免。

3. 网络媒介营造的“拟态环境”下,意见领袖起推动作用　“拟态环境”是20世纪美国最负盛名的新闻学者Lippmann提出的著名理论,它并不是对现实环境的“镜子”式的再现,而是传播媒介通过对象征性事件或信息进行选择和加工、重新加以结构化后向人们展示的环境。在当今生活中,网络已经成为人们日常生活中不可或缺的一部分,甚至有一部分人离开了网络就仿佛与世界隔离一般的感受。在这样的环境下,“拟态”已不再是大众传媒的专利,新形式的“拟态环境”伴随着网络的发展而形成。

4. 网络空间的理性缺失以及受众心理　在网络舆论暴力事件中,最初引发网民表达欲望的是出自于网民本身的正义感,这种动机是具有朴素的正义性的,可以说几乎所有的网络舆论暴力事件中的网民的出发点都是好的。但是在舆论的发展过程中,这种朴素的正义性往往被夸大、被扭曲。这种不理性的行为往往会给别人造成难以挽回的伤害,导致无法预料的后果。

在网络平台上,网民都是以虚拟身份的形式出现,其心理变化主要有:首先,人们可以放下现实的羁绊,实话实说,更有甚者会胡说;其次,在网络虚拟环境中,人们易产生一种“英雄”情怀,都想着让别人关注自己,采用“语不惊人死不休”的方式是最有效的方式,偏激、猎奇、夸张的言语便应运而生;最后,在网络上,网络用名和人格主体的可分离性强,具有隐蔽性。个体平时在现实生活中想做而不敢做、或者有所顾忌的,在网上就可依着“法不责众”的心理行事。

5. 传统媒体责任的缺失　随着我国信息网络的快速发展,网络与传统媒体的结合,使网络成为了传统媒体的信息源,同时传统媒体反过来也成为网络至关重要的信息源。在网络舆论暴力的事件中,几乎所有的事件都经由传统媒体的报道,甚至有些事件的舆论是由传统媒体产生。在影响网民的价值观上发挥了重要的作用。传统媒体在思考和批判网络舆论暴力时,也应当进行反思,网络作为媒体,其暴力因素不过是传统媒体的遗传变异而已。

6. 应对网络舆论暴力的途径

(1) 加强立法,推行实名制。我们的当务之急是针对目前所存在的问题,逐步完善和实施各项法律法规,推行实名制,使网络舆论传播真正有法可依,有法必依。

(2) 强化网络的自我净化功能和技术管理。技术管理主要是要建立健全的网络监控系统。运用技术手段对网络信息进行过滤,对敏感和不良的网络信息进行封堵和监管。目前为止,网络监管已经能够实现后台运行程序监管,大大节省了人力资源。

(3) 提高网民的媒介素养,加强网民自身道德建设。对网络舆论暴力而言,网民应该通过学习不断提高对网络信息的解读和鉴别能力;政府部门则应该加强对网民的思想道德教育,使他们逐渐培养自律意识。

(4) 传统媒体应构建良好的舆论氛围。媒体作为互联网上最权威的信息发布人,掌握了绝大多数的社会信息源,是网络各种舆论和话题的发起者,理应对构建良好的舆论氛围承担自己的一份责任。

第五节 其他异常行为

一、自杀行为

自杀(suicide)是现代社会人类的十大死因之一,并已经成为15～35岁的青年人排名前三位的死因之一。WHO的统计数据表明,全世界每年约有100万人死于自杀,平均每40秒就有1人死于自杀,每3秒就有1人自杀未遂。自杀不仅伤害本人,还至少对其有关的6个人在心理上产生巨大冲击,同时也对社区和家庭在心理、社会交往及经济上产生不可估量的影响。自杀已经成为现代社会严重影响人类健康和寿命的主要问题之一。

(一) 自杀的概念

自杀是指故意伤害自己生命的行动。根据自杀发生的情况,一般将自杀分为自杀意念(suicide idea)、自杀未遂(attempted suicide)、自杀死亡(committed suicide)三种形式。自杀意念系有寻死的愿望,但没有采取任何实际行动;自杀未遂是有意毁灭自我的行动,但并未导致死亡;自杀死亡则为采取有意毁灭自我的行为,并导致了死亡。从有自杀意念真正发展到以自杀结束生命的仅仅为少数,但自杀未遂的发生率却是自杀致死的10～20倍。

据WHO统计,每年全世界大约100万人自杀死亡,其中我国大约有25万人,而且自杀未遂的人数更是高达200万,自杀已经成为中国青壮年死亡的首因。

(二) 自杀的成因

1. 心理学因素 ① 精神应激。重大的负性生活事件可能成为自杀的直接原因或诱因。研究发现,自杀者在自杀行动前的三个月内,生活事件的发生频率明显多于正常人。这些生活事件大多具有“丧失”(loss)的特色,常引起个体明显的情绪反应,如人际冲突、被拒绝、工作或财政问题、社会地位改变、名誉受损及多重生活事件等。当个体处于某种慢性痛苦时期，这些应激事件常起到触发作用。② 心理特征。对自杀未遂者的研究发现，他们常有某些共同的心理特征：自杀者一般存在不良的认知模式，如非此即彼、以偏概全、易走极端等，在挫折和困难面前不能对自身和周围环境做出客观评价，易从宿命论的角度看待问题，相信问题所带来的痛苦是不能忍受的、无法解决的和不可避免的；对人、对事、对己、对社会均倾向于从阴暗面看问题，自卑或自尊心过强，心存偏见和敌意；缺乏洞察、分析、处理问题的能力；自杀者通常有各种慢性的痛苦、焦虑、抑郁、愤怒、厌倦和内疚的情绪特征，他们对这种负性的情绪体验难于接受，缺乏精神支柱。多数自杀者表现为情绪不稳定、不成熟的神经质倾向；其意志行为往往具有冲动性和盲目性，不计后果等特点，常缺乏持久而广泛的人际交往，回避社交，难以获得较多的社会支持资源，适应性差，对新环境适应困难，但具有一定的攻击性。

2. 社会学因素　① 性别。一般情况下，在自杀死亡者中男女性别比约为3∶1，而在自杀未遂者中男女性别比约为1∶3，而我国男女两性的自杀率比却是1∶1.1。② 年龄。总的来说，自杀率是随年龄而上升的，进入老年后上升更加明显，14岁以下儿童自杀死亡者罕见。一般男性的自杀死亡高峰年龄为45岁左右，而女性则为55岁左右。在老年人的死因构成比中自杀所占的比例虽因躯体疾病的增多而降低，但其自杀率仍然高于青壮年。自杀未遂的高发年龄明显低于自杀死亡者，据估计，31%～69%自杀未遂者的高发年龄为30岁以下。③ 婚姻家庭。独身、离婚、丧偶者中自杀率高于婚姻状况稳定者，混乱或冲突性的家庭关系自杀率高，关系和睦、气氛融洽的家庭自杀率低。在已婚者中，无子女者的自杀率高于有子女者。④ 职业与社会阶层。社会各阶层的自杀率两侧高，呈“U”字形，失业者、无固定职业者、非技术工人及社会高阶层的自杀率较高。根据WHO的文献，医生、农牧业从业人员的自杀率较高；而据美国的资料显示蓝领工人的自杀率最低，而从事专门职业的医生、律师、作家、音乐家、经理阶层及行政管理人员的自杀率较高。⑤ 地域与信仰。世界各国的自杀率具有一定的地域性特点，欧洲的斯堪的纳维亚半岛及原苏联加盟国自杀率较高，而地中海地区则较低。在城乡之间，一般情况下城市高于农村，但我国的农村自杀率高于城市。宗教对死亡的认识态度及教徒与社会的整合程度，会影响教徒对自杀的态度。

3. 生物学因素　① 神经生物学因。对自杀者死后的脑研究揭示大脑前额叶皮质5-HT活动降低，尤以腹侧前额最为明显。大量的研究发现，自杀未遂者脑脊液(CSF)中5-HT的代谢产物5-羟吲哚乙酸(5-HIAA)降低，且下降程度与致死性或自杀未遂的严重性成正相关；抑郁症患者对芬氟拉明激发的催乳素分泌反应越迟钝，患者的自杀企图越强烈。其他与自杀行为相关的生物学指标还包括尿中游离可的松升高和去甲肾上腺素/肾上腺素比例减低。② 遗传。家系调查和双生子研究表明自杀行为确有一定的遗传学基础，家系中有自杀者的，自杀风险较高。但有的学者认为，这种遗传学基础可能是附加于精神疾病的遗传或家庭环境诱导所致。③ 精神疾病。研究表明，50%～90%的自杀死亡者可以建立精神疾病的诊断，其中以心境障碍最多见，其次为精神活性物质滥用、精神分裂症及人格障碍等。④ 躯体疾病。在自杀死亡者中患有各种躯体疾病者占25%～75%。大量研究表明，患者慢性和/或难治的躯体疾病的人的自杀率明显高于一般人群，如脑损伤、癫痫、帕金森病、癌症、AIDS、糖尿病、肾脏疾病、肝脏疾病等。

4. 其他因素　包括以往的自杀经历、社会支持系统及社会交往、教育年限、战争、移民、社会经济状况及社会认可度等。自杀行为虽然有神经生物学的作用，但单一因素不足以引起自杀。Mann等提出了一个应激-素质自杀行为模型，应激因素包括精神障碍、物质的滥用、负性生活事件或家庭危机等，素质涉及遗传、人格特征等。自杀行为的发生是应激与素质等因素共同作用的结果。

(三) 自杀动机及自杀前的心理特点

1. 自杀的动机　通过对自杀未遂者事后的回忆和对自杀者留下的遗书进行分析后，曾有学者描述过各种各样的自杀动机，如摆脱痛苦、逃避现实、实现精神再生；通过死后进入天堂以获得人世间得不到的东西；为了某种目的或信仰而牺牲自己；惩罚自己的罪恶行为(现实的或想象的)；保持自己道德上和人格上的完美；作为一种表达困境、向外界寻求帮助和同情的手段等。

2. 自杀前的心理特点　自杀者在自杀前具有共同的心理特征，表现包括：① 大多数自杀者的心理活动呈矛盾状态，处于想尽快摆脱生活的痛苦与求生欲望的矛盾之中，面对“生存还是死亡”犹豫不决，此时他们常常提及有关死亡或自杀的话题。他们其实并不真正地想去死，而是希望摆脱痛苦。② 自杀行为其实是一种冲动性行为，跟其他冲动性行为一样，是被日常的负性生活事件所触发的，且常常仅仅持续几分钟或几小时。③ 自杀者在自杀时的思维、情感及行动明显处于僵化状态，他们常常以悲观主义的先占观念看待一切，拒绝及无法用其他方式考虑解决问题的方法。

(四) 自杀危险性评估

对相关患者进行自杀危险性的评估，是预防自杀的重要一环。

自杀行为的发生并非完全是突然的和不可预测的，大多数自杀行为的发生存在一定的预兆，可以通过对有关因素的分析和评估，提高对自杀行为的预测和防范。自杀危险性评估的基本线索有：① 通过各种途径流露出消极、悲观的情绪，表达过自杀意愿。② 近期遭受了难以弥补的严重丧失性事件。“丧失性事件”常是自杀的诱发性事件，在事件发生的早期，容易导致自杀，在经过危机干预后自杀的危险性虽然有所下降，但绝望的意愿仍可能使他们采取自杀行为。③ 近期内有过自伤或自杀未遂行动，其再发自杀行为的可能性非常大。既往行为是将来行为的最佳预测因子。当患者采取自杀行为并没有真正解决其问题后，再次自杀的可能性将会大大增加。④ 发生人格改变者，如易怒、悲观主义、抑郁和冷漠，内向、孤僻的行为，不与家人和朋友交往者；出现自我憎恨、负疚感、无价值感和羞愧感，感到孤独、无助和无望者;突然整理个人事物或写个人意愿;有自杀家族史者等。⑤ 慢性难治性躯体疾病患者突然不愿接受医疗干预,或突然出现“反常性”情绪好转,向亲友交代家庭今后的安排和打算时。⑥ 精神疾病患者,特别是抑郁症、精神分裂症、酒精、药物依赖者是公认的自杀高危人群;有自责自罪、被害、虚无妄想,或有命令性幻听、强制性思维,焦虑或惊恐者等症状者;有抑郁情绪的患者,如出现情绪的突然“好转”,应警惕其自杀的可能。有人在对抑郁症患者进行追踪调查时发现,出院六个月的36位患者中有42%自杀,出院一年中有58%,两年中有70%。因此,抑郁症的自杀并不一定只出现在疾病的高峰期,处于疾病缓解期的同样有较高的自杀风险。

(五) 自杀的预防

主要着重点是提高人群的心理素质,使社会结构尽量合理,减少消极面,加强精神卫生服务。自杀问题既是个人的精神卫生问题,也是影响国家经济和社会发展的公共卫生及社会问题。对自杀行为的预防应采取综合的三级预防。

1. 一级预防　病因学预防,针对一般人群及高危人群:① 普及心理健康知识,矫正不良的认知及行为,增强应对及环境适应能力,普及有关自杀预防的知识及提高防范意识,增强广大公民预防自杀的意识,全面防范自杀。② 提高对抑郁症、精神分裂症、物质滥用、人格障碍等精神疾病的识别与防治,避免讳疾忌医,丧失早诊、早治的良机。加强对患有慢性和/或难治性的躯体疾病患者心理卫生问题的关注和处理。③ 加强对高危人群的心理健康维护,提高心理健康水平,必要时可建立自杀监控预警系统,加强对自杀的防范。④ 对各种媒体报道进行规范和必要的限制,避免不良诱导。

2. 二级预防　对有自杀危险的人进行早期发现、早期诊断、早期治疗:① 对相关医务人员和心理咨询工作者进行培训,提高对自杀危险信号的识别和正确处理的能力,以点带面,推广普及,积极预防自杀。② 建立自杀预防机构,加强对自杀及自杀预防的研究和有效措施的推广,如建立危机干预中心和热线电话等,为处于心理危机中的人提供支持和帮助。③ 减少自杀工具的获得,如加强农药和灭鼠药等有毒物质的管理;加强对精神药品的管理,控制药店出售,要严格掌握适应症和处方量,精神患者的药品应由家属保管;加强枪支、易燃易爆物品的管理;煤气去毒化,高楼防范,以及对某些自杀多发的场所进行巡逻、管理等。④ 对精神疾病患者的自杀预防,如对处于精神分裂症急性发作期、中重度抑郁症、酒精和药物依赖或戒断状态、急性情绪危机状态下的患者,应住院治疗或留观察室观察;制订系统、有效的治疗方案;评估患者的自杀危险性,并采取必要的观察、防范措施;加强对出院患者的随访和防范等。

3. 三级预防　降低死亡率及做好善后处理工作,包括:① 建立自杀的急诊救治系统,提高对自杀者的救治水平,降低死亡率。② 发现和解决自杀未遂者导致自杀的原因,必要时采取药物和心理治疗,消除原因,预防再次自杀。③ 同情和理解有自杀行为者，不能歧视，并帮助自杀未遂者重新树立生活的勇气和信心，重新适应社会。④ 适当解决环境不良因素的影响，避免其不断受到影响而再度自杀。

二、赌博行为

(一) 赌博的概念

1979 年刑法对赌博犯罪做了明文规定，但是我国却没有对赌博加以法律条文界定。追溯历史可以发现，按照《辞源》的解释，赌博是以财物作注比输赢的活动。真正把“博”与“赌”放在一起的则是专为解释《唐律》而作的《唐律疏议》。《唐律》中规定：“诸博戏赌财物者各杖一百。”《唐律疏议》中的“博戏赌财物”一条，首次把“博”与“赌”联系在一起，作为一个法律名词，可视为赌博一词的雏形。当今我国理论界一般认为赌博是用财物作赌注以偶然事实的出现决定输赢的活动，包括了用财物作赌注和偶然事实两个要件。虽然我国没有给赌博下一个明确的定义，但是对赌博行为的规制却由来已久。赌博一般具有两个特点：第一，输赢是具有偶然性的，胜负结果取决于偶然因素，结果已经确定的不能称为赌博；第二，赌博的标的物是财物，这里的“财物”应作广义的理解，包括金钱、物品和财产性利益。最早把赌博行为规定为犯罪且纳入打击范围的是战国时期李悝制定的我国最早的成文法典《法经》，其中规定：“太子博戏则笞，不止，则特笞，不止则更立。”可见当时对赌博行为的打击。新中国成立以来，我国法律明确了赌博罪。随着时代发展，为了更好地适应社会进步，直到今天，立法机关仍在不断对法律进行完善，以求能更好地规制赌博行为。

思考题

购买体育彩票、福利彩票等属于赌博行为吗？为什么？

(二) 赌博的危害

首先，从个人方面来看。经常赌博的人情绪起伏不定，很容易失控。在家庭生活中，脾气暴躁，影响家庭的和谐氛围，给孩子带来极大的不良影响。而且，现代医学表明，如果一个人经常处于紧张激动的情绪中，很容易导致心理、生理障碍。最重要的是赌博的偶然性助长了其投机心理的蔓延，万事存有侥幸，不愿意靠勤劳维持生活，改变劳动生活习惯。其次，从家庭方面来看。由于赌博占用了当事人大量的时间，使其缺少与家人的沟通，对家庭成员之间的感情带来不良影响；而且赌博行为对家庭的经济影响也是巨大的，可能带来沉重的债务包袱和可怕的压力；更有甚者，可能对孩子拳打脚踢，恶语相向，最终导致家庭破裂。最后，从社会方面来看。赌博行为是导致社会不安的一个重要因素，特别是近几年来，网络赌博、跨境赌博、国家机关工作人员参赌等，不仅损害了社会的正常秩序，损害了国家形象，而且会影响到国家机关、事业单位正常的工作秩序，降低国家机关工作人员的公信力，在社会上造成非常恶劣的影响。

（三）赌博的成因

我国从古至今，任何朝代的统治者都在禁赌，可是从来没有能将赌博行为真正控制住。如果要想更好地规制赌博行为，就必须厘清赌博行为屡禁不止的原因，只有这样才能对症下药。

1. 个人因素　首先，部分人受到西方拜金主义思潮发影响，急功近利，想借助赌博这一冒险手段获取财富。其次，不劳而获、侥幸心理也是驱使行为人进行赌博的重要原因。在市场经济体制下，人们追求财富十分正常，然而有些人对金钱的崇拜已经超出了极限。赌博的最大特点就是以财物作为赌注，赢了财物就可以轻松获得，所以不劳而获的心理占据了上峰，使其总是认为自己会赢钱，觉得“这把不行下把肯定赢”。这种侥幸心理使其迷失了本性，从而酿成大错，无法回头。最后，精神空虚也是把人们推向赌博的一个重要因素。

2. 社会因素　市场经济和商品意识改变了人们的社会价值观和行为取向，导致人们形成唯利是图、金钱至上、残酷竞争等错误观念，极大地改变了社会风气，这些都刺激了人们的投机欲望。于是，有些人在市场经济大潮中，急于发财，以为赌博是一条捷径，妄想一夜暴富，走上了不归路。

3. 法律因素　我国对赌博行为是明令禁止的。新中国成立以来，全国人大及“两高一部”先后出台了相关的法律条文，但立法效果却值得商榷。很多法律条文却缺乏可操作性，也给理论界带来了极大的争议。刑罚设置不合理，司法解释不完善，导致依据缺失、定罪量刑失衡。此外，立法存在疏漏，导致某些严重的赌博行为难以入罪。

（四）赌博的特点

1. 赌博行为被认为是一种新型的“娱乐活动”　新的时代背景下，赌博行为被赋予了新的含义，或者说它成为了一种新型的“娱乐活动”。首先，赌博行为是一种缓解精神压力的“娱乐活动”；其次，赌博行为是一种权钱交易的“娱乐活动”；最后，赌博行为是业余赌手的“娱乐活动”。

2. 运用科技手段的赌博行为风生水起　科技的进步和普及给人类带来了巨大的福祉。近年来，随着科技被运用到赌博中，其造成的危害是无法估量的，其中以网络赌博最为突出。网络赌博犯罪行为与传统赌博行为不同，它是集智能化、复杂化和高科技化于一身的新型赌博犯罪形式。首先，网络赌博行为具有组织严密、赌资交易诡秘，即所谓的“两密”；其次，网络赌博行为具有参赌人员扩大化、涉及范围社会化、逃避打击国际化即所谓的“三化”特点。

3. 跨境赌博行为越来越猖獗　跨境赌博行为牵涉范围十分广，而且涉案金额往往大到令人难以想象。跨境赌博通常有两种方式，一种是网络跨境赌博，另一种方式是以正当或者不正当的方式到境外参与赌博。

（五）当前赌博行为的治理对策

1. 加强宣传教育，以“教”反赌是禁赌的基础　禁赌工作要以舆论宣传为导向，正面教育为主要手段，充分利用电视、广播、报刊等，采取多种形式、多种渠道，形成实力强大的攻势，大造舆论，宣传有关法律、法规和案件，揭露和打击赌博违法犯罪行为，大张旗鼓地宣传赌博的欺骗性、危害性以及禁赌的意义。与此同时，要加强道德教育，使大家深刻认识到赌博对社会、家庭、个人和下一代的危害，认识到赌博这种损人利己、不劳而获的剥削阶级思想的危害，从而解决好世界观、人生观、价值观问题，树立坚定的共产主义信念，使人们自觉地抵制赌博活动。

2. 强化监督管理，以"制"防赌是禁赌的重要渠道　各单位、各职能部门要按照"谁主管谁负责"的原则，进一步加强对党员干部的教育、管理和监督，严防党员干部，特别是领导干部参与赌博。同时，也要加大查处力度，保持打击赌博行为的高压态势。

3. 强化文体娱乐活动，以"康"弃赌是禁赌的良策　搞好业余文化建设，用丰富多彩的文化生活内容吸引广大群众，以此作为阵地，充实人们茶余饭后的闲暇时光。

4. 强化查处力度，以"打"治赌是禁赌的有力措施　组织相关力量开展不定期明察暗访，发挥公安部门的职能优势，建立健全纪检机关与公安机关联系机制，强化查处力度。

三、迷信行为

（一）迷信的概念

迷信（superstition）起源于原始初民的自然信仰。生活在原始社会的人们对雷电、风雨、做梦、疾病、死亡等许多自然现象既不能理解又无法控制，因而会产生恐惧、疑惑等心理，错误地认为自己周围存在一种超自然的力量。这种力量主宰着人们的一切，只有用膜拜、祈祷或用巫术、符咒、舞蹈等仪式去影响他们，才能消灾降福（王淑娟，李朝旭，2005；刘连忠，徐汉明，2005）。从人类发展历史来看，早期的迷信是人类意识的萌芽，是在主客观条件有限的情况下自觉认识和思考世界的结果（郑国，2003）。

随着社会生产力和科学技术的不断发展，人们对自然现象有了正确的认识，许多传统的迷信思想被破除。但在当今科学如此发达的社会中仍然有许多人有迷信观念和行为，这在一些特定的人群中表现得更为突出，如像赌博者、运动员等，更令人惊奇的是在大学生中也很流行迷信（Burger，Lynn，2005）。为什么迷信经历了几千年的人类历史还没有得到消除？为什么受到良好教育的人们仍存在迷信心理呢？国内学者认为，从心理根源上来分析，迷信观念的产生在于人们对自身、社会、世界和宇宙等一些领域不能做到全知全能。在人的意识领域之外，还有很多东西为人类所不知，只要人不能做到全知全能，就不可能做到不迷信（王淑娟，李朝旭，2005）。Jahoda（1969，1999）认为，迷信倾向是不可能被完全消除的，因为它是人类适应机制不可分割的组成部分，没有这种机制，人类将无法生存。

提起迷信,我们都不会感到陌生,每个人的理解也会有所不同。迷信这个概念在西方学术界还没有统一的定义。Jahoda(1969,1999)认为从最广泛的意义上来说,迷信仅仅表明其使用者希望用它指出某种信仰或观点是错误的。早期的心理学研究者把迷信定义为"将可以自然解释的现象归因于神秘的或超自然的原因,或者是公认的将错误科学化的信仰"。迷信也被定义为无根据地对那些未知的、神秘的或想象的事物感到畏惧或害怕,特别是与宗教相联系的事物(Rudski,2003)。在心理学界,不同的心理流派对迷信所持的观点也不同。行为主义心理学家 Skinner 认为,只要呈现了强化物,就总会强化着什么,因为它一定和某一行为相联系。当反应和强化物之间只有偶然的一次联系,由此而形成的行为就叫迷信行为(蹇璐亦,2006)。认知心理学家认为迷信信念作为一种歪曲的信念——个体能够影响偶然事件的结果,是歪曲认知的一个方面(Joukhador, Blaszczynski, Maccallum, 2004)。Lindeman(2007)从儿童认知发展的角度将迷信定义为是将心理、物理和生物实体和过程的核心特质相混淆的一种分类错误。像心灵致动、传心术等都是将心理内容赋予物理和生物实体特征而产生的错误信念,还有相信天使、魔鬼等的存在都是将这三类核心知识相混淆的结果。

随着科学的日益发展,迷信逐渐被赋予贬义色彩,对迷信的定义也众说纷纭。从广义上讲迷信就是一切和近代科学相冲突的意念、信念以及与他们并存的行为;从狭义上来讲,迷信就是相信鬼怪、命运、灵魂等超自然超物质的东西的存在,相信这些东西支配着世界和人生的一切。早期的研究者虽然并未明确提出如何从心理方面来界定迷信的内涵,但从其定义来看,基本上是将迷信看作是一种心理现象。而近期的研究更多的是从迷信的心理结构及特点来阐述迷信的内涵的。郑国(2003)从观念与行为两个维度对迷信进行了界定,从观念上讲,迷信就是非智信,不知而知;从行为上讲,迷信就是不知而行,盲从、执迷。刘连忠(2005)等认为迷信是指盲目地相信一些不实在、缺乏事实基础的事物或观点,而迷信行为则是指以迷信为认知基础的行为和实践。还有研究者指出,迷信是人们对内心中认为对生命个体(或生命群体)有支配力量的神灵的畏惧和遵循状态,是人们在社会生活中遇到不可知之物而感到无所适从,或遇到难以克服的挫折和障碍时所表现出来的,对鬼神天命的认同,祈求以改变自己命运的一种信仰和行为(张进辅,2002)。我国学者雒焕国(2001)从心理学的角度将迷信看作是一种态度,他将迷信定义为是从迷信者的迷信行为中反映出来的,通过学习所获得的一种对涉及自身利害关系的客观事物的认识和体验,是其在所谓的凶吉问题上的知、情、行的有机统一体。

(二) 迷信产生的心理原因

对于迷信产生的心理机制,国内外学者持不同的观点。Freud 认为迷信是投射的结果;行为主义心理学家 Skinner 认为迷信的产生是偶然强化的结果;持观察学习观点的研究者认为迷信的产生是通过观察榜样的行为而习得的;持归因观点的研究者认为迷信观念的建立往往是由于人们在复杂的事物之间建立了荒谬的没有逻辑的因果关系。这些观点在某种程度上能解释迷信的产生和保持，但无法解释为什么有些迷信者明知道自己的观念或行为是荒谬的、与事实相违背的却仍然坚持相信。通过实践观察也可发现有些迷信者认为自己虽不迷信却时常表现出迷信行为，持动机观的研究者认为这可能是因为迷信能满足迷信者的某种心理需求。

1. 精神分析理论　Freud 认为迷信是投射的结果，即人将自己行为不曾意识到的动因转移到外界的结果。迷信者隐约可以感到自己行为的内在条件性，但又找不到满意的解释，于是就把行为的根源归于外界（张雅平，1992）。在迷信产生过程中，无意识起着重要的作用。Freud 认为许多想法、恐惧和希望等由于不能被自我所接受而被压抑到潜意识中。这些因素在潜意识中很活跃，总是在尝试寻找出路。这必将威胁到自我，而消除他们威胁的方式之一是将他们归咎于外部世界，即所谓的“投射”机制。例如，Freud 的一位患者认为自己有超能力，他认为自己的思想、情感和愿望是全能的。这位患者曾讲过他的一个经历：他曾去过一个水疗基地，在那里，他很高兴地得到了一个护士对他的好感。当他第二次又到这个基地时，他要求住上次住过的那个房间，以便与那个可爱的护士相邻。然而，这个房间却已被一位老教授所占。他听到这个消息后想：“我希望他中风死去！”两个星期后，这个教授真的中风死了。他便认为自己的思想能够杀人。为什么他对自己的思想有如此大的自信呢？Freud 认为这是在童年期性欲发展还在自我控制之上时所形成的自恋情结向外投射的结果。

2. 行为主义理论　从行为主义角度来讲，迷信行为的出现是偶然强化的结果，即个体做出某种行为后恰巧伴随着某种强化物，个体就认为这种强化物的出现和他做出的行为有关，当他希望再次得到强化物时，就会做出与以前类似的行为，而实际上个体的行为与强化物之间并没有必然联系。比如，有人在一次考试中用一支笔答题结果得到了很好的成绩，在以后的考试中他就会一直使用这支笔，并把它作为“神笔”。运动员在比赛前的迷信仪式等都是偶然强化的结果。但并不是每次做出一个反应就一定可以得到相应的强化物。比如，说赌博前要洗手，但并不是每次洗手都能赢，为什么那些迷信行为一旦得到强化后很难消退呢？Skinner 认为这是由于间歇强化的结果。与连续强化相比，间歇强化的最大特点就是并不是每次行为的出现都能受到强化。

3. 观察学习　我国研究者指出，迷信者的许多迷信观念和行为都是通过观察他人而得到的（雒焕国，2001）。观察学习是指个体以旁观者的身份观察他人的行为表现，以形成自己的态度和行为方式。比如，看到别人供奉财神而发了财，自己也马上请个财神供奉起来。而观察学习的结果从另一方面来说往往表现为盲目地从众。很多迷信者的迷信行为都是从众的表现，如人们在选择车牌号、电话号码时都不要带 4、7 的数字，看到别人戴护身符自己也买来戴，并认为这是一种时尚。

4. 归因观　科学哲学家 Heider F.（海德）认为人类具有强烈的寻求因果关系的心理倾向，人们在活动中不断做出有关因果关系的解释与推论，以此理解、控制和预测他们的环境以及随后的活动。迷信观念的建立往往是由于人们在复杂事物之间建立起荒谬的胡乱联系或错误的因果关系。本来两个没有任何联系的事物，偶然地碰到一起，就形成了一种情境。例如，某人去邻家串门，结果就在他到的那一刻邻家死了人，这二者之间本来没有任何联系，只是偶然的巧合。但在这种情境下，迷信的人就会把邻人的死亡归结为某人的到来，他就被人们认为是“克星”“凶煞”。实质上这完全是一种毫无道理的胡乱归因。还比如，一些同学考试没考好就认为是由于自己没有去求神拜佛的缘故，考试取得好成绩是因为有神灵在保佑。这种错误的归因往往与个体的归因倾向有关。

（三）迷信心理的影响因素

迷信的形成与发展受许多因素的影响。对个体而言，迷信的产生既受到个体自身因素的影响，也受到个体所处的外界环境的制约。

1. 自身因素 ① 心理控制感。在现实生活中我们经常可以观察到，一些人总是把成功归于运气或是机遇，而另一些人总是将成功归于个人努力或是能力。归因的不同往往会影响他们对事件的控制感，而控制感对迷信同样也具有重要的影响作用。根据不确定性假设，迷信的人相信特定事件的结果一部分取决于可控的力量，另一部分取决于不可控的力量。可控的力量在自己能力范围之内，以及在他人或力量来源控制之下（如对手的技术、考试的难度）；不可控的力量包括机会或运气等。人们越是将结果归因于机会或运气，他们越可能求助于迷信。从本质上讲，迷信的人在试图将不可控的力量转化为可控的力量，这样可以增加获得所期望的结果的可能性（Burger，Lynn，2005）。我们可以做这样的假设，如果将成功归于外因，人们可能会努力改变运气或以某种方式来赢得对其他人的控制。当然，相反的假设可能也是对的。那些外控的人感到自己没有能力来改变命运，因此不会过于强求，他们的迷信行为将会减少；而那些内控的个体将相信他们有能力改变命运，于是产生更多的迷信行为（Bleak，Frederick，1998）。② 认知能力。“迷信”这个词总是与一些大家不大喜欢的特征相联系。迷信的人可能被认为是智商低的人，因为他们可能对迷信的解释存在认知上的错误。以往的一些研究已经证实了迷信与智力的一些关系。例如，Killeen 等发现高智商的高中生比低智商的学生对迷信的相信程度更低（Farha B.，Steward，2006）。Musch 等发现超自然信念与低认知能力相关（Díaz-Vilela，álvarez González，2004）。Hergovich 和 Arendasy（2005）的一项研究发现，超自然信念和推理能力存在显著的负相关。③ 思维类型。迷信与思维类型的相关一直是研究者所关注的问题。关于批判性思维能力和超自然信念的相关性在以往已有大量的研究。有研究者认为批判性思维能力与超自然信念呈负相关，但研究结果表明，二者的相关性并不高，而一些对迷信与直觉思维的相关研究发现，直觉思维与迷信有正相关，依赖直觉思维的个体更加迷信。④ 心理健康。迷信的人心理是否健康，一直是很多学者所关注的问题，从以往的研究结果可以发现，迷信与心理健康的相关性更多地体现在迷信与焦虑的关系上。迷信和焦虑似乎有共同的主题，那就是对引起焦虑的事件和反应的控制无能（Zebb，Moore，2003）。有研究显示，迷信对心理健康有着重要的影响作用，二者的共同点在于体验到心理痛苦的个体和迷信的人可能都对周围环境的控制感到无能为力。但二者的因果关系还不明确。迷信和心理健康关系的一个可能的假设是迷信可以为体验到心理痛苦的个体提供一种防御机制来应对心理上的不适感，也就是说，心理健康水平越低的个体，他们的迷信观念或迷信行为越多。这一假设还有待于进一步的研究。

2. 环境因素　迷信观念和行为的产生不仅与个体自身的因素相关，外界环境对其也有重要的影响作用。① 教育。教育确实可以在一定程度上影响个体的迷信信念。但从以往的研究结果来看，教育对迷信的影响并非像人们所期待的那样。很多研究结果并没有得出一致的结论。从教育水平对迷信的影响程度来看，有研究显示，在针对不同教育水平的被试的研究中，超自然信念在接受了更高教育的被试中不是很流行。但也有一些研究的结果并没有支持这一结论。② 不确定情境。许多不同领域的研究者都指出，迷信通常使用于不确定情境下。这一说法的最早提出者是 Malinowski，他注意到当 Trobriand 的岛民们前往可预知的、危险的海洋出海时，他们会进行迷信仪式，但是在浅海和静水中捕鱼时不会有这种行为。

阅读一　网络正常使用、过度使用和网络成瘾比较

网络正常使用、过度使用和网络成瘾的比较如表 10-1 所示。

表 10-1　网络正常使用、过度使用和网络成瘾的比较

网络使用情况	上网原因	上网时间及频率	网络与现实生活的关系	社会功能
正常使用	好奇、愉快，缓解紧张、疲劳	适当	平衡	未受影响
过度使用	沉迷	上网时间过长	失衡（上网占据大部分业余时间）	受损
网络成瘾	避免戒断反应出现；有强烈的上网渴求	反复、长时间上网	严重失衡（上网占据生活中的主导地位）	明显受损

阅读二　ICD-11 新增"游戏障碍"

2018 年 6 月 18 日，WHO 发布新版《国际疾病分类》（ICD-11），新增了"游戏障碍"，即通常所说的游戏成瘾，将游戏障碍纳入行为与精神障碍的医疗体系。

在《国际疾病分类》中，专门为游戏障碍设立条目，并明确游戏障碍的多项诊断标准。WHO 表示,确诊游戏障碍往往需要相关症状持续至少十二个月,如果症状严重,观察期也可缩短。现行标准中一共列出了九种症状,一般要满足其中五项,才应考虑后续判断。

1. 完全专注游戏。
2. 停止游戏时,出现难受、焦虑、易怒等症状。
3. 玩游戏时间逐渐增多。
4. 无法减少游戏时间,无法戒掉游戏。
5. 放弃其他活动,对之前的其他爱好失去兴趣。
6. 即使了解到游戏对自己造成的影响,仍然专注游戏。
7. 向家人或他人隐瞒自己玩游戏时间。
8. 通过玩游戏缓解负性情绪,如罪恶感、绝望感等。
9. 因为游戏而丧失或可能丧失工作和社交。

研究表明,玩游戏的人中,只有一小部分人受游戏障碍影响。但 WHO 提醒,游戏玩家应警惕耗费在游戏上的时间,不要让游戏影响到其他日常活动,并警惕玩游戏在身心健康和社交方面引发的所有变化。新版《国际疾病分类》经过十多年的修订,和以往版本相比有了重大改进。新版本由 2019 年 5 月举行的世界卫生大会最终批准,将于 2022 年 1 月 1 日生效。

(凤林谱)

第十章习题及答案

第十一章　慢病的行为干预

案例 11-1　老张为什么会反复发病?

老张，52岁，是一家大企业办公室主任，平时工作很忙，常常参与应酬和接待，烟酒不离口，很少在家吃饭。体检后，医生说他有糖尿病、高血压、血脂异常、脂肪肝，体重也明显超重。但老张没感到难受，因此没有太在意，每次去看医生都不超过十分钟，吃药也是“三天打鱼两天晒网”，从没有认真治疗过。半年前，老张清晨起床时突然发生一侧肢体偏瘫、面孔歪斜、饮水呛咳，送医院被诊断为中风，治疗后恢复出院。医生嘱咐戒烟限酒，按时吃药。因为没人随访督导，老张没按医生说的做，生活习惯也不健康，导致半年内再次中风。

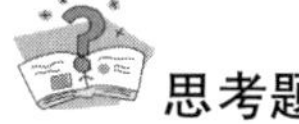
思考题

为什么老张半年内出现两次中风，可能的原因是哪些？

为什么要强调慢病的行为干预？近一个世纪以来，慢病已成为人类健康的大敌。中国人最新健康大数据显示，近10年来慢病发病率增长10倍，患者总数超过2.6亿，而且在今后10年间慢病发病率还将处于持续上升趋势。慢患者群带病生存，使期望寿命大打折扣，并严重影响了人们的生活质量。生一场大病不仅会使人失去健康、失去幸福，也会拖累整个家庭，造成巨大的社会负担。而导致慢病的根本原因在于人的行为与生活方式不健康。WHO 的资料以及众多医学研究表明，生活方式可以决定人类健康的 60％，医疗卫生服务对人类健康的贡献为 8％。实施有效的行为干预，改变患者及高危人群不健康的生活方式与行为习惯，控制与疾病密切相关的行为危险因素，同时积极有效地利用医学服务（包括用药和健康管理），就可以把 68％的健康自主权掌握在自己手中，使慢病得到有效预防和治疗。本章将就慢病行为干预的概念、内容与方法等进行论述。

第一节　慢病行为干预的概念和意义

一、慢病概述

“慢病”也称“慢性病”，全称为“慢性非传染性疾病”（non-communicale chronic disease），WHO 则称之为非传染性疾病（non-communicale disease，NCD）。慢病并非特指某种疾病，是相对于感染性疾病和急性病而提出来的一个概念，是对一类起病隐匿、病程长、病情迁延不愈、缺乏确切的传染性生物病因证据、病因复杂，且有些尚未完全被确认的疾病的概括性总称。慢病的共同特征是具有多种因素共同致病（多因一果）及一种危险因素引起多种疾病（一因多果）的特点。不良行为方式、生活习惯为其主要病因。

慢病范畴很广，它包括大部分心脑血管疾病、恶性肿瘤、慢性肺部疾病、糖尿病、内分泌代谢疾病、消化系统疾病、精神疾病、神经系统疾病、骨骼肌肉系统疾病、眼及耳鼻喉科疾病、免疫系统及风湿类疾病、职业性疾病和遗传性疾病等。慢病是人类常见病、多发病，病程较长，会造成脑、心、肾等重要脏器的损害，导致伤残，影响劳动能力和生活质量，后期医疗费用昂贵，致使社会和家庭的经济负担加重。

近年来，我国的慢病流行趋势不断加剧，已经成为国民健康的头号杀手。原国家卫计委在《中国疾病预防控制工作进展报告（2015 年）》中表示，慢病所导致的疾病负担已占总疾病负担的 70％，死亡人数已占到全国死亡总人数的 86.6％，此前为 85％。世界经济风险评估报告（2011 年）提出，慢病不仅会拖垮国家医疗体系，而且会对国家经济造成制动效应。但目前慢病防控的现状不尽如人意，“前缺防，后缺管，呼来 120 救治晚”是当今我国慢病防治状况的真实写照。“前缺防”是指缺少患病前的事先干预，特别是缺少对疾病前期和高危人群的健康教育、行为干预和健康促进，以至于新患者和前驱人群源源不断地产生；“后缺管”则是指缺少对患病人群的全方位健康管理，特别是对疾病相关行为的医学干预，导致病情不能得以有效控制，终末期患者集多种并发症于一身，多个器官衰竭，此类患者“救不胜救”，导致医院无能为力，医生疲于奔命。

慢病虽然危害严重，但仍然可防可治，世界上很多国家包括我国都有这样的案例，即通过行为与生活方式干预使心血管、糖尿病等慢病的患病率、死亡率下降，人们期望寿命延长。因此，人类慢病的控制大有希望，行为干预将是防控的核心策略。

思考题

你是怎么理解慢病概念的？你周围的亲戚朋友有类似的疾病吗？

二、慢病行为干预的概念

所谓干预(intervention)，在汉语词汇中有关注、预先干涉和参与其事之意，在医学领域中意味着治疗、矫正或健康促进行动与过程。从广义上讲，所有的教育、指导、预防、治疗、矫正等手段都是属于干预。

行为干预(behavioral intervention)是介入、干涉并人为中断某种行为发生、发展的过程，是以行为主义的基本原则为指导思想，对个体行为施加影响，力图消除或改变和重塑某种行为的干预或矫正方式。

慢病行为干预是通过采用行为科学、预防医学、健康教育、健康促进等理论方法，消除或增加疾病相关行为的影响因素，去除或减少危害健康、导致疾病的行为，培养有益于健康和疾病康复的行为习惯、生活方式的活动与过程。行为干预是一种非常有效的促进健康和预防控制疾病的方法。多数的慢性病不可能被治愈，但完全可以通过调整生活行为方式来预防。大部分亚健康状态没有针对性的药物可治，但健康相关行为干预和行为改变可以有效地逆转这一状态。慢病行为干预涵盖了健康管理、健康指导、预防保健、行为干预及健康促进等多方面功能，包括健康教育干预、认知行为干预、就医和遵医行为干预、健康促进干预、疾病危险行为干预、生活方式干预、膳食营养干预、运动干预、心理行为干预、应激与职业压力干预、中医“治未病”干预、养生与保健干预等内容，对慢病实施行为干预则意味着变被动的、单一的疾病治疗为主动的、综合的疾病预防、健康管理和医学照顾，可达到节约医疗费用、更有效地维护健康和促进健康的目的。

慢病行为干预的操作程序是根据循证医学和流行病学的研究结果，通过对慢病患者及其高危人群疾病的行为危险因素进行干预控制，对慢病进行检查监测、风险评估、随访督导、自我管理教育与综合性干预管理，达到以最小的投入实现最大的防治效果。目前，慢病行为干预及管理的重点是针对一些常见多发的慢性疾病，如糖尿病、高血压、冠心病、脑卒中等，增强体质及免疫机能，控制或减少疾病危险因素，阻止或延缓疾病的发生与发展。

三、慢病的根本问题在于行为

大量的医学研究证实，行为危险因素与慢病的发生发展及转归密切相关。例如，吸烟易引起肺癌、口腔癌、膀胱癌、乳腺癌等多种癌症，也是引发心脏病的重要危险因素；缺乏体力活动、久坐不动、饮食过量、摄入高血糖生成指数食物过多的行为习惯是引发糖尿病的危险因素；高盐、高脂、高糖饮食习惯是引发高血压、心脑血管病等多种慢性疾病的危险因素；长期不吃早饭，就容易引起胆囊结石；晚餐吃得过晚、过饱，脂肪肝、痛风、肥胖、糖尿病等代谢疾病就会找上门来；导致肥胖的主要原因是进食过量、营养过剩和缺乏运动；办公自动化、交通现代化、工作脑力化、运动不足、营养过剩形成的营养失衡等，会引发高血糖、肥胖、高血脂、脂肪肝、痛风、高血压；长期维持高脂、高蛋白饮食习惯，而蔬菜水果摄入过少、饮食过细、缺乏膳食纤维是结肠癌的危险因素；经常吃过热、过烫的食物、被霉菌污染食物及腌制食品会引发食道癌；酗酒和经常过量饮酒是脂肪肝、高血压、糖尿病、肝硬化、癌症等多种慢病的危险因素；不洁性生活等是引发宫颈癌的危险因素；高盐、烟熏、煎炸及霉菌污染食品是胃癌的危险因素。

行为因素也是导致慢病死亡的主要病因。WHO 于 1998 年公布的数字显示，在人类死亡因素中，有 60%是不良行为所致。对我国已公布的前三位死因进行分析可知，在心脏病中不健康的生活方式与生物因素的比例为 47.6%∶28.6%；脑血管病为 43.2%∶36.1%；恶性肿瘤为 45.2%∶45.2%，这三类疾病占全部死因的 67.6%。也就是说约有 2/3 的人死于与不健康的生活方式有关的疾病。我国前十位死因疾病中，不良生活方式、不良行为在致病因素中占 44.7%。据统计，肿瘤、脑血管病、呼吸系统疾病、心脏病、损伤和中毒已成为死亡率的前五名。对死亡原因的分析表明，生活方式、行为因素已成为与死亡相关的第一位原因。我国每年由于吸烟而死亡的人数高达 300 万。1991 年在芬兰赫尔辛基召开的第十四届世界健康会上强调："60%左右的疾病发病的主要原因，是由于不健康的生活方式和偏离行为导致。改变不健康的生活方式和行为，是当今预防导致人口前几位主要死因的一些疾病的根本对策。"WHO 发布的全球防控慢性病行动规划中，将心血管病、2 型糖尿病、癌症和慢性呼吸系统疾病四类慢性病和吸烟、不健康饮食、体力活动不足及不健康饮酒四种不健康生活方式及行为作为全球慢性病防控的重点(WHO:2008～2013 Action Plan for the Global Strategy for the Prevention and Control of Noncommunicable Diseases)。

四、行为干预是慢病防控的核心策略

国内外研究结果一致表明，从慢性非传染性疾病发生、发展的任何一个阶段开始实施行为干预，都将产生明显的效果，这是降低患病率的有效途径。近年来，越来越多的前瞻性干预试验证明，行为干预是安全有效的，特别是健康生活方式干预能够有效降低慢性病高危人群行为危险因素暴露水平，对血糖、血压、血脂、体重等多重危险因素都有改善作用，可预防或延缓大多数慢性病的发生，是临床所有医学治疗方案的基石。研究表明，现代高超的医疗技术只能减少 10%的过早死亡，而对行为和生活方式进行干预则不用花多少钱就可以减少 70%的过早死亡。通过对生活方式的行为干预和调整，可预防 80%的冠心病、90%的 2 型糖尿病、55%的高血压以及33%的肿瘤。

世界上一些先进发达国家已经从长期的慢病防治经验和教训中领悟到，在卫生工作中必须实施健康管理和预先的行为干预。在国外，很多人一出生就开始接受健康管理服务及行为干预措施，健康管理档案中会记录个体所经历的健康状况变化和疾病的转归趋势，以及行为干预的计划方案和措施方法的实施过程。比如，对某种药物过敏，甚至对某种食物不耐受的检验记录以及医生所建议的替代方案；又如关节退行性变的运动干预方案，不支持采用跑步和爬山等运动类型。种种有关个体健康状况的描述都会在健康档案中体现，这是一个系统化的、整体性的健康大数据，将对参与者的一生健康产生重要意义。

如今，随着生活水平的不断提高，越来越多的人不再仅仅满足于"无病"状态，而是追求更健康的生活质量。不仅希望活得长，而且更要活得好。行为干预和健康管理是基于个人健康档案基础上的个体化健康事务管理服务，它建立在现代医学模式和信息化管理技术模式之上，是从生理、心理、行为、社会、环境等多角度来对每个参与者进行全面的健康风险评估和维护，疾病危险行为干预及其相关的健康保障服务，可以帮助、指导人们成功有效地控制疾病危险因素，消除或延缓疾病损害，促进自身的健康，从根本上改善人的生存与发展质量。纵观世界，任何一个国家的首脑和政要及一些社会精英人士虽然面临更多的环境和工作压力，但他们普遍的健康状况并未因此而衰减，且大多都是延年益寿的"高手"，主要原因就在于他们注重健康管理且拥有提供长期健康干预服务的健康管理医师或家庭保健医师。

五、改变生活行为方式与慢病控制

半个多世纪以来，无数事实表明仅仅在临床医疗技术方面努力并没有能降低慢性病患病率。近年来，慢性疾病患病率越来越高，患者越来越多。但另一方面，人们发现行为和生活方式的干预管理可以极大地减少和控制慢性疾病的发生与发展，改变人们的行为是预防慢性疾病最重要的措施。特别是近年来的研究证实：倡导和推行合理膳食、适量运动、戒烟限酒、心理平衡等行为干预策略能使高血压发病率降低55%，脑卒中、冠心病降低75%，糖尿病降低50%，肿瘤降低33%，平均寿命延长10年以上。从整体上估计，可使危害人类健康最严重的慢性病减少一半以上。有一项研究发现，对正在服用降压和降胆固醇药物的男性来说，如果饮食合理、不吸烟、适量饮酒、保持健康体重和定期运动，他们患心脏疾病的风险将降低57%；尚不需要服用降压药或降胆固醇药物的男性，采取健康的生活方式可以将患心脏疾病的风险降低87%；仅不吸烟一项就能降低50%的患病风险。如果健康生活方式包括所有五项内容(饮食合理、不吸烟、适量饮酒、保持健康体重和定期运动)，男性患心脏疾病的风险指数最低。就此而言，对于慢病的有效防治和患病率的控制，必须重视行为因素和生活方式的干预，医学需要更新理念、转变模式，做好疾病的"源头"防治，即行为和生活方式干预，以及"上游"防治，即高危人群的健康行为管理。

专栏 11-1 世界上比较成功的行为干预案例

1. 中国大庆的研究 对577例糖尿病前期(IGT)患者进行为期6年的生活方式干预,与对照组相比,生活方式干预组糖尿病发生率降低51%,在其后的20年间则降低了43%。比对照组平均晚发生糖尿病3.6年。

2. 美国糖尿病预防研究(DPP) 对1079例糖尿病前期患者进行平均3.2年的生活方式干预(每周运动150分钟,体重下降7%以上)。结果表明,生活方式干预比药物更能有效降低高危人群糖尿病的发病率,前者可降低高危人群58%的糖尿病发生率,二甲双胍可降低31%。生活方式干预组糖尿病发生率为4.8%人/年,二甲双胍组为7.8%人/年,安慰剂组为11%人/年。

3. 芬兰的"北加里里曙光"计划 芬兰在20世纪中期以来经济繁荣,国民生活富足,但冠心病年死亡率却达800/100000,居世界之冠。老师在一次课堂上问小学生,有谁家因为冠心病失去了父母亲人,竟有33%的孩子难过地低下了头。严峻的形势促使政府下了决心,请WHO的专家到发病率最高的北加里里地区指导冠心病社区防治。10年后,烟民从50%下降到33%;进食黄油的人从90%下降到20%左右。北加里里地区男、女冠心病死亡率分别下降了24%、51%。此后芬兰全国范围内的冠心病死亡率降低至180/100000,这一出人意料的结果,被称为照亮了心血管病预防之路的"北加里里曙光",为世界许多国家所仿效。

第二节 慢病的行为评估

案例 11-2 肺癌行为危险因素评估

杨某某,女,59岁。通过肺癌行为危险因素简易筛查评估,发现其因具有多项相关行为危险因素,如饮食营养失衡,常吃煎、炸、熏、烤的食物,很少进食新鲜蔬菜与水果等;长期吸二手烟(因丈夫吸烟)及厨房油烟;缺少运动;曾患过肺结核等。她被医生告知有一定的罹患肺癌的风险,需要进行行为干预,以改变不良的生活行为方式,预防肺癌的发生。

慢病行为评估是进行疾病风险评估、行为干预、健康管理和疾病预防的基础,也是临床干预和行为治疗技术中应用最广泛、最重要的方法之一。本节重点包括健康状况评估、生活行为方式评估、慢病风险评估及慢病相关的心理行为评估。

一、慢病行为评估的概念和技术方法

行为评估一般是指应用行为学理论和多种行为测量方法所获得的信息,对个体行为特征与习惯进行全面、系统、客观的描述、评价、鉴定及诊断的过程。疾病相

关行为的测量与评估大多是利用“行为常模”来确定被评估者目前与健康状况相关的行为特征及发展趋势，了解是否存在发生某种慢病的行为危险因素及其危险程度。疾病风险预测和相关行为因素评估的结果可以对慢病防治起到一定的预警作用，为选择行为干预策略、制定干预计划提供必要的依据。

慢病的行为评估通常采用调查法、访谈法、自我报告法、观察法、量表评估法、档案收集法、仪器测量法或综合评估法。

1. 调查法 调查法包括历史调查和现状调查两个方面。历史调查主要包括对档案、病案、文献资料及知情人等的调查。现状调查主要围绕与现患疾病及其风险有关的内容进行。

2. 访谈法 又称晤谈法，主要是指访谈者和受谈者之间通过有目的语言交谈沟通，以获取受谈者健康和疾病状况有关信息的方法。

3. 自我报告法 又称为自述法，即被评估者通过口述、书面形式报告既往健康状况、生活习惯、行为方式和健康状况发展情况、社会功能情况等。

4. 观察法 是指通过对被评估者行为表现直接或间接（通过摄影录像设备）的观察及观测而进行心理行为评估的一种方法。

4. 量表评估法 指应用已标准化的测验工具（如评定量表），通过一定的方法描绘、质化和量化被测验者的心理行为现象或行为品质的方法，是行为评估中最常用的方法。

5. 档案收集法 对某些特定个体（如糖尿病患者等）既往医疗、工作及生活行为方式进行收集、整理和分析，以便发现与疾病、健康有关联的行为学资料，如生活日记、患者档案、门诊病历、工作日志、司法记录等均属于获取资料的范围。

6. 仪器测量法 健康相关行为评估不断吸取认知神经科学、行为医学、心理测量学、社会性的最新研究新技术，采用特殊仪器对内隐行为、外显行为以及反映健康状况的各种生理指标进行测量，以评估状态或目标行为特征。

7. 综合评估法 任何一种健康评估方法都难以实现对个体健康状况全面、准确的评估。在实际评估工作中，必须综合应用多种方法，力求更全面获取被评估者的健康行为信息，才能得出更可靠的结论。

二、健康状况评估

健康状况评估是指对接受慢病行为干预和健康管理对象的身、心、及社会适应等方面的结构状态及功能状态的综合判断，是对被研究对象综合性健康情况的收集、量化、分析及与正常标准进行比较的全过程。个体健康状况的评估主要通过问卷调查、健康体检、疾病筛查的途径进行。

（一）问卷调查评估

健康状况的评估多采用问卷调查的形式。例如，SF-36 健康状况问卷（Short Form 36 Health Survey Questionnaire）、康奈尔医学指数（Cornell Medical Index,

CMI)、诺丁汉健康量表(Nottingham Health Profile,NHP)、一般健康问卷(General Health Questionnaire,GHQ)等是目前应用较广泛的健康状况评价问卷。

康奈尔医学指数又称康奈尔健康问卷,是美国康奈尔大学 Wolff H. G. ,Brodman R. 等于 1949 年编制的自填式问卷,美国曾用于士兵体检及躯体疾病和精神障碍筛查。我国李振涛教授(天津医学院精神医学教研室)在与鹿儿岛大学合作研究期间,将其译成中文版,并在天津地区标准化后形成试用版。李淑然在中国心理卫生杂志出版的《心理卫生评定量表手册》中介绍了该量表的中译版本。此后 CMI 在国内开始广泛应用。

(二) 健康体检或疾病的筛查体检

体检是非常重要的慢病行为干预的基本程序及方法,常用的选项形式有如下几种:

1. 常规必查的基础体检项目　如血尿便常规、心率、血压、空腹和餐后血糖、血脂、肝肾功能、尿酸等生理生化检查项目,十二导联静息心电图、腹部超声和胸部 X 线检查等。

2. 慢病专项检测项目　如心血管病专项检测通常有颈动脉超声、心脏超声、24 小时动态心电和血压、血管舒张功能(FMD)、超敏 C 反应蛋白(CRP)、同型半胱氨酸、心脏 CTA 等,糖尿病及其并发症检测项目通常有糖耐量试验、胰岛素及 C 肽释放试验、糖化血红蛋白、尿微量蛋白、眼底检查、足部检查、踝肱指数(ABI)、神经电生理检测等。

3. 慢病高危因素筛查项目　如胃肠道癌前病变的内窥镜和肿瘤标志物检测,宫颈癌妇检筛查、阴道镜、腹部 B 超及 TCT 检测,有家族肿瘤病史个体的影像学、内窥镜检测和肿瘤标志物及易患基因检测等。

4. 身体健康功能检测项目　如体适能检测,功能医学检测,心功能检测,呼吸功能检测,内分泌代谢功能检测,生殖功能检测,神经功能检测,骨关节和肌腱功能检测,免疫功能检测,造血和凝血功能检测等。

5. 综合性健康体检　属于较全面的疾病筛查与健康风险评估体检,即包括常规项目、疾病专科检测项目,还包括疾病高风险因素和疾病前期的生理生化及影像学检查,甚至还要做基因、功能医学及亚健康项目的测定。

6. 其他特殊人群的体检　如老人、儿童、孕妇、特殊职业人群的一般性和专项检查等。

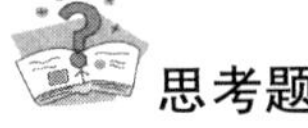

思考题

你的父母做过这些体检项目吗?你是如何看待体检的作用的?

三、慢病相关的生活行为方式评估

生活行为方式是人类一切生存、生活方式、方法的概括,包括饮食嗜好、营养结构、运动锻炼、睡眠状态、起居习惯、工作性质、文化娱乐、休闲活动、社会交往等诸多方面。

与慢病相关的生活行为危险因素中最重要的有肥胖或超重及相关行为、吸烟、不良饮食习惯(如饮食不节、暴饮暴食、进食速度过快、饮食过烫、不吃早餐、习惯夜宵、经常吃快餐或外出就餐,常吃加工食品等)和不合理的膳食结构(如高盐、高脂、高热量、高血糖生成指数饮食多、粗杂粮少、水果蔬菜少、膳食纤维素不足、嗜甜食、嗜油炸食品等)、缺乏体力活动或久坐不动、酗酒或过度饮酒、药物依赖、心理压力过大、情绪烦躁、郁闷、长期熬夜、睡眠不足、致病性的行为特征(如A型、C型行为特征)、不讲卫生、有病拖延不看、不遵医嘱以及缺乏科学防护的职业行为等。生活行为方式的筛查与评估主要通过量表、病案和一对一访谈法进行。

专栏 11-2　常见的生活行为危险因素简易筛查表

评估内容	结果(打√)	结果分析
1. 吸烟		
2. 膳食总热量过高		
3. 膳食结构不合理(如高脂、高糖、低膳食纤维素)		
4. 过量饮酒(每次超过25 g酒精量)		
5. 运动消耗不足,久坐不动		
6. 体重偏肥胖(有致胖行为)		
7. 时有情绪烦恼、压抑		
8. 精神压力过大,应对方式消极		
9. 个人卫生差		
10. 对某些药物有依赖或网络成瘾		
11. 居室不常通风,餐具从不消毒		
12. 睡眠不足,熬夜		
13. 有病总是拖延,不及时就诊		
14. 不遵医嘱		
15. 食盐过量		
16. 家庭或婚姻生活不和谐		
17. 工作环境的人际关系不适应		
18. 职业行为缺乏保护意识		

专栏 11-3 生活方式自评量表(Fitness and Wellness for Life,FWL)

以下的评定量表可以使你了解自己的生活方式。这个量表分六部分,每个题目共三个选择。请您在符合个人的情况的数字上画圈,并在每一部分最后的横线上填上你分数。

维度	条目	一直	有时	从未
(一)吸烟	1. 我避免吸烟	2	1	0
	2. 我偶尔吸烟,且仅吸低焦油和低尼古丁的香烟	2	1	0
	你的吸烟分数＿＿＿＿＿＿			
(二)饮酒和药物使用	1. 我避免喝酒	4	1	0
	2. 我一天喝酒不超过一次	2	1	0
	3. 当服某些药(如安眠药、止痛药、感冒药等)时,我不喝酒	2	1	0
	4. 当我服药时,我遵循医嘱	2	1	0
	你的酒精和药物的分数＿＿＿＿＿＿			
(三)饮食习惯	1. 我每日吃各种食物	4	1	0
	2. 我少吃高脂肪的食物	2	1	0
	3. 我少吃盐含量高的食物	2	1	0
	4. 我避免吃太多的甜食	2	1	0
	你的饮食习惯分＿＿＿＿＿＿			
(四)体育锻炼习惯和体能	1. 我保持理想的体重,避免过重或过轻	3	1	0
	2. 我一周至少进行三次有氧练习(如跑步、游泳、散步等),每次15～30分钟	3	1	0
	3. 我一周至少进行三次以增强力量为主的运动(如健美操、各种力量练习等),每次15～30分钟	2	1	0
	4. 我常利用业余时间参与个人的、家庭的或集体的活动(如打保龄球、参加球类运动等)	2	1	0
	你的锻炼和体能分数＿＿＿＿＿＿			

续表

维度	条目	一直	有时	从未
（五）应激控制能力	1. 我喜欢学习或其他工作	2	1	0
	2. 我发现自己容易放松和自在地表达情感	2	1	0
	3. 我常对可能有压力的事件和情景早做准备	2	1	0
	4. 我有亲密的朋友、亲戚，能与他们讨论隐私，并在需要时请求他们帮助	2	1	0
	5. 我经常参与集体活动	2	1	0
	你的应激控制分数 ________			
（六）安全习惯	1. 我睡觉前会检查门是否关好	2	1	0
	2. 我骑自行车或开车时不追求速度	2	1	0
	3. 我不乱穿马路	2	1	0
	4. 当使用有害物质或产品（如电线板开关、灭蚊子的药水等）时，我会很小心	2	1	0
	5. 我从不在床上吸烟	2	1	0
	你的安全分数________			
分数解释	总分：合计总分为 54 分，得 33 分以上者，表明已有较好的生活习惯，低于 33 分者表明存在不良生活习惯，且没意识到不良生活习惯对健康的危害。 维度分（单项分） 9～10 分说明你意识到某一方面对你健康的重要性，并已注意保持良好的生活习惯。 6～8 分说明你在某一方面有良好的生活习惯，但仍有一些需要改进的地方。 3～5 分说明你存在健康方面的问题，需要咨询医生如何减少健康方面存在的潜在危险。需要注意的是，对吸烟这一部分而言，3～4 分说明你保持着良好的生活习惯。 0～2 分说明你存在着健康方面的潜在危险，但你可能并没有意识到危险的存在。对吸烟这部分来说，0～1 分意味着你有健康方面的潜在危险。			

生活方式自评量表由 Prentice 于 1999 年编制。量表从吸烟、饮酒、药物使用、饮食习惯、体育锻炼习惯、应激控制能力和安全习惯 6 个维度（一级指标）、24 个条目（二级指标）评价生活方式，得分高者生活方式相对健康。

四、慢病风险评估

慢病风险评估技术是一种常用的行为干预测量工具，其方法源于流行病学的研究成果，以前瞻性队列研究和流行病研究成果的综合分析、循证医学证据、统计学方法、数学模型为最主要的技术依据，涉及危险因素的剂量-反应关系评估、暴露评估、拟合分析、分层分析方法、风险评定等基本概念、数理公式及方法。主要是根据概率的预测，将各类健康相关数据转变为健康预警信息，描述和评估具有一定健康特征的个体在一定时间内发生某种疾病的可能性及其健康现状与转归方向，而不在于做出明确的临床诊断。目前，主要应用的慢病风险评估方法包括以下五种：

1. 定性评估　是根据健康的变化趋势和疾病不同发展阶段的规律及其相应的表现将健康风险分为4～8个等级，如低危、中危、高危和很(极)高危四个层次；也可分为无风险、低危、中危、高危、极高危、亚临床、患病状态及器官衰竭状态等八种等级。

2. 单因素定量评估　是指以单因素相对危险性来表示其强度，各相关因素的加权分数即为患病的危险性。由于这种方法简单实用，不需要大量的数据分析，是健康管理发展早期的主要健康风险评估方法。

3. 多因素定量评估　是建立在多因素数理分析基础上，即采用统计学概率理论的方法来得出患病危险性与危险因素之间的关系模型，能同时包括多种健康危险因素。所采用的数理方法，除常见的多元回归外，还有基于模糊数学的神经网络方法及 Monte Carlo 模型等。这类方法的典型代表是 Framingham 冠心病模型、《成人高胆固醇血症查出、评估和治疗专家委员会》的第三个报告(adult treatment panel Ⅲ，ATP Ⅲ)评估、癌症-哈佛癌症风险系数(Cancer Causes Control 2000)等。

4. 基于专家经验的风险评估　主要借助于专家的经验和学识进行疾病风险评估，属于定性分析方法，不需要通过繁琐程序和步骤，但有时需要多学科专家开展互补性评估。

5. 基于计算机模型的评估　是根据计算机建立的数据模型进行的分析评估，目前国外已建立了较成熟的计算机健康风险评估系统(HRA)，通过数理统计方法对个体的综合健康、健康年龄、心理压力及危险性疾病分析做出量化评估，以测算和评估某一个体未来发生某种疾病的概率大小。例如，Framingham 心脏研究建立的冠心病风险预测模型，评估技术包括生存分析法、寿命表分析法、Meta 分析、合成分析法(synthesis analysis)等，可用于预测不同危险水平的个体在一定时间内(如十年)发生冠心病危险的概率。

慢病风险评估方法与程序主要包括四个基本模块：问卷、体检、危险度计算、评估报告等。以 WHO 推荐的芬兰糖尿病风险评分系统(Finland Diabetes Risk score)为例,评价人群中发生糖尿病的早期风险,资料来源多为队列研究资料或是横断面资料(见图 11-1)。根据统计学原理,将相关危险因素,如年龄、体重指数、腰围、家族史、高血压、血脂异常、静坐生活方式、吸烟等纳入多因素 COX 比例风险模型或其他回归模型进行分析,按每个危险因素回归系数构成比大小进行权重,将各危险因素的 OR 值转化成相应的风险分值,计算出总的风险分值。风险评估主要应用 ROC 分析原理,即受试者工作特征(receiver operating characteristic,ROC)曲线分析及 ROC 曲线下面积(area under the curve,AUC)等。对筛检方法真实性进行评价主要使用灵敏度、特异度和约登指数三个指标:① 灵敏度(sensitivity),又称敏感度,是指筛检方法能将实际有病的人正确判定为患者的比例。② 特异度(specificity),是指筛检方法能将实际无病的人正确地判定为非患者的比例。③ 约登指数(Youden index),是评价筛查试验真实性的方法,假设其假阴性(漏诊率)和假阳性(误诊率)的危害性同等意义时,即可应用约登指数。约登指数是灵敏度与特异度之和减去 1,表示筛检方法发现真正的患者与非患者的总能力,指数越大说明筛查实验的效果越好,真实性越高。

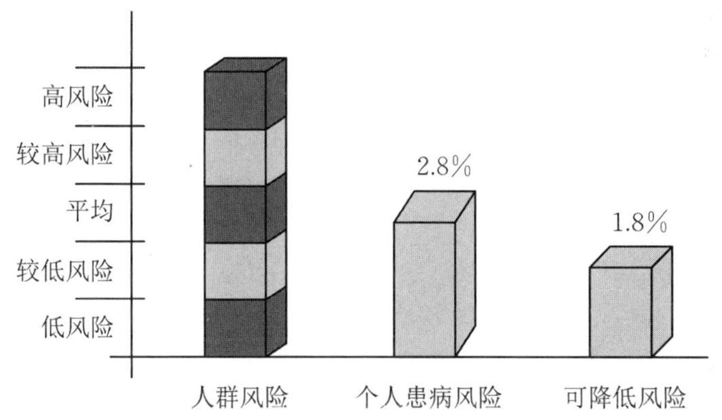

图 11-1　糖尿病风险评估的示意图

慢病风险评估是慢病行为干预过程中的重要环节,与个体化健康管理措施的选择有着密切的联系。在某种程度上说,慢病风险评估起着对干预对象进行筛查与分类的作用,可以根据慢病风险评估结果,对处于不同疾病风险类型和等级的个人或群体实施不同的健康管理策略(见图 11-2)。风险评估的意义还在于可以识别那些由健康状态向亚健康状态转化的高危人群,对他们的不良生活习惯和行为方式进行科学指导和干预,维护和促进他们的健康状态,提高生活质量及工作效率。例如,针对该人群中的个体提供维持和改善健康的方法,帮助其制定疾病危险行为干预方案及措施,降低患病的危险性,改善其生活质量,以实现有效的全人群疾病行为干预预防和健康管理。

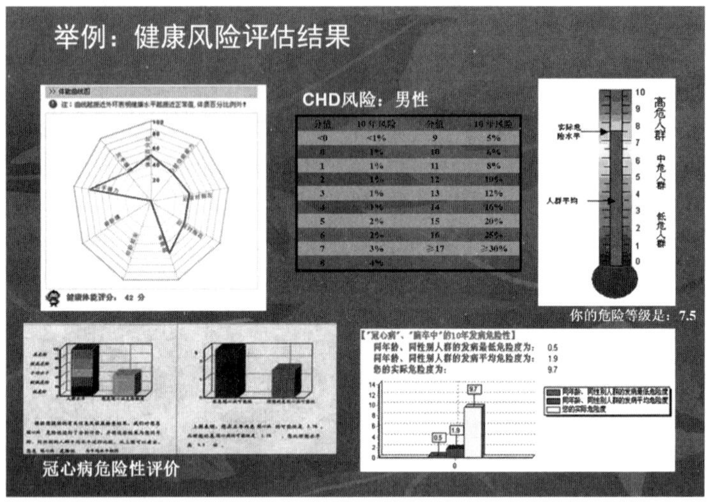

图 11-2 患病风险评估报告

五、慢病相关心理行为评估

慢病相关心理行为评估与临床心理评估类同，主要用于调查、分析和评价对慢病发生发展有影响的心理行为因素，也用于心理疾病、心身疾病、躯体疾病心理反应的诊断、治疗和预防等。常用的心理行为测试和评定量表有症状自评定量表(symptom checklist-90，SCL-90)、明尼苏达多相人格问卷(minnesota multiphasic personality inventory，MMPI)、比奈量表(Binet Simon scale，S-B)、韦克斯勒量表(Wechsler scale，WS)、WHO情绪状态问卷(profile of mood states，POMS)、抑郁自评量表(self-rating depression scale，SDS)、焦虑自评量表(Self rating anxiety scale，SAS)等。

专栏 11-4 患病行为模式测评问卷

患病行为问卷(Illness Behavior Questionnaire，IBQ)

IBQ是评估异常患病行为重要工具。由Pilowsky于20世纪70年代广泛收集异常患病行为方面的描述，参考《Whiteley疑病指数》(Whiteley Index of Hypochondriasis)编制了该问卷。IBQ包括62个条目，所有条目均为两级评定，分数越高表示异常患病行为越严重。IBQ分为七个因子：① GH，一般疑病；② DC，疾病信念；③ P/S，心理取向；④ AI，情感压抑；⑤ AD，情绪紊乱；⑥ D，否认心因；⑦ I，易激惹性。二阶因素分析可得到两个次级因子AS情绪状态、DA疾病确信以及疑病指数WI，合计共有10个变量因子。对患病行为问题的评估具有普遍意义。国内学者杨业兵针对IBQ的研究发现分析得三个维度：第一个维度为负性情绪；第二个维度为行为反应；第三个维度为患病角色。

IBQ是评估异常患病行为重要工具,反映情绪的四个因子(一般疑病、情绪紊乱、易激惹性和情绪状态)与一般健康问卷、医院内焦虑抑郁量表、汉密尔顿焦虑量表、汉密顿抑郁量表评定的结果都有中等强度的相关,信度和效度均达到测量学要求。

第三节　慢病的行为干预方法

如何应对慢病防控所面临的问题和挑战?长期以来这是卫生学和社会学专家们专心探索的课题。慢病一旦罹患在身,基本上就是终身性疾病,如无有效治疗,则轻者致残,重者死亡,家庭和社会经济负担沉重。随着临床治疗技术不断发展创新,一些先进的技术手段拯救了大批患者的生命,成为现代医学的亮点,但是这种疾病终末期的救治与干预是一种高成本有创技术的治疗干预模式,不能从根本上控制慢性疾病的发生与发展。我国目前至少有2亿6 000万的慢性病患者,而且这个数字还在以每年1 000万的速度在增加。如果只是选择"下游保健-医疗救治"形式,医院建立的再多,患者还将是"救不胜救",医生们仅看已患病的患者都看不完。而国内外大量的研究观察发现,慢病行为干预能够有效地预防控制疾病,它可以明显地降低患病率和病死率,极大地保护暴露于不良环境中的高危人群。

一、慢病行为干预机制和方法

行为干预的核心是改变人的行为,其主要机制在于个体的行为可以通过操纵环境刺激或行为后果而加以改变。其中操纵环境刺激的意义在于为特定行为的产生提供机会,而操纵行为后果则旨在改变某种行为在未来的发生概率。人类行为具有可塑性、可控性和适应性,尤其是行为的自我调适、顺应和自我控制特性意味着健康相关行为的可改变性,而健康相关行为的改变就意味着危险因素的消除和健康状态的恢复。

按照行为主义的观点,行为干预基于三个假设和四大理论基石以及健康相关行为改变模式。

三个假设是:① 不良行为是后天习得的;② 根据社会学习理论,多数行为是可以传授、模仿、改变和重塑的;③ 认知、信念可以引导行为的改变。行为主义认为,只要掌握了有关行为改变的原因和规律,就可以改变人的行为,进而实现对不健康行为的控制,促进人的整体健康。

四大理论基石则是指行为主义心理学理论中的经典性条件反射理论、操作性条件反射理论、认知行为改变理论和社会学习理论。这些理论从不同的角度系统地阐述了人类行为形成与发展的规律,并研究了如何利用这些规律作为行为的预测、影响、控制、塑造和改变的基本原理或策略。

与疾病相关的不良行为和生活方式大多数是后天习得的，尽管这些行为习惯根深蒂固，但借助于现代行为科学理论，参照健康相关行为改变模式，通过模仿性操作、正强化、负强化、反馈促进、塑造、渐隐等行为改变技术，指导患者转变不健康的生活行为方式，可以从“源头”上控制慢性病。瑞典和芬兰前瞻性研究结果表明，教育干预和改变危险个体的生活行为方式，可以使糖尿病的患病风险降低50%和58%。这些结果不仅证明了生活方式干预在全世界范围内的有效性和可行性，而且显示中等强度的干预既有一定的效果又能被广大人群接受并长期坚持。

行为干预包括个体行为矫正和群体行为干预。个体行为矫正通常是通过健康宣传、咨询指导、劝说引导、同伴和家庭施加影响、医务人员及健康管理工作者设定具体指导方案等措施来帮助改变个体改变行为，如帮助肺癌高危人群戒烟、肥胖者减重、酗酒者戒酒、糖尿病患者控制膳食热量、高血压患者限盐等。群体行为干预大多是通过出台政策规范、改变环境、开展咨询指导、健康教育和集体辅导等方法帮助某种慢病高危人群改变行为方式，如矫正过咸过油和过高热量的饮食习惯、提高体力活动参与率、缓解职业压力、改进卫生习惯等。还有一些更为广泛的社会性健康促进活动，如利用大众传媒传播健康信息，举办群众参与性健康传播活动，出台鼓励或限制某种行为的政策或行为规范，开展疾病防治培训和健康讲座，倡导医生对患者一对一的健康行为指导等，都具有慢病相关行为干预的意义。

专栏 11-5　戒烟的行为干预方法

以戒烟为例，对吸烟行为干预过程可参照健康信念模式的观点，从认知和信念的改变开始，不断强化戒烟动机与行为，最后达到较持久的戒烟效果。其干预程序又可称为“5R”法：① 指出相关性(relevance)。鼓励戒烟者指出自己戒烟的相关理由或原因，与自己情况(如疾病、健康危害、家庭、社会关系)越密切越好。② 强调危险性(risks)。鼓励吸烟者自己说出吸烟的不良后果。医务人员应强调与患者最相关的危害部分，并指出彻底戒烟是避免这些不良后果的唯一途径。③ 认识回报(rewards)。鼓励吸烟者说出戒烟可获得的潜在益处，并强调与患者最相关的回报。④ 认清障碍(roadblocks)。鼓励吸烟者说出阻碍其戒烟的理由，并告之能解决这些障碍的办法和措施。⑤ 反复动员(repetition)。动机干预应在无戒烟意愿的吸烟者每次看病时都反复进行。对过去尝试戒烟失败者应告之许多戒烟成功者都是经历反复尝试多次之后才获得成功。

二、患病人群的行为干预方法

慢病行为干预主要包括慢病早期筛查、疾病风险预测、并发症预警、健康教育干预、生活方式干预管理、随访与健康指导、多元化的医学干预和疾病行为干预等活动，以及对慢患者群的综合性医学照顾与管理效果评估等，其方法和技术路线主要包括以下几个方面。

（一）目标人群的筛查

主要通过健康危险因素调查、常规健康体检筛查、门诊就诊记录或住院病历、以往的健康档案中查找以及专项流行病调查等途径。

（二）疾患者群分类、分层

一是按照病种分类；二是根据患病个体的病情轻重和并发症的危险程度及其健康信念与认知差异，对患病人群进行分层，以便确定随访的频率、干预方式和强度。例如，高血压患病人群可根据危险分层分级评价结果分为：低危，高血压1级，无其他危险因素；中危，高血压2级，或高血压1级伴1～2个危险因素；高危，高血压3级，或高血压1～2级伴多于3个危险因素，或伴靶器官损害的任何一项，或伴临床疾患任何一项。分类分层干预的优越性是措施更精准，效果更明显。

（四）制定管理目标和干预计划

目的是运用循证医学和流行病学理论方法，通过全面有效的行为干预，控制疾病的发展和减少并发症的发生。干预计划应针对每个患者的实际情况并在其共同参与下设立不同阶段的具体目标和最终目标。目标设定应当有具体的可评价指标（例如，高血压、糖尿病、肿瘤等患者规范管理率达60%，病情好转率达80%），计划的程序和内容要具有可行性，并且可操作。内容一般包括疾病的监测与评估、健康教育干预、行为方式干预、饮食指导、运动处方、心理调适、中医“治未病”措施和养生保健服务等。

（五）系统化的疾病干预方案

一般包括：

1. 健康教育、健康指导和认知行为干预方案。
2. 医学营养干预方案。
3. 运动医学干预方案。
4. 体重、腰围管理方案。
5. 睡眠和休闲娱乐管理方案。
6. 心理调适和压力管理方案。
7. 戒烟限酒干预管理方案。
8. 中医体质干预和“未病”干预及中医养生方案。
9. 复诊随访和督导方案。
10. 自我管理教育干预方案。
11. 移动健康监测与疾病跟踪方案。
12. 规范化的药物干预和就医指导方案。

其中，有关生活方式的干预管理，特别是饮食、运动、心理、睡眠和保健方式干预是行为干预的关键环节，是落实慢病管理并有效控制慢病的重要举措。

（六）实施管理计划并定期随访

对疾病患者的行为干预和随访督导内容包括健康教育干预、认知行为干预、临床用药指导、生活方式指导、健康行为方式重建等，尤其是摄入能量的控制、膳食平衡、适量运动、戒烟限酒和精神压力放松等方面应当做出精细化的健康指导。

（七）干预效果评价

对于疾病健康干预的成功与否的评价十分重要，评价干预效果主要测量临床病理生理指标的变化、行为改变结果和服务成本及质量结果等方面。

三、高危人群与高危因素的干预方法

高危人群一般指具有慢病高危风险或明显诱因的人群，通常具有以下特征：① 血压水平为 130～139/85～89mmHg；② 空腹血糖为 6.1≤FBG＜7.0 mmol/L，餐后 2 小时血糖≥7.8 mmol/L 2hPG＜11.1 mmol/L；③ 血清总胆固醇水平为 5.2≤TC＜6.2 mmol/L；④ 体重指数 BMI≥24 kg/m^2 和/或男性腰围≥90 cm，女性腰围≥85 cm；⑤ 长期吸烟；⑥ 缺乏体力活动；⑦ 长期过量饮酒（每日饮白酒≥100 ml，且每周饮酒达 4 次及以上）；⑧ 膳食结构不合理（能量摄入过多，盐摄入过多，饮食中脂肪比重偏高，膳食纤维素缺乏等）；⑨ 精神压力过大，应对方式消极等。慢性病高危人群的行为特征还可能具有情绪烦恼和压抑、社会适应和人际关系不良、熬夜、睡眠不足、致病性的行为模式、成瘾行为、缺乏科学防护的职业行为、不讲究卫生，以及错误的健康信念和认知行为障碍等表现。

与慢病的发生与发展密切相关的高危因素，如肥胖或超重、血脂异常、高血压、高血糖、缺乏体力活动、吸烟、酗酒、精神压力过大、盐摄入过多、不合理的膳食结构、持久的心理冲突和压抑、长期熬夜、失眠和过劳等。它们是多种慢病，如心脑血管病、糖尿病、高血压的互为因果的最重要的高危因素，是疾病风险干预管理的核心内容之一。WHO 于 2003 年发布的《社区慢性病预防与控制效果研究方案》中明确指出："慢病的综合防治首先应关注那些常见慢病的共同危险因素，而不是单病种的预防与控制工作。"

高危人群和高危因素的干预方法主要包括以下四个方面：

1. 个体的疾病危险因素筛查与评估。

2. 安排健康教育干预计划。

3. 根据管理对象的疾病风险及其所存在的高危因素，推动生活方式干预计划，坚持戒烟限酒，实施饮食运动干预，制定个体心理调适方案，缓解精神压力，按最佳人体生物钟时刻计划睡眠时间，保证睡眠质量。

4. 开展随访监测，定期体检，对危险因素进行动态监测与评估，重点对超重肥胖、高脂血症、高血压、高血糖、糖耐量等指标进行动态观察，以尽早发现靶器官损害，早期干预防治。例如，对具有一项慢性病危险因素特征者要就定期进行相关指标监测，正常高值血压者半年测血压一次，中心性肥胖者每季度测量体重及腰围一次，空腹血糖异常者及总胆固醇水平异常者每半年监测血糖及总胆固醇水平一次，吸烟者每半年询问一次吸烟情况，并填写动态监测表。对具有两项及以上慢性病危险因素特征者每半年随访一次，进行基本体格检查（包括体重、血压、血糖、腰围等），每次随访要提供膳食和身体活动等生活行为方式的指导，开具健康教育处方，实施高危因素的干预，以达到有效地预防和干预疾病发生、发展的目的。

四、生活行为方式的干预方法

生活行为方式的干预主要通过行为干预和健康促进技术，如健康理念改变和行为纠正，以及制定相关的行为规范或干预方案来督促人们远离不良行为，减少危险因素对健康的损害，预防疾病的发生发展，改善个体的健康状态。与危害健康的严重性相对应，体重、膳食、体力活动、吸烟、饮酒、精神压力、睡眠、生活起居、娱乐休闲等是目前对国人进行生活行为方式干预管理的重点。

（一）饮食营养干预方法

营养干预是一个全新的医学概念，主要是指从医学和营养学基本原理出发，对个体不健康的饮食营养行为进行教育和督导干预，制定饮食营养干预计划和方案，帮助其通过热量需求的科学化计算、营养平衡和饮食结构调整来达到控制体重、防治疾病及增进健康的目的。其主要内容包括：

1. 对个体的或家庭的饮食习惯和营养状况进行评估。

2. 制定相应的营养干预计划。

3. 提供医学营养干预方案或处方，基本原则一是根据理想体重（可简化为身高－105）、实际体重和劳动强度计算每日所需的总热量（一般为 25～35 Kcal/kg 体重，超重或肥胖者适当减少，消瘦或劳动强度较大者适当增加）。二是平衡各类营养素，如碳水化合物占总热量的 45%～60%，脂肪不超过 30%，蛋白质占 15%～25%；限制饱和脂肪酸、反式脂肪酸和胆固醇的摄入，增加 n-3 或称 ω-3 脂肪酸的比例（鱼类食物中较多）；增加膳食纤维素（35 g/d 以上），限制酒精（不超过 25 g）等。

4. 实施营养干预和摄食行为的长期监测督导和健康教育干预管理。

（二）运动干预方法

运动干预方法是以运动医学的基本理论为指导，以合理的个体化运动方案为依据，针对目标人群或个体的运动行为问题，进行指导和干预的行动及过程。

1. 进行行动测试及评价　对相关群体或个体进行运动行为评价和相关知识培训及运动耐受性测试。

2. 选择合适的运动强度　① 靶心率（适宜心率）法：简单易行，是指有效运动时的心率，一般以运动试验中最高心率的 70%～80%作为靶心率，也可以用年龄推算。运动中所达到的最高估计心率＝220－年龄，以 R 表示。② 代谢当量（metablic equivalent，MET）推算法：是一种表示相对能量代谢水平和运动强度的重要指标。1 MET＝耗氧量 3.5 ml/（kg · min）。安静时每千克体重一分钟耗能约 17 Kcal 或耗氧 3.5 ml，其活动强度称为 1 MET，即 0.016 7 Kcal/kg/min。人体活动时耗能增加，增加几倍就是增加几个 MET，强度不同的活动，其 MET 数值也不同。

例 1：体重 60 kg，运动强度 3 MET，运动 20 分钟；能量消耗为：3 MET×0.016 7×20×60=60 Kcal；

例 2：体重 50 kg，能量监测仪上显示运动量 100 Kcal，运动时间 30 分钟，此段时间的运动强度为：100 Kcal÷30 min÷50 kg÷0.016 7=4 MET。

研究证实，年龄在 50 岁以上，有慢性病史的中老年人，也可用 170 或 180 减去年龄后所得的余数简易估算运动治疗中的靶心率，即有效运动后脉率(次/分)=170−年龄。

3. 推荐运动方案　一般慢病患者全身有氧耐力运动应当维持中等强度(3～6 MET，能量代谢当量)，≥30 min/d，3～7 d/w，总计≥150 min/w，建议维持在 180～300 min/w。抗阻力运动又称力量性运动或抵抗性训练，可增强肌力和肌耐力，恢复肢体活动功能，消除局部脂肪积聚，对于骨关节、肌肉、神经病变及肥胖的患者具有独到的治疗意义。抗阻力运动一次为最大阻力的 50%～60%，重复 10～15 次×3 组/项，2～3 项/d，2～3 d/w；伸展运动和柔韧运动，要坚持≥15 min/d，3～7 d/w。建议运动累计消耗总能量 150～300 Kcal/d；≥750 Kcal/w，保持在 900～1 500 Kcal/w，运动频率应保证≥3 d/w。

4. 个体化选择运动方式　选择个人喜欢并能坚持的运动方式，是确保运动持续进行的重要因素。在通常情况下，步行是最安全的运动方式，快走对于大多数慢性病患者来说是中等强度的活动，可作为首选运动方式。对于身体活动水平中等者，可以选择慢跑、划船、有氧操、乒乓球或羽毛球等。进行乒乓球或羽毛球运动时，应提醒患者注意移动脚步，而不要固定站在一个位置上，而且单打和双打的运动量也有差异。游泳、网球作为运动量较大的运动方式，适合于部分身体活动水平高和体能好者。

5. 注意运动安全　运动有一定风险，对一些病情较重的患者或具有特殊疾病状态者，应在医生的严格指导和监控下进行。而且，所有患者均应在制定运动干预计划之前进行必要的医学检查和运动耐受性评估。

五、健康教育干预方法

健康教育是有计划、有组织、有系统、有评价的社会教育活动，旨在通过改变人的认知而达到改变行为的健康干预方式。其干预机制源于认知行为理论，它认为行为的发生并不单纯取决于环境刺激或行为后果，还受其自身认识评价系统，即元认知系统的影响。如果对认知缺陷加以改变与矫正，帮助其建立正确的认知方法和正确的信念及教会有效的行为训练程式，那么不良生活行为方式、情绪与非适应行为也会得到改善。因此，健康教育干预的实质就是改变人的行为，教育干预效果主要是要看其是否使人们的行为切实发生了改变。目前，在国外健康教育与健康相关行为研究中运用较多也比较成熟的行为理论包括认知理论、健康信念模式、合理行动理论、格林模式与计划行为理论等。

健康教育干预的主要方式包括以下几种：

1. 语言教育 如演讲、报告、座谈、咨询、面对面指导等普及卫生保健知识。

2. 文字教育 如报刊、杂志、书籍、传单、宣教专栏等。

3. 形象化教育 如图画、标本、实物、模型、照片等。

4. 电子媒介教育 如电影、电视、广播、录像、投影、手机微信等。

5. 榜样示范教育 如健康行为模式、居民健康行为规范、健康家庭、长寿老人等健康榜样的宣传、示范和普及。

6. 综合性教育 如展览、文艺演出、卫生宣传日活动等。

专栏 11-6 遵医行为干预方法

遵医行为是指患者对医生治疗方案的配合性和依从性，即患者对医嘱的理解与执行程度。患者遵医程度的高低直接影响着治疗效果的好坏，良好的遵医行为是疾病得以控制和康复的保证。另外，医疗行为方面的缺陷对患者遵医行为也有较大影响，如医生和患者交流沟通不畅，教育干预不到位，医嘱交代不清楚，对患者执行医嘱的情况缺乏随访，没有连续性督导等。因此，医护人员应当常规性地采取积极的干预措施，防止出现或改变已经出现的不良遵医行为。

1. 分析评价个体的遵医行为及其影响因素，指导个体化的干预计划。

2. 以行为主义理论和健康相关行为改变模式为指导，加强医患沟通的教育及管理，开展各种形式的遵医行为指导，让患者更好地了解疾病相关知识，了解不遵医行为的后果，引导其转变遵医信念和遵医态度，逐渐提高其遵医程度和对治疗的依从性。

3. 鼓励患者记录相关的用药信息和对治疗方案的自我评价。

4. 实施无威胁性的随访支持和监测，建立长期的用药行为指导机制。

5. 定期评价干预效果，调整必要的措施。

第四节 常见慢病的行为干预方案

一、高血压的行为干预方案

高血压是一种心血管系统常见病多发病，在各种心血管病中患病率、死亡率最高，可导致心、脑、肾、眼等器官的严重损害，被称为人类健康的第一杀手。目前虽然尚未发现根治高血压的方法，但通过药物干预，辅以行为干预，如改变生活方式、减轻体重、戒烟、低盐饮食以及加强体育锻炼等，可以有效控制病情。

（一）高血压风险评估方案

高血压风险分级分层评估表如表 11-1 所示。

表 11-1 高血压风险分级分层评估表

高血压危险因素	高血压的分级	高血压的分层	评估结果
1. 父母患有高血压者 2. 男性≥45 岁，女性≥55 岁 3. 超重、肥胖 4. 长期吸烟、饮酒 5. 高钠盐饮食 6. 缺少体力劳动或体育锻炼 7. 长期精神紧张、工作压力大 8. 高脂饮食	1 级：收缩压：140～150 mmHg 舒张压：90～99 mmHg 2 级：收缩压：160～179 mmHg 舒张压：100～109 mmHg 3 级：收缩压≥180 mmHg 舒张压≥110 mmHg	低危层： 高血压 1 级，无其他危险因素等 中危层： 高血压 2 级或 1～2 级同时有 1～2 个危险 高危层： 高血压 1～2 级同时有三种或更多危险因素；或兼患糖尿病；或靶器官损伤者；或高血压 3 级而无其他危险因素者。 极高危层： 高血压 3 级同时有一种以上危险因素或靶器官损伤；或高血压 1－3 级并有临床相关疾病	

（二）健康教育干预方案

教育干预的目标方案要使广大群众，尤其是高血压患者及其亲属认识到高血压是一种严重的疾病，如不进行及时有效的治疗可导致脑卒中、冠心病、肾病等后果，因此还必须坚持按医嘱服药并采取健康的生活方式。

（三）生活行为方式干预方案

1. 控制体重　体重指数应控制在 24 以下，减重的最好方法是减少热量的摄入和加强体育锻炼。

2. 限酒与戒烟　应提倡尽量不喝酒，WHO 对饮酒的建议是：酒，喝得越少越好。

3. 加强体育锻炼　高血压病最好选择耐力性的有氧运动，如快速步行、慢跑、太极拳、门球、气功、功率自行车等。

4. 合理膳食　根据我国实际情况，对改善膳食结构预防高血压提出以下建议：① 减少钠盐的摄入，每人每日食盐量应不超过 5 g；② 减少膳食脂肪的摄入；③ 补充钾和钙；④ 多吃蔬菜和水果。

（四）心理行为干预方案

重点是对紧张情绪和压力的干预。

1. 保持心理平衡　White 曾指出："没有紧张，没有烦恼，就没有高血压。"保持良好的心境对于防治高血压十分重要。主要包括：① 减少心理压力，制定一个符合自己实际能力的目标，不苛求自己；② 避免不良刺激，保持心情愉快；③ 培养业余爱好，如下棋、钓鱼、绘画、种花、听音乐等；④ 保持开朗乐观、心胸豁达、知足常乐的心态。

2. 加强心理调适　克服好胜竞争的心理，消除对他人的敌意，合理安排生活，学习和运用各种有效的放松办法，消除焦虑和失眠，转变 A 型行为特征等。

3. 生物反馈治疗　生物反馈疗法（biofeedback therapy，BT）对于降低原发性高血压患者的血压有较好效果，尤其对不伴有靶器官损害的高血压患者来说。

（五）高血压饮食营养干预管理方案

高血压饮食营养干预管理方案如表 11-2 所示。

表 11-2　高血压饮食营养干预管理方案

内　容	要　求
限盐	盐<5 g/天，尽量少吃腌制食品，如咸菜、咸肉、腊肉、腐乳、酱瓜等；吃面应尽量弃汤；建议使用限盐勺，可使用低钠高钾代用盐进行烹饪，少用含盐高的佐料，如酱类、酱油、味精等
控制总热量、减轻体重	摄入的热量必须与消耗的能量相平衡，最好把这种平衡保持在标准体重范围内。如果超重，就不仅要减少热量摄入，还应该增加体力活动，加强能量消耗。根据理想体重（22×身高^2）×（25～30）Kcal 计算总摄入量。肥胖者体重应逐渐减少 7%～10%
限制脂肪摄入	把脂肪摄入量减少到最低限度（不超过总热量的 25%），重点减少动物脂肪，饱和脂肪酸不超过总能量的 10%，胆固醇低于 300 mg/d，限制反式脂肪酸摄入。不吃油炸食品，不要吃鸡皮及动物内脏，每日不超过两个蛋黄，水生贝壳类（龙虾、小虾、牡蛎）每月最好仅吃 2～3 次；少用或不用蛋黄酱拌色拉，建议使用菜籽油、橄榄油等含不饱和脂肪酸较多的食用油；炖煮食物的汤汁及盖浇饭，避免连汤吃尽；坚果类食物适量摄入，控制在 30 g/d。对肉或鱼不要用油煎或炸；建议适当增加富含长链 n-3 脂肪酸（EPA 和 DHA，主要来源于鱼类的脂肪）和 n-3 亚麻酸，推荐比例是饱和脂肪酸∶单不饱和脂肪酸∶多不饱和脂肪酸为 3∶4∶3
保证优质蛋白摄入	优质蛋白首选鱼虾（尤其深海冷水鱼）、鸡蛋、大豆，次选奶类，再次选禽类、牛羊肉。优质蛋白摄入量可达总热量的 20%～25%，但肾功受损时限蛋白。每日可摄入畜禽肉类 50～75 g，鱼虾类 50～100 g，蛋类 25～50 g，鲜奶 300 g 或相当量的奶制品，大豆 30～50 g 或相当量的大豆制品
注意补充维生素和钙、钾、镁、锌等	含钙丰富的食物如芝麻、虾皮、小虾米、海带、奶类、豆类等。富含钾元素的食物有黄豆、青豆、黑豆、红小豆、绿豆等
增加膳食纤维摄入量	宜食膳食纤维多的食物（通常 14 g 纤维/1000 Kcal 热量或 35 g）及全谷食物（谷物摄入的一半）。推荐燕麦、玉米、糙米、魔芋、海带、紫菜、木耳、蘑菇、绿叶菜、芦笋、洋葱、萝卜等食品

续表

内　容	要　求
合理摄入碳水化合物	通常占总摄入量的50%左右，提倡吃复合性碳水化合物，优先从蔬菜、水果、全谷食物、玉米、南瓜、薯类、大豆中摄入碳水化合物，每天要保证500 g蔬菜和200 g水果的摄入。一般患者每日进食量(主要指主食)可在200～400 g，肥胖者应在150～200 g，不可低于130 g。为保持身体健康，不食或少食奶油、糖果或加糖饮料，以减少体重和心脏病及代谢性疾病的风险。平时多吃新鲜蔬菜(如洋葱、西红柿等)、水果、鱼、黑木耳、少量醋、干红葡萄酒等，可以起抗氧化作用，延缓心脑血管并发症的发生
保证足够的饮水	每日不少于1500 ml。饮咖啡、茶和含咖啡因的饮料要适当
戒烟限酒	尽量减少吸烟量，直到最终戒烟；每日酒精量女性低于15 g；男性低于25 g(15 g酒精相当于450 ml啤酒、150 ml葡萄酒或50 ml低度白酒)，每周不超过两次

(七) 高血压运动干预管理方案

高血压运动干预方案如表11-3所示。

表11-3　高血压运动干预方案

内　容	具体要求
运动的种类	以有氧代谢运动为原则。应该选择那些全身性的、有节奏的、容易放松、便于全面监视的项目，如散步、骑车、太极拳、体操、步行、健身跑、有氧舞蹈、游泳、娱乐性球类、郊游、垂钓等
运动时间	20～60 min/d，可以分几次完成。运动频率5 d/w，最好每天都运动
运动强度	一般选择中等强度有氧运动，并至少分配到3天以上时间中进行。运动后微汗，不要大汗淋漓。运动时最大心率达到180(或170)减去平时心率。高血压2级及以上或高危及以上患者应当在有资质专家的监护下进行减重锻炼，可通过运动负荷试验、心电、血压、血糖、血乳酸等变化对运动耐受力和安全性进行评价，确保高血压及心脑血管病风险得到最佳控制
循环式运动方案	适合血压控制较好或血压二级以下、中低危患者及高血压高危人群 (1) 先伸展运动(或柔韧运动)5 min热身； (2) 有氧耐力性运动10 min等； (3) 5 min间歇或循环式抗阻运动(双臂支撑、举重物、上下肢不同方向拉提弹力带、推墙、下蹲、高抬腿跨台阶、瑜伽、1 min速跑、拉力器或踩车训练及其他锻炼器材的运动； (4) 开始第二轮循环训练，伸展运动—耐力运动—抗阻运动25 min(抗阻运动逐渐增加到每日20 min)

续表

内　容	具体要求
热量消耗	每周热量消耗 500 Kcal；超重或者肥胖且血压控制较平稳的患者，运动总消耗不能低于每周 1 200 Kcal，大致相当于 170～200 min 或者 19 km 步行
最优运动时间段	上午 9：00～10：00，下午 4：00～6：00，晚饭后 30 min
运动注意事项	运动中有任何不适现象，应即停止

（八）睡眠行为干预管理方案

睡眠行为干预管理方案如表 11-4 所示。

表 11-4　睡眠行为干预管理方案

内　容	具体要求
养成规律的作息习惯	晚上最好在晚 10～11 时进入睡眠，早睡早起，不熬夜、不赖床，睡眠时间要达到 6～8 h，部分老年人不必强求 8 h 睡眠。晚上若睡眠不好，即便出现失眠和疲乏感也要按时起床；中午尽量午睡 30 min 左右
睡前 1 小时泡脚	可放入姜片、红花等，水温适宜，35～40 ℃，水量应没过三阴交穴，15～20 min，微汗即可
失眠行为的自律训练	下午 5 点以后，不参与过度兴奋和活跃的活动，避免饮酒、饮茶、饮咖啡；晚饭后不可大量饮水，以减少夜尿；睡前 2 h 不做兴奋性交谈、不处理疑难事物；睡眠前 1 h 避免过度的思维活动；从刷牙、洗脸、沐浴、泡脚开始逐步减慢呼吸节奏，放缓步态，适当静坐，可听低缓音乐等，不断暗示自己“疲劳了”，促使身体逐渐入静，然后上床入睡。中医认为静则生阴，阴盛则寐
保持平常而自然的心态	提醒自己不必对短暂失眠紧张不安，过分担心失眠所带来的危害远远大于失眠本身所产生的影响
闭目入静训练	做到睡觉时不言谈，不思索；先静下心，再睡眠，即睡前不过度用脑，枕上切忌思索规划未来事，上床后排除一切杂念，保持安静；上床之后，先半合双眼，然后把眼睛眯缝，诱导眼睑疲劳再合眼，鼻息调匀，自己静听其气，由粗而细，由细而微细而息，交感神经活动张力和警觉度已大大下降，可诱导人体渐渐进入睡意蒙胧状态
建立诱导睡眠的条件反射	聆听平淡而有节律的音响，例如，火车运行声、蟋蟀叫、滴水声以及春雨淅沥淅沥声音的磁带，或音乐催眠音带，以此建立诱导睡眠的条件反射
睡姿	选择选择自己认为最放松最舒适的睡姿，以利于全身放松，睡得安稳

续表

内　容	具体要求
选择适合自己的枕头	通常情况下，枕头的高度以10～15 cm较为合适，肩宽体胖者枕头可略高一些，而瘦小的人则可稍低些，习惯仰睡的人，其枕头高度应以压缩后与自己的拳头高度（握拳虎口向上的高度为拳高标准）相等，硬度适中为宜
睡眠环境	注意卧室环境安静，舒适，光线柔和，温湿度适当，避免噪音刺激。如果怕黑床前放个小夜灯。
有了睡眠意识或诱导睡眠意识产生后再上床	床只用来睡觉
精神力锻炼的运动	平时多参加瑜伽、太极拳等强调精神力锻炼的运动，可提高神经调节能力

二、2型糖尿病的行为干预方案

行为方式在2型糖尿病的发生、发展及转归过程中起到重要作用，因此行为干预对糖尿病及其并发症的控制显得非常必要，糖尿病行为干预与管理的主要策略为：① 健康干预为先导；② 饮食干预为基础；③ 运动干预为措施；④ 心理干预为辅助；⑤ 药物干预为根本；⑥ 监测干预为保证；⑦ 睡眠干预为手段；⑧ 体重干预为促进。

（一）健康教育干预

糖尿病患者的健康教育干预是糖尿病综合防治的重要内容，也是糖尿病行为干预方案能否得以执行并获得的关键因素。教育干预的内容包括如下几方面：

1. 宣传有关糖尿病的基本知识。

2. 指导具体的防治方法。

3. 心理行为辅导。

糖尿病的健康教育方式有多种多样，实施时可根据健康教育的对象，采取灵活、生动的形式，一般可包括群体教育，个体教育和社会化教育。

（二）饮食干预

饮食治疗是糖尿病最基本的治疗措施，必须根据患者的具体情况严格控制热量摄入，注意各类营养素合理搭配，重视食谱多样化和血糖生成指数食品的选择，科学地制定三餐饮食及加餐方案，并且与运动治疗相结合。糖尿病饮食干预方案如表11-5所示。

表 11-5　糖尿病饮食干预方案

内　容	具体要求
控制总热量	根据理想体重(22×身高^2)×(25～30) Kcal 计算总摄入量。肥胖者体重应逐渐减少 7%～10%；儿童、孕妇、哺乳期女性、营养不良及消瘦者摄入量可适当增加 10%～20%，以适应其生理需要
碳水化合物的摄入量	是血糖控制达标的关键，通常占总摄入量的 50%左右，一般患者每日进食量(主要指主食)可在 200～350 g，肥胖者应在 150～200 g，不可低于 130 g。建议患者优先从蔬菜、水果、全谷食物、玉米、南瓜、薯类、大豆中摄入碳水化合物。限制或避免含糖饮料的摄入，以控制血糖、减少体重
脂肪提供的能量	要限制在 30%以下，饱和脂肪酸不超过总能量的 7%，胆固醇低于 300 mg/d，限制反式脂肪酸摄入。参照日本医学会的脂质推荐比例，饱和脂肪酸：单不饱和脂肪酸：多不饱和脂肪酸为 3：4：3。建议糖尿病患者增加富含长链 n-3 脂肪酸(EPA 和 DHA，主要来源于鱼类的脂肪)和 n-3 亚麻酸的食物摄入，对预防心脏疾病非常有益的
蛋白质供能	一般在 15%～20%，可适当增加豆类蛋白质，肾功能受损患者应降低蛋白质摄入
增加膳食纤维摄入量	(通常 14 g 纤维/1000 Kcal)及全谷食物(谷物摄入的一半)。推荐燕麦、玉米、魔芋、海带、木耳、蘑菇、绿叶菜、芦笋、洋葱、萝卜等食品
食物交换份方法	实现多样化的食谱；选择合适食材并科学烹调，以降低血糖效应，如多吃“粗”，少吃“精”；少喝稀，多吃干；主副食搭配；少吃米粥、面包、糕点、米花糖等高血糖指数食物
饮水	每日不少于 1 500 ml

(三) 运动干预

运动是治疗糖尿病的重要手段，增加体力活动对糖尿病患者明显有益。科学的运动干预方案一般包括适宜的运动项目、运动强度、运的时机、持续时间和运动频率等内容(见表 11-6)。

运动干预方案说明：

1. 一般患者可参照美国 ADA 和运动医学会(ACSM)糖尿病运动指南，2 型糖尿病患者每周应至少参加 150 分钟的中等强度(40%～60% VO2max)至较高强度(>60% VO2max)有氧运动，并至少分配到三天以上时间中进行。

2. 推荐患者在有资质专家的监护下进行减重锻炼，可通过运动负荷试验、心电、血压、血糖、血乳酸等变化对运动耐受力和安全性进行评价，确保血糖、血压、血脂及心血管病风险得到最佳控制。

表 11-6 糖尿病运动干预方案

内 容	具体要求
运动类型选择	(1) 耐力性运动：有平地步行、爬坡步行、慢跑、骑自行车、游泳等，每日累计 30 min； (2) 抗阻运动(力量型)：主要是加强肌肉力量的训练，是主要消耗脂肪的有效运动。应当从小负荷量开始进行抗阻训练，运动强度是每个肌群完成 3 组 8～10 次以 70～80%的 1RM 为阻力的训练； 注意：单次运动后胰岛素敏感性增高可持续 2～48 h，因此建议患者最好每天运动训练，至少隔天参加运动，不应出现连续两天不运动的情况；尽量避免在同一天对同一组肌群同时进行耐力训练和抗阻训练。从第一周开始每日 5 分钟逐渐增加到 4 周后每日 20 分钟； (3) 球类运动：可参加中等强度的球类运动，如乒乓球、羽毛球，每次大约 15 min； (4) 伸展运动：如做操、舞蹈、太极等，每次 3～5 min
运动强度(耗氧量)	强度为 40%～60%，以 60%为主；心率最高不超过(220－年龄)×80%
每周运动频率	5～7 次。每周 2～3 次耐力训练量
最优运动时间段	上午时段：早餐后 2 h 至午餐前；下午时段：午餐后 2 h 至晚餐前；晚间时段：晚餐后 2 h 至睡觉前
日能量消耗和减重目标	应达到热量消耗 300～400 Kcal/d；超重或者肥胖而无并发症的 2 型糖尿病患者，运动总消耗不能低于每周 1200 Kcal，大致相当于 170～200 min 或者 19 km 步行。一年后再次调整，争取体重减轻 7%
注意事项	(1) 实施运动方案之前最好先做运动平板试验和体适能测验，评估心脏功能和体质； (2) 注意摄入与消耗平衡； (3) 偶尔进餐过量时增加运动消耗

(四) 随访监测

随访监测是对糖尿病患者或高危人群实施动态行为干预与管理的重要程序。通过跟随访监测，了解干预方案实施情况和健康状态变化，提醒患者规范用药、及时就诊或指导其住院康复治疗，督导其按时复查和监测等。随访监测主要以咨询、指导、纠偏和自我管理教育为基本手段，可分为间断性监测和连续动态监测。间断性监测的适宜技术有便携式电子血压计、体重仪、血糖仪等。连续动态监测的适宜技术主要为移动健康监测，包括手机健康监测 APP 和可穿戴设备，如智能化手环、手表等连接心电记录仪、电子秤、血压仪、血糖仪等不同监测终端设备，实现实时动态的数据采集。此外，还可同时采集身体基本的健康数据，如睡眠、饮食、运动机能量消耗等。

(五) 心理干预

通过糖尿病心理行为干预措施可提高患者对糖尿病的认识,消除紧张情绪、悲观失望等心理障碍,改善患者的精神状态,树立糖尿病干预治疗的信心,同时也可提高其对干预治疗方案的依从性。

专栏 11-7　心理加油站——压力管理策略

1. 找一位乐观的朋友或同事倾诉最近遇到的不快,发泄一下情绪。
2. 多赞美及鼓励自己。
3. 多看喜剧片,开怀大笑一番。
4. 勤动手,多操作,即转移情致,又使人快乐,如自己下厨烹饪或做自己最喜欢的事。
5. 经常到书店走走,读一些励志的书籍、漫画及幽默文选。
6. 及时地、适当地通过情绪调节来缓解心理压力,避免给精神带来太大的伤害。

三、人类最大慢病——肥胖的行为干预方案

WHO 于 20 世纪末宣布,“肥胖已日益成为影响人类健康的一种全球性疾病”,进入 21 世纪后,又明确认定肥胖是全球最大的慢性疾病,是人类健康的大敌,并与艾滋病、吸毒、酗酒并列为世界四大医学社会问题。2012 年,我国居民营养调查结果显示,全国 18 岁及以上成人超重率为 30.1%,肥胖率为 6.4%。肥胖为万病之源,肥胖者心血管疾病、糖尿病、呼吸道疾病、关节疾病及肿瘤的发病率远远高于体重正常者。

(一) 肥胖的筛查与评估

亚太地区肥胖防治指南诊断建议如表 11-7 所示。

表 11-7　亚太地区肥胖防治指南诊断建议

分类	体重指数(kg/m^2)	相关疾病危险度
正常范围	18.5～22.9	平均水平
超　重	23～24.9	轻度增高
肥　胖	25～29.9	中度增高
严重肥胖	＞30.0	严重增高

研究表明,女性腰围:＞2 尺 4 寸(80 cm);男性腰围:＞2 尺 7 寸(90 cm),危险度增高(亚太地区肥胖防治指南,2000)。

(二) 肥胖的危险因素评估

肥胖的根本原因是能量摄入量超过能量消耗量,造成过多的脂肪存储在体内,

尤其内脏脂肪过多,引起肥胖(见表 11-8)。大多数成人患者是内脏脂肪型肥胖。

表 11-8 肥胖危险因素与疾病风险评估表

危险因素	风险程度与机制	评估结果
遗传因素	父母其中一人肥胖,肥胖的概率为 40%;双方皆肥胖,概率为 70%~80%	
肥胖相关进食行为	主要特征是:进食时所选择的食物块大,咀嚼少,进食较快,进食量远超过了常人	
高热、高脂、高糖饮食习惯、爱吃零食	膳食中脂肪含量长期超 30%及吃甜食过多、过频会导致糖调节受损、脂代谢紊乱、内分泌失调	
夜宵习惯或“夜食综合征”	在夜间人的生理节律是副交感神经兴奋性增强,易于脂肪储存	
人工喂养、过早添加固体食物的喂养模式	易于造成儿童期体质性肥胖	
缺乏维生素 B 族、饮水不足等	均是引起肥胖病的相关危险因素	
缺少体力劳动或体育锻炼	摄入多、消耗少是重要的危险因素	
长期使用某些药物	如抗抑郁剂、类固醇、胰岛素、口服降血糖药、避孕药等,都会引起肥胖	
睡眠不足	会阻碍碳水化合物代谢,致体内瘦素浓度降低、血糖升高,导致储存更多的脂肪	
精神压力	易致肾上腺皮质醇增高,胃蠕动及消化功能增强。而当人感到压力时,“吃”成为了大多人的解压选择	

(三) 医学干预原则

1. 其根本原则一方面是要减少摄入的热量,通过运动消耗体内积聚的脂肪;另一方面又要强调平衡的营养,防止新的脂肪组织的生成。

2. 医学干预的核心策略是制定一套长效控制体重与体型的医学机制,以避免减肥成功后体重反弹,生活行为方式的永久改善是减肥的关键之关键。

3. 减肥药物应视为一种辅助治疗,只适用于由于肥胖而有内科疾病显著危险并且非药物治疗未能使体重满意下降的患者。

4. 减肥手术主要包括缩胃术、胃旁路、胃束带、胃内水球疗法等,以及局部美体塑形的吸脂手术吸脂术(不适于均匀性肥胖)。手术一般适用于 BMI>40 的患者。

(四) 肥胖的行为干预

1. 要求学会计算食物所含的卡路里,并且充分认识到卡路里的过度积累对健康的威胁。循序渐进地缩小食量,如饭前吃上一个水果或喝一大杯水,可以有效地减少进食。

2. 科学进食习惯的养成对于减肥是非常重要的,但必须重新安排饮食计划,减少脂肪及高热量食物的摄入量,适当多吃蔬菜水果、粗粮和优质蛋白。每口饭都应当细嚼慢咽,咀嚼 20 次以上。

3. 运动和饮食是减肥的两大关键要素。运动过少会导致脂肪堆积,所以应安排时间去跑步、跳舞、游泳、做健美操,各种各样的运动不仅会使体重降低,还会使身材变得匀称。

阅读　美国国立卫生研究院推荐:超重及肥胖人群的低能量疗法 LCD 指南(2000 年)

营养素	推荐摄入
热量	比平时摄入量减少 500～1 000 Kcal/d 可降低体重 1～2 lb/w
总脂肪摄入	供能比≤30%
饱和脂肪酸	供能比 8%～10%
单不饱和脂肪酸	供能比≤15%
多不饱和脂肪酸	供能比≤10%
胆固醇	<300 mg/d
蛋白质	供能比约 15%
碳水化合物	供能比约 55%或更多
氯化钠	<100 mmol/d(平均约 6 g/d)
钙	1 000～1 500 mg/d
膳食纤维	20～30 g/d

(张锡明)

第十一章习题及答案

第十二章　医疗行为与医患沟通

案例 12-1　陪朋友看病，自己却被"吓"死了

张某，男，45 岁，平时不关心身体状况，总觉得自己身体不错，不需要在意。近日，他受邀陪朋友到医院看病时，朋友劝说他"到了一定年龄，要多关心身体，常做体检"。于是，张先生就顺便做了一些检查，B 超结果显示肝脏有占位病变，经进一步检查后确诊为晚期肝癌，当时就吓呆了……随后，他带着检查结果来到专科门诊，医生当时很忙，说："都这个样子了，还有什么好看的！回家准备准备，快来住院吧！"他回家后，恐惧焦虑，心灰意冷，茶饭不思，彻夜不眠，也没有去住院，几周后就离开了人世。人们都说他是被"吓"死的。

思考题

1. 是什么原因"吓"死了张某？
2. 医患双方应如何有效沟通？

医生面对患者能做什么？患者面对疾病能做什么？这是医患双方面临疾病、战胜疾病时需要思考的问题。从这个问题出发，我们可以看到医患双方目标一致，医患关系应该是"救治与被救治""关怀与被关怀"或"感谢与被感谢"。然而，现实中屡屡发生的伤医事件、医闹纠纷，让我们感受到的是双方的"戒备与被戒备""抱怨与被抱怨"，甚至是"伤害与被伤害"。可见，正确认识医患双方的行为与沟通，对于改善医患关系以及诊治疾病和促进健康具有重要的现实意义，是行为医学的重要研究内容。

第一节　患者与患者行为

古希腊医学家 Hippocrates 曾说:“了解什么样的人得病,远比了解一个人得什么样的病更重要。”这体现了在医患关系中,医务人员除了关注疾病外,更需要了解人。

一、患者与患者角色

（一）患者

患者通常是指患有病痛的人,是疾病发生的主体,也是医疗服务的对象。然而,随着医学和医学模式的发展变化,其内涵已经不能简单地理解为患有病痛的人。比如,有些正常健康的人到医院进行体检时,也会被当成“患者”;而有些人即使患有某些疾病,再未被诊治之前,却往往不会被视为“患者”。所以说,广义上的患者是指患有病痛的人,而狭义上的患者应该是那些患有疾病并有求医和治疗行为的人。

（二）患者角色

1. 概念　角色是社会学概念,指的是人们在社会结构或社会制度中占有的位置,与他人处于特定的关系中具有特定的社会行为规范或行为模式,并具有特定的权利和义务。人们在社会生活中往往同时具有多种不同的角色。例如,一个人可以是患者,也可以是妻子的丈夫、孩子的父亲、单位的员工等。

患者角色是一种特殊的社会角色,它同其他社会角色一样,存在着角色转换、角色期待和角色适应的问题。患者角色就是指被医生和社会确认的患者应具有的心理活动和行为模式。若患者违背了患者角色的义务与权利,就会影响对疾病的治疗,一般会有两种情况:一种是不愿进入患者角色,表现为不愿放弃其他角色,不认可患病状态,不遵守医嘱,不求助于科学的医疗帮助;另一种是不愿放弃患者角色,即患病一段时间后,患者常固留于患者角色,对恢复正常的社会角色感到不适应。若角色适应不良,通常会导致心理障碍,甚至是影响到健康和生活。常见的角色转换不良有角色行为缺如、角色行为冲突、角色行为强化、角色行为减退、角色行为异常、角色认同差异等。

（三）患者的一般心理反应

患者一旦知道自己患病后,心理上往往会发生一些变化,也称“身心反应”。概括起来,患者易产生如下变化:

1. 抑郁　抑郁是一种忧愁压抑的消极心情。因为疾病对任何人来说都是一种不愉快的刺激,多数患者都会产生不同程度的抑郁情绪。

2. 焦虑　人在生活中难免因环境刺激而产生焦虑。患者患病后往往会产生一定的焦虑情绪,这种情绪往往是由于个人健康感受到威胁而产生的恐惧和忧郁。

这种威胁主要分两大类:一是躯体的完整性受到威胁,一是个性与自我受到威胁。对患者生理及心理上的威胁往往是统一的,会一直持续下去,直到患者在生理与心理再度达到安全稳定为止。

3. 怀疑　患者的怀疑大多是一种自我消极暗示,由于缺乏根据,常影响正确判断,使其变得异常敏感,听到别人低声细语,就以为是在说自己的病情严重或无法救治;对病友或医生护士的好言相劝半信半疑,甚至曲解原意;从开始出现"病感"后就疑虑重重,担心医生对自己的病情考虑不全而导致误诊,担心护士的偶尔疏忽给自己吃错药、打错针;"断章取义"地翻阅医书或盲目推断疾病预后;担心治疗或药物的副作用;担心偶尔的医疗差错或意外的不良反应降落在自己身上;身体稍有异样,便胡乱猜测;有些患者在住院期间甚至会出现严重偏执和病理性的妄想。

4. 孤独感　患者住院后,离开了家人和工作单位的同事及朋友,周围能够接触的多是陌生人,与其他人交谈机会也较少,医务人员与其交流也只是治疗上的沟通。在这种情况下,患者很容易产生孤独感。

5. 被动依赖　患者自从进入患者角色之后,通常都会产生一种被动依赖的心理状态。

6. 否认　在临床上还可以看到有些患者总是怀疑或否认自己已经患病。

7. 同情相怜　一般人都会有同情心、怜悯心和亲和的需要。病友们能很快地相互认识和理解。他们往往关心其他病友的病情变化,乐于帮助。

8. 侥幸　患者大多都会在不同程度上存在侥幸心理。例如,疾病初期不少人不相信自己会患病,迟迟不愿进入患者角色,希望医生的诊断是错误的。尤其那些病感不明显的人,侥幸心理尤为严重。甚至有些已经明确诊断的人,也会期望着在进一步诊断过程中否定所患的疾病。

(四) 患病行为

Meehanie 和 Volkart 于 1962 年提出患病行为(illness behavior)的概念,他们认为患病行为是患者角色的正常功能,是对自身症状的反应及其对医学解释和医疗服务的态度。广义的患病行为包括患者患病期间所显露的所有行为,是一个人从其第一次觉察到症状,认识并理解到症状的意义,显示病感和反应性行为,或被诊断出疾病,进入患者角色,直至他的疾病过程结束为止的所有指向健康的活动。患病行为也可以被定义为患者的一种社会角色行为的期望。当个体出现病感的时候,或许会到医院去通过医学检查来评估和诊断,或许求助于家人、朋友、医生,或是借助健康信息载体(如医书、互联网等),并会从医生那里获得治疗,从家人、朋友处得到帮助和支持。这个获取医疗信息、评估症状、争取医疗帮助和得到支持的过程均属于患病行为。

1. 患病行为的形成与发展过程　Lederer(1965)认为患病过程是一个复杂的心理行为的形成过程,有三个相互独立但又彼此重叠的接受疾病的时期。

第一阶段:从健康到生病期。当个体意识到自己生病时,会逐渐进入患者角色,放弃原来的社会责任,接受别人的帮助、诊断和治疗,与人合作以恢复健康,寻求适当的帮助。此阶段适应良好的患者,能接受诊断和忍受治疗所带来的不适应与限制,并定期就诊。相反,适应不良的患者,可能会否认出现的症状,或利用不明显的症状逃避责任,或来操纵别人。

第二阶段:接受生病期。此期始于患者接受生病的事实,且扮演患者角色的时候。患者的行为变得以自我为中心,对周围其他事情的兴趣降低。因为需要依赖他人同时又怨恨这种依赖行为,因此在情感显得矛盾,特别注意身体上的一些变化。不适应性的行为包括放弃复原的希望、拒绝接受协助、对治疗怀疑、避免谈及自己的问题,以及不能合作等。

第三阶段:恢复期。此期是个体放弃患者角色,扮演健康人的角色。患者随着体力的恢复而逐渐能独立,愿意协助自己,积极参加复康活动,并逐渐增加对周围事物的兴趣,表示自己已在康复之中。不适应的患者行为会停留在第二阶段。

2. 患病行为变化的一般规律

(1) 社会角色渐隐:患病后,患者原有的生活环境和人际关系发生了变化,患者角色占主导地位,甚至取代了其他所有的社会角色。

(2) 自控能力下降:患者认同了患者角色的社会要求,出现软弱依赖,情绪多变,意志力减低,适应能力、控制能力下降的情况。

(3) 求助愿望强烈:为了减轻病痛的折磨和尽快痊愈,患者一般都会积极主动请求帮助,积极寻医问药或请人帮助就医。

(4) 合作愿望增强:进入患者角色以后,其渴望尽快康复,大多愿意配合医护人员,积极接受诊断、治疗和护理。

(5) 寻求心理支持的需要强烈:进入患者角色以后,由于对医疗环境的不适应,与家人和亲友分离,渴望亲人探视与关怀,更需要医护人员同情与关心。

(6) 提供信息的需要:从患者角色行为考虑,一般迫切希望了解与自己疾病相关的知识,尤其是疾病诊断、治疗方法和副作用,或手术效果和治疗预后,以及主管医生、护士和麻醉师的水平等。

二、求医行为

(一) 求医行为的概念

求医行为(health care seeking behavior)是指人们感到不适或出现了某些不适症状之后,向医疗机构或医务人员寻求帮助的行为。个体对症状的感受与认识,是求医行为发生的主要决定因素。另外,影响求医行为的动机还包括生理、心理和社会因素等方面。

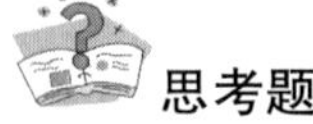

思考题

为什么会有有病不治或者是讳疾忌医的情况呢？

根据求医行为发生的动因，通常可将求医行为分为主动求医型、被动求医型和强制求医型三种。

1. 主动求医型　指的是就诊者在正常情况下有症状或体验到病感之后，以治疗疾病、维护健康为目的的主动求治的行为。有主动求医行为的患者往往是出于个人的自觉要求和主动行为。大多数常见的求医行为都是这一类型。但是，还有一种非正常的主动求医行为需要医生注意，即一部分个人为了获得假期、获取医保待遇、降低劳动强度等继发性获益的情况，而采取主动求医的行为。

2. 被动求医型　被动求医行为往往不体现患者的意愿，而是由患者家属或他人做出决定而发生的求医行为，如婴幼儿、处于昏迷状态的危重患者和缺乏自知力的精神病患者。

3. 强制求医型　包括被强制性送进精神病院的精神病患者和某些传染病患者，考虑社会公共安全因素，一般由社会机构做出决定强制其诊治而发生的求医行为。

另外，患者也可能会出现不良的求医行为。① 延迟求医行为，患者因某些原因而忽视疾病信号的警示，不自觉地维持着健康的错觉，否认患病；或觉得症状不要紧，没有必要找医生；或感到患病丢人，怕被人歧视而讳疾忌医，回避就医；还有些人因求医不便，如需要请假、花钱、误工或影响别人等。② 过度求医行为，表现为频繁求医，反复检查、过度治疗及小病大治等。导致过度求医行为的主要原因是认知有误、心理反应过重或者是存在明显的疑病问题。③ 无病求医，个别患者由于求医动机并不是为了救治，而是为了获得休假、逃避责任或索取赔偿等继发性获益，采取欺瞒方式求医。

（二）求医行为的过程

人们对求医时机的把握是一个复杂多变的心理社会现象。人们通常认为人患病后会立即就医诊治或寻求相关帮助，然而事实却并非如此。一个人患病后，可表现为从“否认”得病、多方咨询到急切就医等许多方式。许多患者从出现病感到接受专业诊治的间期可经历几周、几月，甚至几年时间。致使有的患者求医已为时太晚，错失最佳治疗时机。一般认为，从感知症状到求助医疗照顾至少要经历三个阶段，即症状的体验与认识阶段；接受患者角色的阶段；寻求医疗援助和医疗决策阶段。

1. 症状的体验与认识　对症状的体验与认识是求医行为的第一步。有病感或不适感是个体求医的必要条件。每个个体对症状的体验和认识是因人而异的，多数情况下，人们所体验的症状并不是特殊的医学诊断。患者通常从三个方面体验症状：① 个体感到身体有疼痛或不适之处；② 承认一些情况（如疼痛、不适）是症状,并且这意味着一种疾病状态;③ 情感上承认有威胁生命的疾病状态。人在人生的不同时期都会体验到病症,对症状的严重程度和是否需要求医的认识,还与个体的文化、种族、年龄、性别及其他背景有关。

2. 接受患者角色　症状被认识之后,个体将要面临是否接受患者角色的选择。患者患病后,会逐步体验到病感,并且其在社会中的身份也会发生某些变化,会渐渐地接受患病的现实。只有患者接受患者角色,才能更好地接受和配合治疗。

3. 做出求医决定与医疗救助　接受患者角色的患者会对自己的病症做出应对,求助往往是患者应对疾病的最常见方式之一。患者在做出求助行为时,往往会权衡利弊,考虑其中伴随而来的代价。

(1) 心理代价:求助往往要以放下自尊为代价,既要承认自己的无能或是弱者,还要准备接受可能被拒绝而带来的自尊损伤,所以多数人求助前都会感到窘迫。许多学者也认为,害怕失去自尊是大多数人不愿求助的主要原因。求医是一种专业性很强的求助,往往取决于医护人员的决定和帮助,因此医护人员的态度、技术水平也影响着患者的心理状态。

(2) 社会资源代价:"投桃报李"是社会交往的一般模式。一方面,求助者还会考虑被求助者可能要求的回报,如无法回报,求助者就会感到内疚;另一方面,求助者也会因担心社会资源的损耗而抑制求助行为。

(3) 其他代价:包括个体在经济、精力和时间上的损耗等,尤其是经济的损耗,即求医的花费和病后经济收入减少等都是患者在进行求医决定时反复权衡的重要因素。

(三) 求医行为的影响因素

求医行为不仅仅是一种个体行为,实际上它是一种带有社会意义的行为。求医行为的发生及时与否,关系到患者的治疗效果和预后。但是,现实生活中,并不是每个人出现病症后都能及时、合理地求医,有许多因素会影响着求医行为的发生。

1. 认知状况　患者对病症和医学的相关认识往往直接影响着是否求医。由于患者缺乏对症状的正确认识,认为病症不严重、自己能够应对病症以及误解医务工作人员等状况,往往会导致患者延迟求医或不求医。当患者认识到自己所患病症十分严重时,往往容易促发求医行为。

2. 心理因素　个体患病后会产生一定的心理需要和反应,如希望早日康复、获得疾病信息的需要和出现焦虑、紧张、恐惧等反应。患者会对医疗过程中的一些检查手段、诊断结果产生恐惧,同时受到社会上有关医疗工作的负面信息的影响,担心医生对自己不负责、冷漠,使患者产生顾虑,对求治失去信心。

3. 求医条件　患者所处社会环境,如当地医疗水平、医疗环境、交通便利程度等会影响求医行为的发生。另外,患者经济状况、时间、工作和家庭生活等方面也会影响患者的求医行为。

4. 社会文化因素 个体的行为往往会受当地社会文化因素方面的影响，主要体现在风俗习惯、文化传统和宗教信仰等方面。

5. 诊疗效果 患者往往对自身健康特别关心、敏感，然而由于医疗水平具有局限性，治疗效果不一定能很快实现或者是未见疗效，致使患者对治疗缺乏信心，不愿就医。

6. 其他 还有些因素会促发患者的求医行为，如患者为获得经济补偿、减轻劳动负荷、获得假期、药物依赖等。美国学者 Blum(1964)曾指出，75%的急性病患者可能求医，而慢性病患者仅有 20%求医。他列举患者有病不求医的十方面原因：① 没有钱；② 医疗费用太高；③ 对疾病的症状没有觉察出来；④ 对所患疾病的意义和重要性认识不足或认为没有多大关系；⑤ 对于医生的恐惧心理，对于诊断过程的恐惧心理，对手术的恐惧心理；⑥ 对个人健康的态度冷漠；⑦ 存在一种自我惩罚的心理；⑧ 存在一种认为患了病乃是羞耻的信念；⑨ 交通不方便；⑩ 太忙，工作丢不开，请不了假等。

三、遵医行为

(一) 遵医行为的概念

遵医行为(compliance behavior)体现了患者对医护人员医嘱的依从性，是患者在诊治过程中遵从医护人员的医嘱进行相关医学检查、治疗和预防疾病的行为。其内容主要包括：① 患者坚持执行治疗计划；② 接受随访；③ 正确地使用处方用药；④ 恰当地改变生活方式，如改善饮食规律、戒除不良习惯等；⑤ 避免发生禁忌行为，如不以酗酒的方式发泄或解压。遵医行为是患者应尽义务中的最基本行为。如果患者不遵照医生的嘱咐去做，都属于遵医行为不良或不遵医行为。

不遵医行为是与遵医行为相对应的一个概念，指的是患者没有积极遵守医疗建议或者是违背医务人员医嘱的行为。Ann(2002)根据患者的遵医情况把遵医行为分为六类：遵医、部分遵医、相对不遵医、较不遵医、部分不遵医和不遵医行为，但是并没有对遵医行为和不遵医行为这两个不同概念进行统一的划分标准。Sabina 对心脏移植手术后患者的康复与不遵医行为进行的相关研究显示，具有良好遵医行为的患者的五年存活率明显高于不遵医的患者。

患者的不遵医行为主要受以下因素影响：① 患者对医生的信任度；② 患者对医嘱内容的认识；③ 患者对医嘱内容的记忆程度；④ 治疗过程、疗效和支出的费用；⑤ 患者的主观意识和行为的自控性。

(二) 遵医行为不良的表现

遵医行为是疾病行为中十分重要的组成部分，医生对患者诊治疾病的顺利、临床疗效以及康复的完整都与遵医行为有着密切的关系，良好的遵医行为是保证治疗措施得以实施、治疗效果得以保障的前提。但是遵医行为不良在临床医疗服务中十分常见。宁艳花等对部分老年糖尿病患者的遵医行为进行调查，发现老年糖尿病患者总体不遵医的比例高达97.3%；吴孝伟对门诊患者用药的遵医行为进行调查，发现有29.41%的患者遵医行为差。对预防性医嘱的遵医行为不良者更为普遍，如戒烟限酒、控制饮料、降低热卡的遵医率仅为25%～30%。常见的表现有以下几种：

1. 自觉症状改善或自认为病情已经被控制时会自行减少用药量，或者断断续续用药，甚至自行停药。

2. 不相信医生的指导，不按处方购药，而是听信“江湖游医”的宣传，高价购买所谓“特效灵药”，或自行购药，盲目治疗。

3. 不接受健康教育或医生指导，生活习惯和行为方式不节制，不执行饮食控制方案和运动方案，或以保健品代替药品。

4. 道听途说或看到广告宣传就擅自改变用药方案或生活行为方式的干预计划。

5. 不在乎医护人员的随访指导，不落实慢病管理计划。

6. 不遵照医嘱复查，只用药不检查，往往到病情恶化时才会复查。

7. 自觉病情不重，不相信医生的嘱咐，抱着等等看的态度，不用药，也不继续检查。

8. 对治疗的副作用或手术的危险性过于担心，加之医生的表述比较生硬，或因知情同意书上把手术意外或治疗方案的不良后果描述得太过“可怕”，导致患者有“九死一生”之感，从而拒绝治疗。

思考题

1. 俗话说“久病成医”，那我们可以不“听”医生的吗？
2. 你有不遵医行为吗？是什么原因导致的呢？

（三）遵医行为的影响因素

医患双方都会影响患者遵医行为的发生，社会、家庭等多方面因素也影响着遵医行为。

1. 患者方面

（1）年龄：有研究显示，不同年龄段的患者的遵医行为存在差异。老年患者较中年患者出现更多的不遵医行为，青少年患者发生不遵医行为较多，而婴幼儿出现不遵医行为则较少。

（2）文化程度：患者文化程度直接影响着患者对医嘱内容的理解，文化程度低者容易造成对医嘱内容的不理解，服药时存在一定的盲目性，不遵医行为发生率高。患者缺乏对治疗方案的正确理解，往往会主动放弃治疗，甚至是故意忘记治疗。另外，患者相关医学知识的缺乏也是造成医患冲突的重要原因。

（3）经济状况：经济条件常常是患者难以维系遵医行为的现实因素，尤其是患者面临家庭、子女教育等冲突时，患者可能会发生不遵医行为。

2. 医务人员方面

(1) 技术水平:医务人员的技术水平会影响治疗的效果。如果疗效不好,患者就会根据以往的治疗经验,对医生的医嘱产生自我主观的负面评价,失去治疗的信心,导致不遵医行为的发生。

(2) 医德医风:由于医患双方在医学知识上的不对等,常常造成双方的认知偏差。医护人员如对患者缺乏耐心,不能与患者进行充分的交流,就易造成患者对医嘱的不理解,不能引起患者的足够重视,导致不遵医行为的发生。

3. 其他方面　紧张的医患关系,往往造成医患双方不信任。患者对医护人员不信任,就容易导致不遵医行为的发生。

另外,社会环境的舆论氛围、社会支持等会影响到医患沟通,间接地影响遵医行为的发生。患者因为就诊过程中获得的某些继发性获益,可能会导致发生不遵医行为。

四、患者的自我管理

(一) 自我健康行为管理

自我管理行为(self-management behavior)是指通过患者自己的行动来保持和增进自身健康,监控和管理自身疾病的症状和征兆,减少疾病对自身社会功能、情感和人际关系的影响,并持之以恒地治疗自身疾病的一种健康行为。Bandura 在《社会认知心理学》中对自我管理的定义是:"人类是一种主动积极的生物,他们并不是完全机械地应对外界环境中的刺激,个体通过对自身行为的观察、评估、强化和惩罚以实现某种目标,并在此过程中形成一定的自我效能感"。自我管理模式的目的不在于依靠患者自己治愈疾病,而是通过自我管理措施的有效干预,使其健康状况、健康功能维持在一个满意的状态,过上更为独立、更为健康的高质量生活。

根据自我效能理论,通过增强患者自我效能感,能够使他们在疾病的自我管理中做出积极正确的决策,提高他们对治疗的依从性,自觉采取有利于健康的行为方式,从而提高了疾病的控制效果。美国斯坦福大学患者教育研究中心 Dr. Kate Loring 按照自我效能理论框架创建了适合所有慢性病患者的慢性病自我管理方法——慢性病自我管理健康教育项目(chronic disease self-management program, CDSMP)。它符合"以患者为中心"的原则,强调患者自身在管理自身疾病方面的责任和潜能。大量的研究和实践证实,自我管理能改善患者健康状况和生活质量,是减少卫生服务成本的有效办法。目前,慢性病的自我管理技术已经被广泛地应用于糖尿病、阻塞性肺疾病、心脏病、脑卒中、癌症、风湿病、精神类疾病、AIDS 等疾病的防治与管理实践中。

(二) 自我管理的内容

患者的自我管理包括自我行为管理、自我效能以及技能管理。

1. 自我行为管理主要包括：

(1) 疾病管理：指患者管理自身疾病的能力，如服药、遵医治疗、解决问题、定期监测和心理调适等。

(2) 角色行为管理：指患者在工作、家庭和朋友中保持新的角色行为，继续进行正常的生活。

(3) 情绪行为管理：指患者能够应对和调适疾病所带来的各种负性情绪，如愤怒、恐惧、悲伤和抑郁等。

(4) 日常生活管理：指患者对自己的生活起居、饮食、锻炼等生活行为方式的管理。

(5) 信息管理：指患者对自己患病和治疗过程中信息资料的收集、分析和评价，以及对相关的信息资料和来自医生的指导、随访记录的管理等。

2. 自我效能以及技能管理主要包括：

(1) 解决自身健康问题的能力：指在疾病管理的过程中，患者能够识别问题，在医生和家人、朋友的帮助下找到解决问题的办法，并评价该方法是否有效。

(2) 知情决策能力：指患者同医生、卫生工作人员一起积极努力制定治疗策略的能力。

(3) 获取和利用资源的能力：指患者充分利用自身的、家庭的、社区的和各级医疗卫生保健机构的资源，为自我管理提供丰富的资料来源，亦包括从图书馆、网站等渠道寻求有利于自我管理的支持和帮助。

(4) 与医疗服务提供者的配合能力：指患者与医务人员、自我管理教育者能够进行良好的沟通和合作，共同讨论和管理疾病的能力。

(5) 行动计划能力：指患者学习如何改变个体行为，制定行动的目标和计划并付诸实施的能力。

(6) 自我决断和调适能力(self-tailoring)：指患者根据自身实际情况选择有效的自我管理方法和技能，并及时对自我管理措施进行评价和修订完善的能力。

(三) 疾病的自我管理模式

疾病自我管理模式对提高慢性病患者生活质量的重要价值和意义，已得到越来越多的政府和卫生组织的高度关注。目前，自我管理模式在国外被广泛应用于慢性病患者的健康教育项目中，如糖尿病、高血压、冠心病、关节炎、哮喘等，亦包括精神类疾病。在我国，医学上应用自我效能理论最广的就是通过提高自我效能感水平，增强患者对慢性病的自我管理，这类研究已在哮喘、终末期肾病和血液透析、慢性疼痛、乳腺癌、慢性阻塞性肺部疾病、冠心病、糖尿病、慢性心力衰竭、系统性红斑狼疮、多发性硬化等患病人群中开展。由于绝大多数慢性病都无法通过临床治疗而治愈，需要患者长期承担对自己所患慢性病的自我管理、自我保健任务。通过认知行为策略进行自我管理效能干预，有助于患者自我期望效能的提高，以及自我管理行为和健康结果(症状、机体功能、健康危险因素控制、心理状态、生活质量、生活满意度等)的改善,自我调适可减少对卫生服务的使用。自我效能的高低在慢性病自我管理活动中的作用之所以重要,不仅因为它能促进患者行为的管理,进而改善健康,还因为它能直接提高患者的健康促进功能。

第二节 医务人员与医疗行为

医患关系虽然是医患双方交流沟通的事物,但是在现实生活中由于医疗专业的特殊性,医务人员在医患交往中往往发挥着主导作用。因此,探讨医务人员的行为对于改善医患关系,维护人们健康水平有着非常重要的意义。

一、医生与医生角色

(一) 医生角色的概念

医生与医生角色是两个不同的概念,医生是一种职业称谓,是就个人所从事的职业而言的;而医生角色则处于医疗服务过程之中,当医生对患者承担着特定的诊疗责任时,才会充当医生角色。可见,医生角色是需要一定的社会条件或背景的,它与社会生活中其他职业人员并没有任何本质上的不同,区别的只是服务对象和服务内容上的差异而已。根据《中华人民共和国执业医师法》,医生是指依法取得执业医生资格的,经注册在医疗、预防、保健机构中执业的专业医护人员。因此,在医患关系中医生角色是医疗诊治过程中具有一定医学知识和医疗技能,对患者实施医疗服务的医务工作者。

(二) 医生角色的职业特征

按照 T. Parsons 的理论,医生角色具有技术的专业性、情感的中立性、服务对象的同一性及职能的专一性等四个方面的职业特征。

1. 技术的专业性　这是作为一个医生必须具备的,医生的专业技术往往是赢得患者信任的基础。在医患关系中,医生角色的获得是因为其经过专业的学习和职业技术培训,并获得了行业的认可。可以说,技术的专业性是医生角色的内在特质和根本条件。

2. 情感的中立性　医生在医疗活动中需要确保感情中立,治疗过程中遵循客观规律,客观地评估病情、检查诊治。因此,医生对患者既要有同情心,又要保持情感的理性;既要能理解患者的痛楚,又要能客观地评估病情。Parsons 认为,在治疗过程中,医生必须避免成为患者的同伙人。如果医生在感情上与患者走得太近或太远都会对医疗质量产生影响,会使得医生难以客观地评估患者病情以及考虑合理有效的诊治方案。他认为,感情上处于中立状态的医生在治疗精神疾病时体验最为深刻,特别在男性医生给女性患者治疗中表现得尤为突出。在这种情况下,医生与患者在感情上的牵连不仅会破坏对患者的客观治疗,而且可能加重患者现有的精神错乱。医生在进行医疗活动中,不能带有歧视的色彩,不管患者的疾病是否被社会接纳，是否对个人身心造成影响，都不应该把个人的价值观强加到对患者的医疗服务行为中。

3. 服务对象的同一性　在医疗诊治过程中，医生的服务对象千差万异，他们在社会地位、文化背景、种族、婚姻、职业等方面都存在差异，但是医生诊治的疾病相对一致，在诊治时应一视同仁。

4. 职能的专一性　Parsons 认为，“确保医生角色职能的专一性，是为了将医生职业行为范围严格地限制为医务工作，禁止医生把他的控制范围扩大到医务工作以外的其他方面”。随着医学模式的转变，医学的研究领域和服务范围在不断扩大。就具体的医生个体而言，职业行为范围得到越来越严格的限制，更加凸显不同专业医生的技术专长和权限。

（三）医生角色期待

现代医学模式的转变呼唤高水平的整体化医学服务，对医生角色也提出了更高的要求。临床医生除了诊断患者生理疾病外，还必须了解患者的健康信念、认知水平、个性特征、生活环境、生活行为方式、求医保健行为、遵医行为和自我管理效能等，要为就医人群提供全方位、综合性的防病、治病、保健、强身和心理调适的医学服务。Boelen 博士（WHO）在 1992 年曾提出了“五星级医生”（five-star doctor）的概念，认为未来医生应具备以下五个方面的能力和角色期待：

1. 卫生保健提供者　即能根据患者预防、治疗和康复的总体需要，提供卫生服务。

2. 医疗决策者　即从能力、费用与患者多方面的情况，综合考虑和合理选择各种诊疗新技术。

3. 健康教育者　即医生不只是负责诊疗疾病，更应承担健康教育的任务，主动、有效地增强人们的健康保护意识。

4. 社区领导者　即能参与社区保健决策，平衡与协调个人、社区和社会对卫生保健的需求。

5. 服务管理者　即协同卫生部门及其他社会机构开展工作，真正做到人人享有卫生保健。

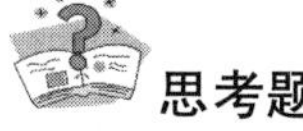

思考题

1. 如何给医生准确的心理定位？

2. 谈谈你心中的“好医生”形象。

“五星级医生”代表着五个不同的角色，要把握好这五个角色，仅从专科医学的技术层面上显然是无法做到的。因此，现代医学教育需要培养医学生整体观的思维模式和具备多学科知识的综合素质，学会对不同技术体系的借鉴与模仿，这样才能为社会人群提供综合性医学服务。

二、医务人员心理行为特征

医务人员职业的特殊性，使得他们往往承担着一定的社会期望，如“救死扶伤”“悬壶济世”“白衣天使”等都是社会公众对医务人员职业责任的认同与期盼的象征，促使医务人员表现出一定的心理行为特征。

（一）医生的一般心理行为特征

医生由于年龄、工作年限、阅历和临床实践等方面的不同，心理行为特征也会有所不同。我们可以从年龄层次把医生群体分为三类，参照 WHO 关于年龄阶段的划分和医疗工作现实，我们把年龄为 35 岁及以下者称为青年医生，36～55 岁的为中年医生，56 岁以上者则为老年医生。

1\. 青年医生　他们会有如下表现：① 进取心强，渴望成为一名合格医生。但有些人也会由于初涉工作，对医疗工作的复杂性准备不足，遇到困难而陷入困惑；② 感知敏捷，对新生事物敏感，容易接受新知识，获得信息的途径多，创新意识强，思维活跃，敢于标新立异。但是，由于阅历和经验的局限，也容易出现以偏概全或行为偏激的现象；③ 情感多变，青年人想象力丰富、情感充沛、自我表现强烈，但易激动、情绪稳定性较差，在临床工作中可能出现同理心不强，对待患者有时会缺乏耐心、态度粗暴。

2\. 中年医生　中年医生经历了一定的历练，有着较为丰富的经验，往往职业意识较强，能自觉掌握医疗工作的创造性艺术，具有工作责任感。意志坚强、知难而上、能任劳任怨、追求卓越，并不断感知、客观对待他人对自己的评价，继而不断修正自己，提升自我控制能力。另外，中年医生除医疗工作上的满足外，还非常注意自己形象，重视以身作则，争做各项工作的带头人。

3\. 老年医生　老年医生阅历多、见识广、经验丰富，在思考的深度、判断能力和应对复杂问题的能力方面，都有较高水平，但也容易因循守旧、固执己见，对新生事物接受过程较慢，甚至持否定态度。另外，老年医生从业时间长，一般工作业绩大、成果多、职业自豪感较强。老年医生由于生理上的自然衰退，也会造成力不从心，甚至产生心理上的害怕，如害怕孤独等。

（二）护理人员的一般心理行为特征

在医疗实践工作中，医护人员是医疗的主体，起着主导作用。医护之间既有分工，又有合作，他们之间的关系是相互依存、互利共生的。医生、护士只有在工作中相互配合才能完成医疗行为。医生的主要工作是诊断与治疗，护士的主要工作是治疗与护理。人们常说“医生的嘴，护士的腿”。虽然有一定的道理，但是医护双方在整个医疗活动中都需要各司其职，相互支持才能提高整体医疗工作的质量。

护士的工作一般长期处于应激情境中，如长期三班倒，日常生活不规律；职业风险高、劳动强度大，医患关系紧张、患者对康复的期望高，职业获得感不高等，导致护理人员心理压力过大，容易出现职业倦怠。如果得不到及时的缓解，会造成护理人员心理健康状况的恶化，易出现疲劳、注意力涣散、注意力难以集中、心境恶劣、紧张等心理问题，还会在人际交往中出现挑剔、多疑、敏感、易激惹、冲动、控制力差等问题。

三、医疗行为

（一）医疗行为的概念

医疗行为（medical behavior）一般是指有医院或医务工作者参与，发生在医疗过程中或与诊疗护理患者直接、间接的各种活动。狭义的医疗行为是指医务人员通过检查，使用药物、器械及手术等方法，对疾病做出判断和消除疾病、缓解病情、改善功能、帮助患者恢复健康的活动。广义的医疗行为是指由医务人员参与的职业性的活动，一般包括：① 诊疗目的性医疗行为。即上述狭义的医疗行为，也是范围最广的一类医疗行为。② 不具治疗性医疗行为。例如，仅以美容为目的的整形手术、变性手术、非治疗性堕胎手术等。这些行为不仅不具有诊疗目的，甚至可能具有破坏目的。③ 实验性医疗行为。使用危险与疗效均属未知的新药物或新技术，其目的主要是为了医学进步，而诊疗目的居于次要地位。④ 侵袭性医疗行为。其检查、治疗过程可能会对人体造成一定危险的医疗行为。许多过去被用于治疗疾病的药物、检查或手术方法，随着经验及知识的积累，被发现并不都是对人体有益的。再者，医疗本身带有某种程度的侵害性质，已为医学界所接受。如果此侵害性质超过诊疗所能产生的利益，则这种行为就应属于侵袭性医疗行为。

医疗行为是人类社会各种行为中最特殊的一种行为。医学是为了维护人们的生命和健康而建立，医学的功效则是通过医疗的具体行为所表现的。医疗行为的主体是具有合法资质的医务人员，他们必须按照严格的医疗规范和行为准则工作，才能对求医者实施各种适当的诊断、治疗、护理、康复等行为手段。

（二）医疗行为的基本特征

医疗行业是责任大、事故多、变化复杂的高风险行业，患者的诊治过程是通过医务人员的具体行为完成的，医疗行为的正确与否关系着患者安全，不当的医疗行为与医疗差错和医疗事故有着密切的联系，也是医疗纠纷的导火索。医疗行为有崇高的职业要求，医生在执业活动中履行的是法定义务，他必须遵守法律、法规，遵守技术操作规范，并负有宣传卫生保健知识，对患者进行健康教育的义务。生命对每个人来说都只有一次，失去不可再来，这就决定着医务人员行使的是神圣的天职，医疗行为的一举一动都与患者健康生命有关。

医疗行为是医务人员诊断和治疗疾病的一切活动，其基本特征包括以下几点：

1. 指向健康的、有目的行为　其目的是为了有效地治疗和控制疾病，解除患者的痛苦，维护人的健康。

2. 具有公益性特征　按照社会公认的道德准则，人人都有权获得最基本的医疗服务以确保生存权的实现，即使就医者无力支付必需的费用。

3. 具有高度专业性的行为　医疗服务人员、服务流程、设备设施等均有很高的专业技术含量，并且是以复杂的社会人为服务对象，决定了医疗行为具有区别于其他行为的重要特征。

4. 以医方为主导的行为　医疗服务具有高度的专业性，而患者并不具备专业的医疗知识，不知道自己是否患病；患病了也不清楚是否应当寻求医疗服务；即使寻求了医疗服务，也不清楚该如何诊治，接受什么样的检查，服用何种药品。因此，患者需求往往是由医方所主导。

5. 行为手段有一定的程序和规范要求　由于同类或相似疾病不断重复出现，即使是不同疾病，其诊断治疗的基本程序也是类似的。相同的疾病的处理和同类的检查和治疗项目更是具有特定的规范。

6. 医疗行为的时间性和连续性较强　在医疗行为过程中，时间就是生命，在治疗与抢救患者过程中要分秒必争。接受患者就诊、病情观察与治疗要求连续不间断，医院必须提供 24 小时服务。

7. 行为结果的不确定性　由于医疗对象的个体化差异的客观存在，患者的病情复杂多样，因此医务人员对医疗行为结果的预料可能带有一定的主观臆测性。

（三）不规范医疗行为

医疗行为是医务人员的职业行为表现，医务人员会受到来自职业环境、人际关系及社会因素等多方面的影响，有可能出现偏离医疗初衷、治疗规范或行业准则的异常医疗行为。例如，有的医务人员受利益驱动而导致行为偏移，通过增加患者医疗服务项目或开具“大处方”获得继发性获益；有的医务人员出现职业倦怠现象，表现出退缩行为、工作不投入、对患者麻木不仁、消极懈怠等；有的医务人员因担心医疗风险，采取防御性或过度医疗行为；还有的医务人员违背医德医风要求，通过收红包、拿回扣获得经济利益等。

第三节　医患关系与医患沟通

医疗服务的对象是具有社会、心理和行为特征的患者，医疗过程与行为医学有着密切的关系。患者从患病到寻求治疗、康复的过程中，包括对疾病的感知、体验、归因、求治、医患沟通和接受治疗等行为。患者在求治的过程中与医护人员发生的人际关系，就是我们通常所说的医患关系。

一、医患关系

（一）医患关系的概念

医患关系（doctor-patient relationship）广泛存在于各级各类医疗活动中，它是医疗活动中的一种特殊人际关系，同一般的人际关系一样，也会受到人际吸引、交流技巧等因素的影响。医疗活动中的人际关系一般包括两个方面的内容：医务人员之间的关系和医务人员与患者之间的关系，后者通常被称为医患关系。广义上的医患关系，指的是医疗活动中以医务工作人员为主体的人群与以患者为中心的群体之间所形成的一种人际互动关系；狭义的医患关系主要指医生和患者个体之间在医疗活动中形成的人际互动关系。

医患关系本质上也是一种心理学关系，人际关系的变化和发展取决于交往双方社会需要的满足程度，那么医患关系的好与坏则取决于医患双方的心理满足程度。患者在诊治过程中，通过交流来满足自己的医疗保健需要，如果他能在这个过程中体验到积极快乐的情绪，就有利于建立良好的医患关系，反之则会影响医患关系。同样的，医护人员也有相应的需要要得到满足，如得到尊重、实施诊疗技术被认可等。如果医护人员的需求长期被忽略，也会影响到他们的情绪和动力，进而影响患者的需要，影响医患关系。

（二）医患关系的模式

医患关系模式是医学模式在人际关系中的体现，反映了医患交往在技术方面的关系，如表 12-1 所示。医患双方的在交往过程中所处的地位、所发挥的作用在不同的历史阶段是不一样的，同时还受到医患双方的医疗观念和自身修养等方面的影响。目前，大多数的研究中采用 Sxas T 和 Hohade M 对医患模式的分类：主动-被动型、指导-合作型和共同参与型。

表 12-1　医患关系模式及临床应用

模式	医护人员的作用	患者的作用	临床应用	模型的原型
主动-被动型	对患者做什么	被动接受（不能反应或无作用）	昏迷、休克、严重创伤等	父母-婴儿
指导-合作型	告诉患者做什么	合作者（服从）	急性感染过程等	父母-儿童
共同参与型	帮助患者自助	合作关系的参与者（利用医生的帮助）	大多数慢性疾病	成人-成人

1. 主动-被动型　主动-被动型（active-passive mode）模式建立在传统生物医学模式之上，历史较悠久。在医患交往中，医生是决定者，处于完全主动的地位，具有绝对的权威；而患者完全处于被动地位，听从医生的安排。这种模式主要适用于急性传染性疾病、昏迷、休克、手术或精神分裂症的患者。该模式多数情况下是单向作用而不是相互作用，患者是完全消极被动的，仅仅是接受者，所以医患之间并没有真正的互动。

2. 指导-合作型　指导-合作型（guidance-cooperation mode）是以生物-心理-社会医学模式及疾病治疗为指导思想的一种医患关系模式。医生仍然具有权威性，处于主动地位，但是患者有一定的参与权，可以提出疑问，同时还需配合医生执行治疗方案。可见，医患双方是合作关系，但双方的地位并不平等，发挥的作用也不同，类似于主角与配角的关系。医生的指导是权威性的，患者的合作是服从下的配合。该模式是目前临床工作中最为常见的医患关系模式。

3. 共同参与型 共同参与型(mutual-participation mode)是以生物心理社会医学模式和健康为中心的双向性医患关系模式，“医生帮助患者自我恢复”是其主要特征。该模式主要适用于慢性病的治疗过程，医患双方具有大致相等的主动性和权利，医患关系建立在平等地位上，双方为心理等位关系，共同协商医疗措施的实施过程，对治疗目标、方法及疗效一般都较为满意。

在日常的医疗实践活动中，医患之间的关系模式并不是固定不变的，而是取决于不同的疾病状况和医疗情境。随着患者病情的变化，医患关系模式会发生变化。如一个急性休克而入院治疗的患者，一般会按照主动-被动的模式进行治疗；然后，随着病情的好转，会逐渐转入指导-合作型的模式；最后，患者进入康复期，就需要以共同参与的模式进行指导。

专栏 12-1 护患关系

护患关系是指护理人员与患者之间通过护理活动所形成的一种帮助与被帮助的特殊人际关系。护理工作对于临床医疗工作有着非常重要的影响，处理好护患关系有利于提高临床护理质量，提升患者的治愈率，有助于患者早日康复，更有利于改善医患关系，避免医患冲突。尤其是 WHO 提出“21 世纪人人享有初级卫生保健的权利”，健康策略改变了，护理的内涵与范围也随之变化，护理工作与健康教育和健康促进有着密切关联，对于“健康中国战略”的实施也有着重要意义。1965 年 6 月，德国法兰克福大会修定的《护士伦理学国际法》规定，护士的任务有三个：① 建立有助于康复的、物理的、社会的和精神的环境；② 着重用教授和示范的方法预防疾病；③ 为个人、家庭和居民提供保健服务。

T. Sxas 和 M. Hohade 提出的三种医患关系模式同样适用于护患关系。

1. 主动-被动型(纯护理型) 是一种最常见的单向护患关系模式，强调护理人员的权威，忽视了患者的主观能动作用，患者的积极性无法调动。所以，对于这类全依赖型的患者，护士要加强责任心，勤巡视。

2. 指导-合作型(指引型) 以护患双方互动为前提，护患双方在护理活动中都应当是主动的，但护患之间并没有完全对等，其中以执行护士的意志为基础，患者仍处于消极配合的状态。目前，临床上大多采用这种模式，适用于一般患者，尤其是急性病患者。

3. 共同参与型(自护型) 这种模式的护患关系是双向的，是一种新型的平等合作的护患关系，其特点是“积极协助患者自护”。在该模式下护患双方的关系建立在平等的基础上，双方的心理为等位关系，护患双方共同探讨护理疾病的途径和方法，是深层次、高质量的现代护患关系模式。

在实际工作中，上述护患关系模式并不是一成不变的，由于患者的不同情况和病情发展程度，护患关系会由一种模式过渡到另外一种模式。随着医学模式的转变、健康策略的改变，患者的概念又被赋予了新的内涵。现在，国外文献中常用 client（服务对象）代替 patient（患者），这就意味着护理对象不仅仅是患有疾病的人，而且还包括享有保健服务的全人群，即护理的服务对象由健康人、正在寻求治疗的人以及治疗中的人三部分组成。

二、医患沟通

医患沟通指的是医患双方在医疗卫生保健服务过程中，以促使双方达成共识并建立信任关系，继而达到诊治疾病，恢复健康，促进医学发展为目的，进行的各种有效、全方位的沟通交流。其内容主要包括思想情感和医疗信息的沟通，可以说是既有信息的传递，又有情感的交流。

（一）医患沟通中的心理活动和行为

1. 认知交往　患者患病后会引起生理、心理方面的应激反应，影响患者的认知活动。同样，当医生面对就诊患者时，也会产生相应的认知活动。医患双方在认知方面的交往具有迫切性和互动性。患者在医疗活动中，感受性提高，迫切需要了解自己所患疾病的性质、后果以及相关治疗要求等方面的问题。医生也同样需要掌握患者的信息，从而做出全面正确的诊断，并制定相应治疗方案。医生应对患者的问题，进行耐心细致的回答，既能帮助消除患者的思想负担，也能增加患者的信任。

医患之间的认知交往还具有针对性、现实性。医患之间的认知交往主要是集中于对患者疾病诊治方面的问题，是针对现实问题的探讨。所以，医生在回答患者提出的认知问题时，要从解决实际困惑的角度出发，要有针对性，不能用晦涩、抽象的专业术语。由于医患双方在医疗知识水平上的不对等，因此医生要有耐心，反复讲解，逐步帮助患者加深对疾病的认识，逐步引导，激发患者的主观能动性，采取有利于治疗疾病的态度和行为。

2. 情感交往　患者在医患双方中作为“弱者”的一方，由于本身处于患病的痛苦之中，处于一种社会活动无法参与或被迫减少，信息接触少，生活圈子变得狭窄，生活处于难以满足的状态，处于劣势和相对被动的地位，因而情感需要会变得更加强烈。患者对别人如何看待自己变得更为敏感，自尊心比平时更易受到伤害。医患交往中，医生应当通过科学地诊治，满足患者的情感需要。

医患之间的情感交往要求医生必须尊重患者，尊重患者的人格、价值观和生活情感，要做到人文关怀，从情感上关怀和爱护患者。患者处于病痛之中，身体备受折磨，心理上更加需要得到支持。医生的关怀和爱护，对患者而言是一种情感满足。医生的关怀和爱护，不能只是表面的敷衍，而是要从情感、从实际真心关心患者，围绕着消除患者身心痛苦进行的交往，做到周密而严谨、细致而周到，体现出情感交往的真挚性、亲切性和实践性。

3. 意志交往　疾病的治疗过程也是患者为实现康复目的而进行的意志活动。患病之后，患者体验到痛苦和不适，心理上遇到挫折，处于痛苦之中。许多病患是由不良生活方式所引起，治疗疾病就要改变不良的生活方式，这也需要患者的意志努力。对于医生向患者说明病情，分析病情，制订治疗方案，同样需要医生的意志努力。医患之间的意志交往，医生应该利用丰富的专业知识，鼓励患者勇敢地面对病患，帮助患者摆脱意志消沉的状态，树立战胜疾病的坚强意志。

4. 行为交往　医疗活动中医患双方更多地体现出行为交往，医疗行为是社会生活中一种特殊的实践活动，广义上的医疗行为泛指一切促进人类健康和防治疾病的行为活动，而狭义上的医疗行为主要指的是医患之间的诊疗行为。前面所提到的患者的求医行为和遵医行为是与医疗活动中紧密联系在一起的行为活动。医患交往是建立在心理活动基础之上，经过言语和思想交往，付诸于诊疗行为的交往。

在医患行为交往中，医患双方对彼此的行为都有主体上的主观判断，一般情况下都是在自愿的基础上接受对方的行为影响。相对患者而言，医生一般处于主导、指导者的地位，会影响医患行为交往。所以，医生要更加注意自己的行为表现对患者的影响，尽量用科学正确的指导行为来服务患者。但是要注意的是，医生不能忽略患者的感受，将指导行为强加在患者身上，要遵循：① 坚持知情同意的原则；② 坚持有利于健康的原则；③ 坚持按规章制度办事的原则。

（二）医患交往的基本原则

医患关系中的医患双方都是特定的社会人，有自己的价值观、生活行为方式和道德准则。对患者而言，医生是提供医疗服务的一方，在医疗实践中具有支配地位，所以在医患交往中医生应更加积极主动，鼓励患者的主动和配合，建立和谐医患关系。

1. 指导与尊重相统一　医生由于具有丰富的医学知识、专业技术和相应的医学资源，成为医疗活动中的主导者，患者就显得处于相对弱势的状态，需要接受和服从医生的指导。患者在医疗实践中也不是完全被动的，患者的许多心理需要和体验都是在就诊过程中通过医生的医疗服务而获得。如果患者在医疗过程中，没有受到尊重，或者感到被疏远、被鄙视，那么患者就会产生消极、痛苦的体验，出现忧郁、不安，甚至对治疗产生抵触，影响疗效。

2. 理解与沟通相统一　医生在医疗活动中虽然处于相对主动的地位，但是医患之间并不是简单的支配与被支配的关系，还需要体现出患者的意愿。医患交往过程中，医生需要帮助患者对自身的疾病有更加清晰的认识，让其了解治疗的要求，从而使患者对治疗充满信心，能够主动地参与到治疗过程中。患者的积极参与，也能够为医生提供治疗疾病所需的更全面的信息。所以，只有医患双方增加理解，加强沟通，才能默契合作，共同战胜疾病。

3. 诊治与鼓励相结合　在医疗实践中，有不少医生眼中只有“疾病”而无“患者”。患者的主观能动性对治疗疾病有着非常重要的意义。疾病的治疗说到底需要落实到患者的执行上来，如果没有患者的参与和配合，疗效就无从谈起。所以，医生在诊治的同时，要学会激励和提高患者战胜疾病的信心，让其积极主动地参与到治疗中来。

激励患者也是医生的重要任务。良好的形象、业务素质、道德素质、心理素质、相应的语言艺术和治疗技巧等，能够提高患者对医生的信任度，促进患者参与到治疗中来。

4. 生理与心理相结合　对于非心理障碍的治疗，医生不能只局限于关注于躯体病患的治疗，还需要关注疾病给患者所带来的心理影响。人患病之后，不仅机体的生理功能会发生改变，而且认知、情绪、意志等心理活动也会发生变化，甚至产生心理问题。所以，医生在治疗中要身心兼顾，通过对患者心理问题的干预，改善心理健康水平，还能帮助患者更好地融入治疗，实现治疗疾病的目标。

三、医患关系的影响因素

（一）心理应激

对医患双方而言，医患交往都是一种心理应激。心理应激是一种心理上的应激状态，是影响医患关系最常见的因素之一。对患者而言，疾病本身就是一种心理应激源。在医疗过程中，患者接触不熟悉的医疗环境和陌生的医务工作人员，接受不得不做的检查与治疗，都可能产生心理应激并伴随发生较为强烈的负面情绪反应。

而对医务工作人员而言，医疗工作要求高、劳动强度大、工作风险大，加上社会、患者对于医生和医疗服务的期望越来越高，所以医务工作人员也常常处于心理应激状态。心理应激过强时会干扰或降低工作人员的工作热情，降低工作能力，继而产生更强的心理应激，造成恶性循环，从而加剧医患关系的紧张。

（二）医患冲突

从理论上来看，医患双方有着共同的目标——战胜疾病，本应相互协作，不应互相对立，但是现实中医患之间的冲突已严重影响到医患关系。这种冲突影响了患者与医生之间的信任感，使得本应和谐默契的协作关系变成互不信任、互相提防的紧张关系。造成医患冲突的常见原因一般有：① 医患双方在医疗活动中的地位不同，医患关系是不平衡的。现实中，医生多处于支配地位，患者易形成对医生的依赖心理，处于较为被动的地位；② 医患双方对对方的期望做出不适当的反应。医务人员希望患者有良好的遵医行为，能够有效地执行治疗方案，患者如果不遵医嘱，就会造成医务人员的不满；患者希望医务人员有高超的医疗技术，有高度的责任心，充分地重视自己的病情，并提供有效的治疗方案，如医务人员的表现与患者期望有差距时，患者就会产生抵触和不满的情绪。

（三）患者对医务工作的期望

每个患者都希望得到最好的医疗服务，希望能够尽快地治愈疾病，但是医疗条件和水平是受客观现实所制约的，医务工作人员的医疗活动也很难像工厂的流水线那样。另外，不同的患者对于医务人员的角色期望也是有差别的，一旦患者感到不能满足其角色期望时，就会对医患关系带来潜在的影响。周一思等(2011)对影响医患关系的因素进行的调查显示，患者认为沟通不佳是影响医患和谐的主要因素，其次是医疗技术水平问题、责任心差、医德医风不良和服务意识差。

思考题

1. 疾病是不是都可以治愈?
2. 谈谈你对医务人员的期望。

(四) 患者的信任度

医患关系是人际关系在医疗活动中的一种形式，信任是医患交往的重要基础。只有医患之间相互信任，才能有效地开展各种医疗活动。相反，如果医患之间毫无信任可言，那么患者就会讳疾忌医、导致遵医率下降。我们可以从医患两个方面来探讨如何提高医患之间的信任度。

1. 医务人员方面　主要包括医务人员的道德修养、技术水平、医德医风、个人素质和知名度等因素。一般认为医务人员的医疗技术水平是赢得患者信任的基础，但医务人员的品德素质往往起着决定性的作用。患者对医务人员的第一印象往往是受医务人员的服务态度和道德修养所影响，继而这个印象又会影响患者的求医行为和遵医行为。

2. 患者方面　主要是患者的心理因素和认知偏差。对医务人员的不信任主要表现在：怀疑医务人员的处置(如检查手段、疾病诊断、药方、治疗方案等)，挑选医生(如不信任年轻医生，点名要求某医生为自己看病，要求更换主管医生或要求转院等)，隐瞒病情，不遵医嘱等。患者对医务人员的不信任通常是客观存在的，信任的建立也是在医患双方的交往中得以逐步实现的，所以医务人员应客观地对待患者的不信任，理解患者因认知偏差所带来的信任问题，通过自己良好的医德医风和技术水平，赢得患者的信任。

(五) 医务人员的素质

1. 医务人员的心态　医务人员作为普通的社会成员，也会因自身的价值观念、思想修养和文化背景的不同而产生不同的心理状态。良好的心态有利于医务人员正确面对并处理医患交往中出现的问题，不良的心态就会导致不良行为，影响医患关系。医务人员常见的不良心态有：① 施恩心态。对待患者以恩人自居，混淆了医疗服务的关系；② 权威心态。认为自己具有专业知识，患者什么都不懂，应无条件按医务人员要求进行治疗；③ 探索心态。眼中只有疾病而无患者，把患者看作是自己施展业务能力的对象，缺乏同情和关心；④ 谋生心态。眼中只有经济效益而无社会效益，得过且过，不思进取。

2. 医务人员的心理素质　医务人员要注意提升自己的心理素质。只有具有较强的心理素质，提升自我控制能力，才有利于保持稳定的情绪，不把个人工作、生活中的不愉快发泄到患者身上，这不仅是医务人员的职业道德要求，也是医务人员保持身心健康的重要途径。医务人员良好的性格特征，如诚恳、热情、开朗、认真负责、果敢、沉着冷静、严谨等特征，将有利于医患交往，有利于维护个人身心健康，有利于提高医疗服务质量。

3. 医务人员的业务素质　医务工作的服务对象是患者的生命与健康，具有较高的专业性。医务人员的技术专业性是通过其所获得的社会地位来体现的，而社会地位是医务人员用自身所接受的技术训练程度和实际工作能力获得的。医务人员往往被视为人类健康的象征性代表，对其业务素质的期望被大大提高，人们对医务人员的敬畏也是来源于此。

另外，卫生体制机制建设、医疗单位管理制度、社会环境等也会对医患关系造成影响。总之，影响医患关系的因素是复杂的、综合的。

第四节　医患危机及其防范

随着人民生活水平的提高，人们对医疗卫生事业发展的要求也越来越高。但是，由于医疗技术水平的局限、医疗服务发展相对缓慢等因素的影响，医疗卫生事业的发展还难以完全满足人们的期望。近年来，医患冲突、医患纠纷、暴力伤医等成为反映医患关系的“代名词”，医患矛盾突出，医患危机成为社会关注的热点问题。

一、医患危机

（一）医患危机的概念

C. F. Hermann 认为，危机是一种形势，在这种形势下，决策者的根本目标受到威胁，做出反应的时间有限，形势的发生出乎决策者的意料。医患危机实际上就是医务人员在医疗服务中面临的由于医疗事故或医疗意外等引起的各种突发的、不确定性的事件，常常会造成医患双方的信任危机，妨碍正常医疗工作，影响患者的健康权益，甚至造成一定的社会影响。在常见的研究报道中，医患危机主要表现为医患纠纷、医患冲突或暴力伤害事件等。

1. 医患冲突　医患冲突是指医患双方在诊疗护理过程中，为了自身利益，对某些医疗行为、方法、态度及后果等存在认识、理解上的分歧，以致侵犯对方合法权益的行为。根据冲突的表现形式和激化程度，可以将医患冲突分为纠纷性冲突与非纠纷性冲突，纠纷性冲突是非纠纷性冲突进一步激化的结果，又可称为“医患纠纷”。所谓非纠纷性冲突指尚处于情感、心理、观念阶段而没有任何行为表现的医患冲突。医患冲突一般具有突发性、直接性和复杂性等特征。

2. 医患纠纷　医患纠纷一般指医患双方对医疗后果及其原因的认定存在分歧，引起争议并按照法定程序解决的事件。广义上来说，凡是医疗过程中医患双方在医疗服务上存在的争议或分歧，主要表现为患者及其家属对医疗过程不满意，认为其权益(生命权、健康权、知情权等)受到侵害，要求相关医疗机构、卫生行政部门或司法机关追究责任，或获得赔偿损失的事件，都可以称为医患纠纷。

医患纠纷可以分为医源性和非医源性两类。医源性纠纷指的是因为医疗提供方的原因而引发的纠纷。有的是因为医疗机构或医务人员在医疗服务过程中存在医疗过失行为，造成医疗事故或医疗差错；有的是由于医务人员责任感不强、缺乏同理心、医疗管理混乱等带来医疗服务上的缺陷，使得患者就医感受较差。非医源性纠纷是由于患者缺乏医学常识、不熟悉医疗管理规律、不能准确理解医疗要求等造成的认为医务人员侵害其合法权益所引起的医患纠纷。

(二) 医患危机的影响因素

造成医患危机的因素主要是医患之间的信任危机，所有造成医患关系紧张或者是医患沟通不畅的因素，都有可能引发医患危机。这里主要从提供医疗卫生服务的主体的角度探讨引起医患危机的诊疗行为方面的因素。

1. 医疗技术水平　“有时去治愈，常常去帮助，总是去安慰。”现如今，人类虽然在医疗科学技术上取得了许多前所未有的突破，但是我们必须承认和面对医疗技术的局限性。医疗技术的诊治效果难以完全达到患者对“完全康复”的期待。另外，由于医务人员疗技术水平可能带来误诊误治，往往会给患者及其家庭带来伤害和负担，造成医患关系紧张，在一定程度上也影响了医务人员形象。客观上，患者病情的个体差异性和复杂性、诊疗技术手段和设备、实践经验等也会影响医务人员的诊治。相对客观因素而言，部分医生由于责任心不强、工作方式简单粗糙、自我学习提升要求不高等主观因素更需要医务人员加强重视。

2. 防御性医疗行为　防御性医疗行为指的是医务人员在医疗服务过程中为了减少风险、保护自我而实施的偏离规范化医疗服务准则的医疗行为。例如，医生担心误诊漏诊，对患者病情缺乏必要的分析，一味让患者进行各种检查、会诊，进行“撒网式”检查等。防御性医疗行为会增加患者的负担，有时不但对治疗无益，甚至还会贻误或加重患者病情。防御性医疗行为反映出的就是医患之间的信任危机。医生出于自我保护，担心发生医疗风险后被卷入医疗纠纷是其主要原因，这种自我保护意识、忧患意识会因为紧张的医患关系形势而不断增加。

3. 过度医疗行为　过度医疗行为指的是医疗机构提供了超出个体或社会医疗保健实践需求的医疗服务。与防御性医疗行为相比，这类行为主要是由于医院或医生出于经济利益而形成的趋利性行为，表现为过度用药、过度检查等贯穿于诊治过程的过度医疗。让患者做不必要检查和治疗，既增加了患者的经济负担，影响正常诊治，也造成了医疗资源的浪费。患者会因此对医疗服务产生质疑，尤其是对医疗服务价格的可靠性、可感知性和保证性产生疑问，继而与医生之间产生隔阂或对立，造成医患关系紧张。

4. 医务人员的医德医风　医生的医德医风对医疗效果和患者的身心健康有

着重要影响。部分医务人员服务态度不端正、职业素养不高、缺乏同理心等现象时有表现，有的医务人员服务态度生、硬、冷，拿“回扣”，收“红包”，对患者的痛楚缺乏理解和耐心；有的医务人员接待患者漫不经心，在诊疗过程中以追求利益为主，对医学的初衷认识模糊，将医疗行为与经济利益挂钩，导致医德滑坡有所蔓延。另外，患者也会有花钱看病、花钱买服务的偏颇认识，造成医患双方心理隔阂加深。

二、医患危机的防范

医患危机会妨碍医疗工作正常开展，影响患者健康权益，甚至影响社会稳定，部分医务人员甚至有处处防范患者的心态，为此正确对待医患危机，建立良好的医患关系，具有非常重要的现实意义。就医务人员而言，规范诊疗行为、加强医患沟通是防范医患危机的重要措施和保证。

1. 规范诊疗行为　医生是医学活动的主体，医生职业发展及其价值实现是医学发展的必由之路。医务人员应自觉加强学习，注重职业道德修养，不断规范诊疗行为，提高诊疗水平和服务质量。规范诊疗行为的基础是不断提升医务人员专业素质，遵循循证医学，在诊疗过程中坚持科学规范、合理适度和承受性原则，提供科学、经济、高效的医疗服务。

2. “病”与“人”相结合　随着现代新型医学模式的建立和发展，人们的健康理念发生了改变，关于疾病的治疗也逐步从“以疾病为中心”的纯生物学观点转向“以患者为中心”的以人为本的观点，改善患者就医感受，最大限度地提高患者的生命治疗，提升患者生活质量已成为医疗卫生服务的重点。医务人员应坚持心身和社会统一的整体观点，从生物、心理、社会和发展等多方面考虑患者的发病病因、发病机制、临床表现和治疗策略。当发生医患危机时，医务人员需在以人为本和整体思想的指导下，充分了解患者在生物、心理、社会和发展等方面的要求，进行多层次的沟通。

3. 科学谨慎地解释引导　医患双方对于疾病的认识是不对等的，对于疾病的痛苦感受也不一样。一般来说，患者对疾病的痛苦和不适有直接体验，但其缺乏专业的医学知识，这就要求医务人员在进行专业治疗的同时，学会换位思考，耐心倾听，真诚地理解患者的痛楚，促进相互理解。医务人员应坚持科学态度，尊重客观事实，谨慎解释患者病情，不夸大、不妄议、不做无原则的承诺，尽量用通俗易懂、简单有效的方式给予说明。对情绪激动、行为冲动的患者，要真诚耐心，详尽细致地进行解释。医患双方应共同努力，消除医患关系紧张。

4. “德”与“法”的统一　医患危机是医患沟通中的非正常情形，医务人员要正确认识患者及其家属的激动情绪和行为，不能避而不见或刺激对方的情绪，激化矛盾。尽量在患方情绪比较稳定或医患双方能够理性商讨时，创建沟通的良好氛围，理性分析，真诚沟通，依法应对处理，保护医患双方的合法权益，维护医疗秩序，保障医疗安全。2018 年 6 月，国家出台的《医疗纠纷预防和处理条例》明确了医疗纠纷的风险防控管理，规定了医疗纠纷解决途径，规范了诉讼前的医疗损害鉴定活动，加强了医疗质量安全的管理，对构建和谐医患关系具有重要意义。

专栏 12-2 成为好医生的十二条指导原则——澳大利亚 John Murtagh 全科病案研究

第一条：培养自己友善沟通的能力。掌握和善用友善的沟通技术，是构建和谐医患关系的基石。

第二条：询问正确的问题。询问问题，重要的是从一开始就要给患者建立真实的进程，并询问自己一个问题，如“这个患者找我，是想要告诉我什么？”而不是向患者打招呼“我能帮什么忙？”

第三条：机敏和善于观察。就是医生从躯体（器官）方面和社会心理方面机敏地“审视”患者的能力。

第四条：培养最高尚的道德和职业标准。

第五条：采用“保险”的诊断策略。医生在进行疾病诊治时，应该建立高度自觉的“怀疑”思路，尽量保障医疗安全。

第六条：发展支持性网络。医生应当积极发展丰富工作网络，为医疗工作提供支持。

第七条：开发自己的管理指南。在教科书的指南基础上，制定出适合自己的指导原则。

第八条：掌握基本的治疗方法。

第九条：掌握基本的处理技术。

第十条：准备好基本的急救措施。

第十一条：掌握特定服务的专门技能。针对需要特定服务的人群，医生要制定和遵守明确的符合伦理的原则。

第十二条：了解自己，了解自己的局限性。

阅读一 医生说的，为何患者听不懂？

Andrew McDonald 说，医生与患者在讨论与健康相关的严肃话题时，应当选用一种双方均能理解的语言来沟通。他通过几个术语证实了上面的观点，这些术语是肿瘤科医生和患者讨论肿瘤的治疗方案时经常用到的。

1. 肿瘤幸存者 (cancer survivor)

患者的理解是：肿瘤已经治愈了。

医生的实际意思是：这个人从诊断为癌症以后五年内还会活着。

2. 肿瘤缓解期(remission)

患者的理解是：虽然肿瘤没有治愈，但是它在以后很长一段时间内不会再出现了。

医生的实际意思是：目前我们暂时没有发现肿瘤进展的证据。

3. 良性肿瘤 (benign tumour)

患者的理解是:虽然这不是什么好消息,但是这个肿瘤不会危害我的生命。

医生的实际意思是:在你体内,有一团组织在不受控制地生长,但是它不会转移。

4. 恶性肿瘤 (malignant tumour)

患者的理解是:这是坏消息,它会危害我的生命。

医生的实际意思是:这个肿瘤会转移。根据肿瘤的分期与病理类型,有的恶性肿瘤可能是坏消息,甚至可能危及到你的生命;有的或许也没有那么糟糕。

5. 转移(metastasis)

患者的理解是:尽管我没有特别明白,但这肯定是个非常可怕的事情。

医生的实际意思是:这个肿瘤不仅可以侵犯临近组织,还可以通过循环系统转移到全身其他脏器。如果它已经转移了,那么这的确是一个坏消息。

6. 无法治愈 (incurable)

患者的理解是:这代表我到了生命的终点站。

医生的实际意思是:我们无法治愈它,但是根据肿瘤的分期和类型,我们采取相应治疗后,或许可以在相当长的一段时间内控制病情。

7. 终末期(terminal)

患者的理解是:我的人生要谢幕了。

医生的实际意思是:这意味着你最多能活六个月。

8. 缓和医疗(palliative)

患者的理解是:死亡到来之前,医生想做的只是让我舒服一些,他们帮我把枕头弄舒服一些,然后给我维持生命的葡萄糖和减缓疼痛的吗啡。

医生的实际意思是:在死亡面前,我们仍会提供治疗,必要时可能会来一剂“猛药”。

资料来源:《英国医学杂志中文版》,2017 年 10 月第 20 卷第 10 期。

阅读二　慢性病自我管理模式

慢性病保健模式(chronic care model,CCM)是 Wagner 于 1998 年提出的一套针对慢性病进行全面系统管理的方法,由六个核心要素组成。

1. 自我管理支持。患者是其疾病的管理者,卫生保健人员通过帮助其设定目标,制定行动计划,组织内部和社区卫生资源为患者提供持续性自我管理支持。

2. 保健系统的设计。明确规范慢性病管理队成员的角色、功能及任务,提供个案管理和跨文化照护,定期随访,提供有效、可及的卫生服务。

3. 决策支持。将循证指南应用于日常临床实践中,采用该领域权威人士教育方法,把专业知识纳入初级保健中,在促进临床照护的同时也注重符合科学证据和关注患者的偏好。

4. 临床信息系统。采用电子信息系统,及时提醒患者和医务人员,识别需要进行管理的群组,提供个性化的保健计划等,及时反馈信息,监测慢性病管理团队工作质量。

5. 卫生保健组织。采取有效的策略促进组织全面改进,并提供各种资源以支持慢性病管理和实践改善,逐步变被动的慢性病保健服务为主动采取慢性病预防措施的保健服务模式。

6. 社区资源和政策。鼓励患者参与有效的社区活动,调动社区资源,满足患者的需求。

该模式还提出成功的慢性病保健模式关键在于需要“知情、主动参与的患者”和“有充分准备、主动服务的团队”之间展开“有效互动”,通过给予适当培训和临床健康团队的支持,许多患者能够成为疾病的良好管理者。

资料来源:孔淑贞、蒋文慧,《慢性病自我管理理论模式及其应用研究进展》,《护理研究》,2013 年第 27 期。

(吴金庭)

第十二章习题及答案

第十三章　健康相关行为评估

案例 13-1　健康相关行为评估助科学量刑一臂之力

李某，16 岁，初中辍学后在一家工厂做仓库管理员。他因多次使用弹弓击碎过往汽车的挡风玻璃被法院起诉。该案审理期间，法官委托具有职业资质的机构对李某进行健康相关行为评估。

原来，一年前李某遭遇车祸，肇事司机逃逸，他因此一直心存怨恨，此后开始报复司机这个群体。他这样陈述自己的感受："事后先有一阵快感，随后又有些后怕。"庭审时，评估师宣读了健康相关行为评估报告："被告人李某，自幼辍学，法律意识淡薄，生活管束少，染上了打架、喝酒等不良习性。这些经历让被告人感到生活不公，无法冷静应对不公平事件。李某倾向胆汁质气质类型，情绪不稳定，遇事易冲动……"

最终，法庭依据我国《刑法》第 17 条规定"已满 14 周岁不满 18 周岁的未成年人犯罪，应当从轻或减轻处罚"酌情考量，从轻处罚该未成年人犯罪行为，给予李某一次改过自新的机会。

思考题

1. 李某存在哪些心理与行为问题？
2. 异常心理产生的原因是什么？
3. 健康相关行为评估在科学量刑中发挥什么作用？

健康相关行为是影响健康和导致疾病的关键因素。WHO 于 1992 年发布的一份报告指出，全球大约有 60%的死亡与不良的行为生活方式有关，我国与行为生活方式相关的死亡占总数 47%。从各国疾病控制的历史看，大致经历了三个阶段：第一阶段为控制传染病传播；第二阶段为改善个人卫生阶段，实现疾病的三级预防；第三阶段为改变行为生活方式阶段，主要靠改变人们不利于健康的行为生活方式，来促进和维护人的身心健康，预防慢性非传染性疾病的发生。从这角度来讲，健康相关行为测量与评估是健康状况测评和疾病预防的首要一步。

人类心理、行为现象及其一般规律的研究，其内容非常丰富，在基础研究领域，涉及认知的基本过程和行为的基本规律，即心理现象的理论和行为的本质问题；在应用研究领域，利用心理与行为活动的规律，解决科学实践中的应用问题。对人类行为现象和规律的研究，主要有四个目标：① 描述行为；② 解释行为；③ 预测行为；④ 明确行为的起因和控制行为。上述目标需要通过观察、实验、测验、调查等不同方法来实现，而健康相关行为评估是最基本的方法。本章重点介绍健康相关行为评估的基本知识。

第一节 健康相关行为评估的概念

一、健康相关行为评估的基本概念

在医院就诊时，通常要对患者的一些生理指标（如血压、血细胞数、尿蛋白含量等）进行测量，以判定躯体是否健康。人的行为极其复杂，而且会随着时间和个体身体状况的不断变化而变化，因此对人的行为进行科学、全面、准确的判定是比较困难的。但人的行为表现和生理现象同样是客观事物存在的一种现象，也应和人的生理现象一样可以进行测量，可以进行量化分析。

健康相关行为评估（health-related behavioral assessment）是依据行为医学的理论和方法，对人的行为表现进行全面、客观、标准化的观察与测量。健康相关行为评估泛指运用行为学理论和多种行为测量方法所获得的信息，对个体行为现象做全面、系统、客观的描述、评价、鉴定和诊断的过程。健康相关行为评估是对行为问题客观、全面地观察与测量，为行为诊断提供必要的依据。

健康相关行为评估非常重视行为功能的评估，强调对行为进行系统性的分析和干预，关注个体生活方式、社会层面和生态因素的改变等，重视行为发生和维持条件的过程，以及对因果关系的判定。因此，健康相关行为评估有时又称“行为分析”或“功能性健康相关行为评估”。

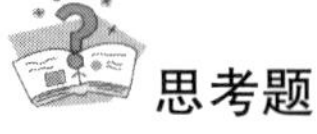
思考题

健康相关行为评估与心理评估在概念和理论上有哪些异同？

二、健康相关行为评估的理论基础

心理学家指出,“凡物之存在必有其数量”(Thorndike,1918),“凡有数量的东西都可以测量”(McCall,1922)。人类行为表现就像物理、生理现象一样,也是客观事物存在的一种现象。外在行为具有一定的可观察性和可测量性,而内在心理活动则很难被测量。行为显露于外,很容易把握,行为的可观察性和可测量性为健康相关行为评估提供了信息基础。

每一种健康相关行为评估、心理动力学评估、生物学评估的体系都是基于一系列基本假设,这些基本假设影响到所用的评估工具及其所关注和应用的对象群体,还影响到获取数据的类型、推论及基于这些推论的干预方法等。健康相关行为评估的有关假设如表 13-1 所示。

表 13-1　健康相关行为评估的有关假设

假　设	内　容
社会-环境起因模型	行为的决定因素是社会环境事件,特别是与行为障碍的社会学习模式密切相关的那些现象。这些决定因素包括社会或非社会性的事件、情境背景、学习、联想、体验等
个人-环境相互作用模型	人和环境是相互作用、相互影响的
决定因素的暂时临近性	决定因素与目标行为暂时的紧密关系,认为当前的事件而非历史事件,更能解释行为的变化
情境决定的行为变异	与互惠决定论密切相关的假设是行为变异可以由先前的情境因素来解释,即先前的环境刺激相当于诱发刺激,或者相当于辨别刺激
多种起因和个体差异	任何行为和行为问题都受到多种起因以及它们之间的相互作用的影响。这一假设认为在单一起因模型中解释行为变异是不能令人满意的,需考虑多种起因及其相互作用的介入

三、健康相关行为评估的应用领域

健康相关行为评估现已广泛应用于医学、神经生物学、教育学、心理学及行为科学密切相关的其他应用学科的科学研究和实践工作中,如脑科学对学习、记忆、认知的研究,已普遍采用了认知行为学评估技术。在医学领域,健康相关行为评估可以描述个体健康和疾病状况的有关特征;可以作为科研方法选择不同行为特征的标准患者,研究或寻找各类疾病的行为特征性表现;可以从疾病的行为表现和精神病理学水平协助临床诊断和治疗;可以评估心理行为发育水平及不良行为、病理性行为的特征,为行为干预、行为治疗措施制定提供依据。

健康相关行为评估是对人的行为问题进行客观、全面的观察与测量,是对行为进行比较、鉴别和评估，是对个体或群体行为的发生、发展和转归形成假说，为选择行为的干预策略、制定干预计划提供必要的依据。

四、健康相关行为评估的基本程序

（一）识别、确定目标行为

根据实际所提出的问题，确定观察测量的行为，即确定"待诊行为"。比如，要研究儿童的攻击行为，就要确定攻击行为的概念、种类、发生频率、发生时间等，以儿童的攻击行为作为研究的目标行为。目标行为的确定对行为诊断具有决定性意义，其实质是根据经验和理论而对将要研究的问题进行的一种主观行为取样。只有恰当确定目标行为，才能得出可靠的结果。

（二）获取行为信息

行为信息的获取是根据确定的目标行为，采取一定的方法和技术，如行为访谈、行为观察、心理测验、量表评定等，观察记录行为的变化，以此作为健康相关行为评估的基本资料。获取行为信息的方法有直接法和间接法两种。直接法是在无外在行为干预条件下直接获取有关行为信息的方法，间接法是在人为模拟客观情境之后再观察其行为的方法。

（三）所获信息的处理与分析

当获取了大量的行为信息后，按照一定的理论模式和要求，进行系统归类、比较、统计整理、分析表达，以便对所获取的信息有一个全面、系统、明晰的了解。在此基础上，进一步对获取的信息的科学性、可信性、准确性等做出客观评价。

（四）诊断决策

诊断决策是根据第三步获得的印象，采取不同的方法和技术，对行为问题做出"正常"或"异常"，及问题严重程度等的决断，从而做出诊断，进而制订干预计划、干预策略等。

第二节　健康行为测量与评估的方法

近年来，健康相关行为测量与评估取得了很大的进展，出现了许多方法。这里主要介绍行为访谈、行为观察、自我监控、生理心理测量和心理行为测量五种方法。

一、行为访谈

行为访谈是评定者通过与来访者有目的地交谈来收集有关对方心理特征与行为的数据资料的方法。行为访谈是在行为评定者与来访者之间建立起来目标直接、目的明确的联系过程，是健康相关行为评估的第一步。

（一）行为访谈的目标

一般来说，行为访谈有以下三个基本目标：

1. 搜集来访者信息。

2. 获取做出诊断或其他重要决定的必要资料。

3. 与来访者建立联系，以便于后续评估和干预。

(二) 行为访谈的内容

行为访谈的内容包括一般资料、异常行为的主诉、来访者现病史、个人史和家族史等。

1. 一般资料　包括来访者姓名、性别、出生年月、文化程度、学习或工作情况等。病史提供者的姓名、与来访者的关系、对来访者的了解程度、所提供病史的可靠性和联系方式等。

2. 异常行为的主诉　由来访者或陪诊者主动提出的、要求解决的最主要行为问题及持续时间。

3. 行为现病史　诊断的关键资料，重点了解以下问题：

(1) 异常行为的发生形式；

(2) 异常行为的表现；

(3) 异常行为发生的时间与持续时长；

(4) 可能的原因或诱因；

(5) 过去求助的情况；

(6) 异常行为发生前后的日记、绘画、作业本、成绩单及周围人的评语等都有参考价值。

4. 个人史　包括来访者生长发育史、成长情况、家庭情况、家庭成员间的关系、个人在家庭中的地位、个人爱好、学习情况、人际交往情况、性格及健康史等。

5. 家族史　包括来访者父母双系三代家庭成员的健康状况，有无家族精神病史和行为障碍史，父母的性格特点，家庭氛围，父母的养育态度与方式，父母关系，与兄弟姐妹和祖父母关系，家庭生活事件等。

(三) 行为访谈的类型与特征

依据访谈的结构化程度分类，可以分为结构化访谈、非结构化访谈和半结构化访谈。

1. 结构化访谈(structured interview)　结构化访谈又称为标准化访谈，这种访谈按照预先确定的统一的标准程序进行。访谈中询问哪些内容，按照什么顺序提问，使用怎样的句子提问都应依据访谈的提纲或手册进行。访谈者需严格按照程序，不应随意调整顺序或对某些问题做解释。结构化访谈的优点在于它使用标准化程序，不同的访谈者只要经过适当的培训，其进行的访谈方式和获得的访谈结果应该是具有可比性的。此外，结构化访谈常常可积累信度、效度方面的证据，使用这样的访谈有助于确定访谈结果的可靠性。

2. 非结构化访谈(unstructured interview)　非结构化访谈又称为非标准化访谈，这种访谈需要预先确定访谈的主题或大纲，但无需确定严格的提问方式和程序。与结构化访谈不同,这种访谈弹性大,访谈者具有更多的自主性,可以根据访谈中的具体情况来调整如何提问、追问等。非结构化访谈的优点也正是它的灵活性,访谈者能够根据访谈中收集的信息省略一些不需要询问的内容,由此提高了访谈的效率,也能够对访谈中特殊的地方进行深入探讨。实际上,完全非结构化的访谈在临床评估上也是很少的。通常访谈者都会预先有所设计。

3. 半结构化访谈(semi-structured interview) 半结构化访谈也是常用的访谈方式。它有预先确定的访谈提纲,但询问的方式和顺序可以灵活进行,因此可以说是介于结构化访谈和非结构化访谈之间。

(四) 行为访谈的技巧

行为访谈是行为评定者与来访者之间进行的有意识、目的明确的交谈,它是经过深思熟虑和做好计划的过程,访谈综合了评定者的经验、判断、技术、知识和个人风格。有效的访谈需要对来访者有关行为的信息进行全面的了解,这就需要评定者具备一定的沟通技巧和相关的知识背景,同时需要具有良好的个人素质并尽快获得来访者的信任,以减轻其焦虑,使其逐渐建立自信心和解决问题的能力,如表 13-2 所示。

表 13-2 常见的沟通技巧

技巧	内 容
倾听	通过言语和非言语反馈,让来访者知道评定者在认真听他或她的诉说
回应	重复来访者的关键词和短语
细节	来访者对自己思想和情感详细丰富的描述
澄清	评定者和来访者都要澄清某些叙述,使谈话的内容清晰和准确
共情	评定者对来访者思想和情感的认可和积极的反应
对质	可直截了当地询问或陈述以获得更真实的答案和解释,或解决明显的矛盾
解释	评定者对来访者的解释和启发,使来访者了解其问题所在以及他们自己的行为可能构成的影响,增加来访者对自己行为的洞察力
沉默	给来访者一定时间进行反省、整理思绪和恢复平静,以便讲出更多内容
总结	对访谈内容的浓缩、概括和解释

二、行为观察

对任何事物的研究都离不开观察和实验,对行为的研究也不例外。事实上,行为观察是行为研究的最基本的方式,在行为会谈和行为实验中都需要观察。行为观察是指对人类行为直接进行记录或监控、描述和分类。例如,在一个操场上对儿童孤独行为的研究,对一个紧张症患者实施全天候行为监控,在新设计的工作环境中对职员绩效进行观察。

（一）行为观察的内容

行为观察中，主要观察对象的姿势、动作、表情、言语等方面，记录这些行为的发生频率和发生强度。同时，记录那些可能诱发和维持该行为的情境变量，如时间、地点、人物、诱发事件等。这种对行为和情境都予以重视的双重模式使人们对问题行为发生情境的前因和后果都有所了解。行为观察可以在行为发生的自然情景中（如家、工作场所、学校、路途等）进行，也可以在观察者的办公室或实验室等人工模拟情境中进行。不仅如此，行为观察者也不限于受过专业训练的评定者，还可以是日常生活中来访者最常接触到的人（如家庭成员、老师、同事、护理人员等）。

（二）行为观察的步骤和方法

1. *确定待观察的行为*　不论是在什么地方或是由谁来观察，恰当地选择目标行为并使之便于观察才是最关键的。在选择待观察的目标行为时，所做的每一步都必须保证观察者可以对行为进行直接观察而无需借助其他信息做推断。因而，喊叫、踢打、敲击、推拉等行为是易于观察的，而对“愤怒”这一行为的观察相比之下就困难得多。与此相似，课堂上讲话、擅自离座、坐立不安等行为是可以观察和评估的，而“注意力不集中”则显然太抽象，难以评估。总之，只有当两个观察者评估同一行为，其评分者一致性信度较高时，行为和背景变量的评估才具有可操作性，可靠性较高。同时，在选择和确定待观察的行为过程中，应该注意测评的灵活有效性，因为行为观察不是呆板地针对表面行为的测评。

2. *选择获得数据的方法*　一旦待观察的行为得到确定，接下来就要确定该如何进行观察，也即确定获得观察数据的策略。很显然，不可能对所有情境下的一切行为都进行全程观察，必须采用恰当的策略，以最小的代价使行为观察得到所需的信息，同时其代表性、敏感度及信度又能达到最佳水平。行为分析技术已经发展出不同的观察、编码和记录目标行为的方法，其中最常用的是按照对行为的不同取样方式区分的两种方法，即“时间取样观察”（interval recording）和“事件取样观察”（event recording），如表 13-3 所示。

表 13-3　时间取样观察与事件取样观察

方法	时间取样观察	事件取样观察
定义	在一定时间内对行为进行观察并对其中的各种行为表现做全面的记录	对某种与研究目的直接有关的，且预先确定了的行为进行观察与记录
时机	可以随机进行，也可以在可能发生典型行为表现的时间段内进行	在观察期内零散发生的每一个目标行为
适宜	在特定时间内的所有行为，但更为常用的是限定的特定行为，如语言、运动、人际行为或攻击行为等	如打击、咒骂、谈话、吸烟等行为观察
不足	涉及一个短期观察时间的分配问题，如何分配则主要视观察性质和目的而定	没有提供有关环境或对行为的反应等信息，对行为进行功能分析则比较困难

3. 确定行为观察的地点　一旦确认了目标行为并选择好收集和记录数据的取样方法，下一步涉及观察的地点，大致有两类：在自然情境下观察的自然观察(naturalistic observation)和在临床现场或实验室等可控情境下观察的模拟观察(analog observation)，如表13-4所示。

表13-4　自然观察与模拟观察的比较

方法	自然观察	模拟观察
定义	直接取自行为实际发生的自然场所，研究者在不加控制的情况下对人的行为进行观察	可以控制背景因素，并针对这些因素对目标行为产生的影响做系统观察和记录
场所	学校、家庭、工作场所等	所有的模拟观察场所都必须定式化
适宜	得到的信息具有较高的生态学效度	保证对目标行为以及行为各控制变量作用的测评具有可接受的测评信度，相对较经济
不足	观察者或其他记录方式(如录音、录像设备等)的出现将不可避免地影响被观察者的行为，费用往往较高，不能预测观察单元内被观察行为是否一定出现	易于出现观察的反应性效用，事实上在临床现场或实验室均无法准确再现目标行为发生的很多重要场景

三、自我监控

自我监控是来访者按要求在目标行为出现时对自己的行为进行观察和记录的过程。自我监控主要是记录行为发生的频度和程度，对来访者的自主性要求较高。这种健康相关行为评估法与访谈、问卷调查等方法不同，它不是要来访者对事先设计好的项目做等级评定或判断(如你感觉焦虑的程度有多高、上个月你经历了多少次应激事件等)。在行为发生频率相对较低且观察者无法对被试进行全天候观测的个案中，自我监控法对获得待评估行为以及行为发生的场所等信息特别有用。例如，自我监控法可以有效地运用于评估诸如来访者吸烟的频率、酒精的摄入量、花在学习上的时间以及其他类似行为等方面。近期，自我监控的应用还扩展至对来访者负性思维的观察和记录上，特别是在对焦虑和抑郁等健康相关行为评估中，该方法更是得到广泛运用。

与其他健康相关行为评估法一样，自我监控过程中目标行为及其环境变量都要事先确定清楚，这样才能保证来访者易于对他们的行为做准确的观察和记录。然而，即使目标行为已经界定清晰，评定者也应意识到来访者可能会刻意隐瞒行为记录，他们会装好或者装坏以使他们的问题看上去比实际上更好或更差。通常可以通过比较来访者自我监控记录与其实际状况的差异来判断是否存在此种反应偏差(如只有很少的热量摄入记录的同时体重又在不断地增加)。可以看出自我监控是基于事件取样的,也就是说,来访者以行为的发生而不是以时间为单位对行为(如吸烟、饮酒、进食等)进行观察和记录。自我监控要求来访者对自己的行为做记录,提高了来访者对那些可能影响其行为的环境因素的意识,因而对制定出有效的治疗方案十分有利。

四、生理心理测量

健康相关行为评估不仅指外显行为的测量也包括生理心理测量,或者说测量个体对外在情境的生理心理反应。人的生理活动可以视为一种内脏行为或自主行为,通常大部分不能直接被观察到,临床上借助各种生理学检查手段或仪器,将生理过程以数据或曲线、图像显示出来,从而发现问题在什么地方。心理生理学家研究身体的反应或反射活动,这些反应或反射活动是由自主神经系统的交感和副交感神经控制的,它们包括心跳、血压、呼吸、皮肤电阻、肌肉紧张和皮肤电等活动。这些生理反应机制的变化提供了有关个体心理适应功能的重要信息。

生理心理学的一个基本原则认为,社会的、行为的、认知的和情绪的反应与生理过程密切相关。从这个意义上说,生理心理测量是对人心理方面功能测评的自然延伸。的确,相关研究已证明了害怕和愤怒各有其特有的生理反应特征,人们不仅可用问卷法,还可用心理生理学测量法对情绪状态进行测评。研究表明,自主神经系统对环境事件反应很灵敏,当个体被唤醒时,他们自主神经系统的变化通过心跳、呼吸、皮肤电阻的变化得以反映,因而生理心理测量能提供有关个体内部心理状态方面的重要信息。

要对个体的生理心理状态/指标进行测量,就要研究心理活动的生理机制。选定行为模式作为考察某一心理过程的模型,观察和测量这一模型的行为变量和生理变量;或干预脑的功能,观察这一行为模式的变化。一方面要建立行为模式,另一方面是干预或考察脑功能的变化,构成生理心理学研究方法的核心。根据行为特点及其与心理过程的关系,生理心理学常将行为模式分为许多类型:与个体生存和种族延续有关的行为类型——基本行为类型,在此基础上后天的习得行为类型,伴有个体情绪变化的情绪性行为类型等。近年来,信息科学技术的发展,研究人类认知活动的行为模式已经逐渐形成了生理心理学研究的新领域,与此同时,生理心理测量技术也有了较大的发展。

在临床应用上,心理学家对于通过心理、生理测量研究行为障碍显示出日渐浓厚的兴趣,已被广泛应用于对性障碍的评估和治疗、儿童及成人焦虑的研究、抑郁引起的情绪失调研究、婚姻互动及离婚研究等。

五、心理行为测量

心理行为测量是根据一定的法则用数字对人的行为加以确定,即依据一定的心理学、行为学理论,使用一定的操作程序给人的心理和行为制定出一个数量化的值。心理行为测量,简单地说就是对心理和行为进行数量的分析和评判。心理行为测量中最主要、最常见的方法是心理测验。

在临床工作中,目前常用的心理测验不过百余种,通常按其目的和功能可分为能力测验、人格测验、神经心理测验、临床评定量表和职业咨询测验等。

专栏 13-1 智力测验的挑战与展望

智力测验发展至今已有百余年,随着它的广泛运用,其弊端也日渐暴露,主要表现在:第一,测验功能被有意无意地夸大,误导了公众的认知,滥用测验和否定测验并存;第二,测验的编制没有跟上智力理论的发展,传统智力测验的理论根基显得陈旧和薄弱。

针对传统智力测验的弊端,近年来研究者们正致力于改变传统智力测验使之呈现出新的面貌:在测验依据上从考虑项目的鉴别性、区分性到增大其理论含量;在测验内容上从仅仅着眼于学业到测量更广泛的内容;在测验形式上从静态的、回顾性的智力测验到动态测验;在测验的编制和实施上努力改善文化不公平现象;在测验的方法学基础上从经典测验理论到现代测量理论。

为此,研究者们正在努力改进,使传统测验呈现出新的特点:第一,规范智力测验的使用,培养专业队伍,端正公众对它的看法;第二,紧跟现代智力理论的步伐,不断更新测验形式和内容。将来,还要开发更多有效预测创造力的测验,并在测验诊断的基础上,为智力落后者提供指导和训练。

随着研究的发展,未来智力测验的演变主要表现在:增加对元认知的测量,开发更有效预测创造力的智力测验,在有针对性的诊断、预测基础上提出干预措施等。

实施心理行为测量需要具备一定的条件才能得到有效的测量结果。这些条件包括选择合适的心理测验、实施场所的布置、严格遵循心理测量实施的原则和步骤。

(一) 选用心理行为测量的原则

1. 根据临床或科研工作的不同目的选择,如根据心理诊断、协助疾病诊断、疗效比较、预后评价、心理行为能力鉴定等,选择测验种类,或组合多种测验来满足不同的要求。

2. 选择常模样本能代表被试者条件的测验,如被试者年龄、教育程度、心理行为特点、居住区域等必须符合该测验的常模样本的要求。

3. 优先选用标准化程度高的测验及有结构的测验。

4. 选用国外引进的测验时,应尽可能选择经过我国修订和再标准化的测验。

5. 主试者应选用自己熟悉和具有使用经验的测验。

（二）实施心理行为测量的场所要求

1. 心理行为测量实施场所一般是心理测量室、办公室或医院诊室，团体测验可在专门的团体测验室、教室或会议室施测。不管是何种场所，重要的是确保无干扰，使受试者感到安全。此外，施测场所设施和布置要适合测量实施，如对儿童施测时，施测设施（桌、椅的高度等）要与儿童的身高相匹配。

2. 测量室应尽可能地使受试者感到舒服，室内采光、通风、室温、物品摆放都很适宜。

3. 正式测验时，放在测验台上的物体应只有受试者当次使用的材料，测验器材要放在测验者随手拿得到的地方，不应让受试者翻阅或玩弄非当次使用的测验材料，以免分散其注意力。

（三）心理行为测量实施的一般原则

1. 在心理测量实施过程中，要自始至终尊重受试者，以平等地位对待受试者，绝对不能有损受试者自尊心的情况出现。

2. 较快地与受试者建立协调合作关系，并持久地维持这种关系，保持测量情境友好。必要时主测者应给予恰当的鼓励，使受试者感受到有兴趣、有意义。

3. 充分掌握测量方法，熟悉测量的指导语，严格按照测验的操作规定实施测验，包括正确地安排测验材料，给予指导语和提问，记录回答和记分，并及时观察受试者在实施测验过程中的行为，准确地、有针对性地书写测量报告等。

第三节　健康相关行为评估的作用

健康相关行为评估技术是20世纪60年代出现的与传统的心理诊断与评估技术相对立的评估方法。Freud和其他心理学家所创立的传统心理治疗忽视了行为的作用，认为异常行为不过是人格机制中潜在的精神病态的症状，在此基础上传统评估的主要目的是识别假定是潜在异常行为的心理障碍的类型。与此相反，健康相关行为评估的任务则是侧重行为的描述，并评估和确定控制该行为的环境变量，选择适当的行为治疗策略来矫正该行为并评价治疗效果。

健康相关行为评估的作用是多方面的，从最一般的意义上来说，它是测量和评价个人行为、能力及其他个人特质的工具以及心理、教育科研的辅助手段等。它们之间联系紧密，很难明确分开，为了便于说明，本书做如下区分。

一、了解个别差异

这是健康相关行为评估最基本的功能，其他功能都是由此衍生而来的。

所谓个别差异，指的是一个人在成长过程中，因受遗传与环境的相互影响，在生理和心理特征上显示出的各不相同的特点。

从心理与教育的观点看，人的个别差异可以归纳为以下三个方面：第一是认知方面，如能力、能力倾向、智力和学业成就等；其次是人格方面，即非认知或非能力的心理特质，如动机、兴趣、态度、情绪与自我概念等；再次是社会背景方面，如同伴关系、父母的职业、受教育程度，本人的职业类别、经济收入和婚姻关系等。前述两个方面的差异现象都属于心理特质的层面，我们借助评估的实施，发现一个人在认知和人格方面的特点，从而了解个别差异。

了解一个人的个别差异，尤其是学龄儿童和青少年，就能根据他或她的特点给予最适当的教育和辅导，向他们或使他们自己提出合理/合适的努力目标，促使他们都能发挥最大的潜能，实现其理想的目标。

二、诊断、预测和评价

我们已经知道对智力落后者进行鉴别和诊断是促使健康相关行为评估产生的最初原因。时至今日，在临床上对各种智力缺陷、精神疾病和脑功能障碍的诊断仍是健康相关行为评估的主要用途。

健康相关行为评估的诊断功能不只局限于临床。在教育实践中，还可以用健康相关行为评估来发现学生适应不良（如困扰或挫折、高压力或焦虑等）和学习困难的真实原因。了解这些适应不良和学习困难到底是智力上的原因，还是由于知识掌握的缺陷，或者是由于其他心理因素所造成的等，从而为采取适当的帮助和补救措施提供依据。

评估还有预测的功能，如智力测验、能力倾向测验常被用于推测某人在某方面未来成功的可能性。

评估结果可以用来评价一个人在能力和性格上的相对长处和短处，评价儿童已达到的发展阶段等。作为评价手段，评估既可以用于个人，也可以用于团体。

三、甄选、分类和安置

“因材施教”和“人尽其才”是人才培养和使用的两个最主要原则。这里所谓的“材”即指人的一切生理和心理的特质，特别指人的心理特质，如智力、能力倾向、兴趣和性格等。根据对这些特质评估的结果而不是凭借个人的经验，有助于在众多的候选人中确定有最大可能获得成功的人，以此来选拔和培养人才，可以大大节省财力和物力。也可将人的“材”加以分门别类，筛选出最适当的人员，安排至最适当的岗位，如学校对学生可按能力分班进行更有针对性的教学。在工厂和部队，可根据每个人的特长分配工作和兵种，以达到人员和工作之间的最佳匹配。

众所周知，职业上成功的条件之一是一个人从事的职业适合自己的能力。各种职业需要不同的智能，所以在指导待业者求职时，除了依照其兴趣、志愿等条件外，还需要进行智力和能力倾向测验。智力测验和能力倾向测验可以作为职业指导的工具，健康相关行为评估在这方面的应用可提高职业指导的效率，有助于人事决策者做出更为准确的决策。

四、为心理辅导和行为治疗服务

在目前广泛开展的心理辅导和行为治疗实践中，使用健康相关行为评估已成为一项重要的程序。如果能适当地利用标准化的测验与量表的量化结果资料，可以有助于当事人发现自己未知的潜能、情绪困扰和人格障碍的问题所在，从而为其升学和择校、课程和职业选定等提供有价值的参考信息。这既有利于行为治疗工作者有针对性地开展心理辅导，也有利于当事人根据科学方法进行自我决策和行为矫正。

五、心理和教育科研的辅助手段

目前，在心理和教育科研中，越来越多的事实说明健康相关行为评估已经成为研究者搜集资料（即量化的原始资料）的有力工具，如对于智力发展的环境和遗传因素问题等大量资料都是由评估获得的。

另外，在心理和教育研究中，人们常用健康相关行为评估对被试进行实验分组以达到同质的要求。例如，对即将进行实验的班级和对照的班级分别实施团体儿童智力评估，就可了解各班的原有平均智力水平，在此基础上，才能对实验干预的作用做出评价。

在进行科研成果的评定时也常常利用健康相关行为评估。例如，在进行一项新的教学改革之后，评估可为学生智力水平和学业成绩及其他方面提高的评定提供量化的数据资料。应该指出，由于健康相关行为评估在收集数据资料方面的功能，它在心理学和教育学基本理论的研究方面发挥着重要的作用。

阅读　大学校园里的心理与行为问题

大学生年龄一般为18～23岁，正处于青春后期和成年早期阶段，这一时期是知识、技能基础的建立，兴趣、态度、理想、品德的培养，价值观、人生观的形成，社会角色、社会责任、社会行为发展定型的重要阶段。大学生作为具有较高智力、较高文化和较高自尊的群体，面临着更多的机遇和挑战，因而要承受更大的心理压力与冲突。无论在横向上与其他青年群体比较，还是在纵向上与成人或中学生比较，大学生都是心理与行为问题的“高危”人群。

1. 与学习有关的行为问题

（1）考试焦虑：考试焦虑是焦虑的一种特定情况，它是指在一定的应试情境激发下，受个体认知评价能力、人格倾向与其他身心因素所制约，以担忧为基本特征，以防御或逃避为行为方式，通过不同程度的情绪性反应所表现出来的一种心理状态。考试焦虑对考试的影响受多方面因素的制约，如学习者原有焦虑水平的差异、应试材料难易程度以及学习者本身的能力水平等。一般来讲，考试过程中适度的焦虑可起激励作用，能使考生较好地发挥自己的水平。

(2) 厌学行为:有的大学生入学时对专业和学校不了解,有的是遵循父母的意见和安排报考学校,学了自己并不喜欢的专业,学习没有动力,产生厌学情绪。由于学习成绩不理想,又产生对自己价值的否定。他们为了回避对自己所处地位的不满情绪和矛盾,多以追求其他事物来逃避现实,甚至有的同学用逃课、吸烟、饮酒和恋爱等行为来麻痹自己。

(3) 考试作弊行为:考试作弊行为在大学生群体中屡有发生,作弊的形式趋于多样化,由此带来的负面影响不可估量。其实不管外界反应如何,有没有被发现,作弊对个人来说都是有害无益的。如果侥幸逃脱,以后就会放松学习,采取平时混日子、考试就作弊的方式打发大学期间的美好光阴,之后脑袋空空地走进社会。这种看不见的危害影响更大,现代社会竞争激烈,没有真才实学的人是站不住脚的。更可怕的是,如果以这种平时不努力,关键时刻投机取巧的态度去对待人生,那很可能要栽更大的跟头。

(4) 学业与工作的冲突:近些年校园里兴起了打工热潮,不只是家庭经济困难的学生以此缓解家庭负担,一些家庭比较富裕的学生为了适应社会也做起了兼职工作。但过多地参与兼职工作无疑会影响学业,甚至有的同学因为兼职而逃课,导致考试挂科而影响毕业,为此而产生强烈的心理冲突以致无所适从。

2. 与社会交往有关的行为问题

(1) 入学适应问题:大学学习任务重,竞争激烈。但是机会并不均等地给到每个人,嫉妒、不公平感会造成更多人际关系的紧张。另外,生活方式、习惯的差异也是大学生人际适应的障碍,其中最严重的通常是南北方的地域差异。入学适应是一个重要的、每一个大学生都必须经历的过程,如果不能很好地渡过则会产生适应性障碍,表现为对前途悲观失望、焦虑、失眠,甚至逃避现实。

(2) 社交恐惧行为:许多大学生都不同程度地存在这方面的问题,主要表现为害怕见陌生人,尤其是人多的场合或有异性在场的情况下,更显得紧张、焦虑,表现为出汗、脸红、发抖、说不出话或说话僵硬、断断续续等。由于人际交往是一种互动关系,所以这种表现往往使气氛变凝滞、沉闷,使对方变得不安,形成尴尬场面。通过心理治疗,如系统脱敏疗法、满灌法可有一定改善。

3. 与恋爱和性有关的行为问题

(1) 婚前性行为:恋爱发展到一定阶段或其他原因都可能导致青年大学生的婚前性行为,有些甚至只是借以反抗父母和社会规范。性行为本身不会带来心理紧张失调,主要问题在于当事者要承担性行为引起的严重社会后果,未婚堕胎就是其中之一。由于没有性经验,且心理没有成熟到老练地处理性事务,大学生的避孕措施经常不成功,这就造成未婚流产的现象增多,严重影响学生的身体健康和以后的生育。意外怀孕也会使男女双方心理紧张,担心被别人发现或被学校处分等。

(2) 手淫行为：手淫是处于性饥渴状态的青年人普通的性发泄方式。偶尔手淫是正常无害的，但手淫过度会引起性欲增强，性冲动加快加重，反而达不到原本的释放目的。消除过度手淫的方法是用别的方式代替以发泄性冲动，如正常异性交往、体育运动、培养良好的生活习惯等。

4. 特殊行为问题

(1) 自杀行为：自杀行为在人群中有两个发生高峰，一个是老年期，另一个是青年期。国内外研究表明近几十年来青年自杀率及占全部人群死亡的比例均有逐步上升趋势。大学生作为高层次人才，其自杀行为将会给社会和家庭带来巨大损失。大学生自杀的原因是多方面的，原因之一是其社会角色和社会价值的贬值。另外，大学生在恋爱和社会交往过程中也会遇到一些挫折，如遭到失恋或朋友的背弃，且又碍于面子不向别人诉说，因此产生轻生念头并付之行动。

(2) 成瘾行为：吸烟、酗酒和网络成瘾等。

(3) 精神异常行为：大学生由于各种原因会诱发精神疾病，如抑郁症、躁狂症、精神分裂症、各种神经症和人格障碍等，其主要行为表现为性格改变、行为日渐懒散和脱离现实，行为不被别人理解，情绪高涨或低落，伴幻觉和妄想等。

(4) 意外行为：青年期是意外事故的高发阶段。其意外的发生不是因为他们体力、脑力、判断力、应变力不足，而是在于他们自认为能力十足而实际上缺乏经验。大学生正处于对外界充满好奇、精力充沛的时期，有时会做出一些冒险行为，如不遵守交通规则、结伴旅游探险、结交损友等。这些无疑都会增加大学生发生意外的可能性。

(刘　涛)

第十三章习题及答案

第十四章　行为干预与矫正的方法

案例 14-1　“莫名”的压力击垮了他

高同学一个月来经常晚上惊醒，然后就再睡不着觉，心情一直很低落，胃口也不好。在上课时，她常觉得老师与同学认为她“没把作业做好”“不认真”“同学看不起我”等。而后，她也注意到离开教室时，老师在后面跟踪她，想要知道她去哪里、是否结交了不好的朋友。她感到的压力愈来愈大，不敢去上课了。有一天晚上，她到朋友家睡觉，半夜醒过来后，感到非常害怕，觉得周遭有人在监视她。于是，她开始大叫乱跑，并因此被送到医院，住院时她还一直想自杀。

在住院后，经过抗精神病药物的治疗，她的情绪比较稳定。出院后，她休学在家。在家中，她仍然感到沮丧，容易哭，常感到压力大，容易回忆起过去不愉快的事情。对于自己休学在家，功课、作业没做好而耿耿于怀，觉得对不起老师，常觉得爸妈认为她不好、她是爸妈的负担、对不起爸妈。

经过亲友的介绍，她接受了临床心理治疗师的心理治疗。

在心理治疗中，临床心理治疗师先了解了她的发病经历，让她说出心中的各种担心与痛苦；再以正向、成长的态度重整这段发病经历、赋予正向意义。另外，以认知疗法去教会她对自己的生活经验去进行“事件(A)—想法(B)—心情(C)—改变想法(D)—产生正向新想法(E)—心情变好(F)”的分析；并且和她进行病情讨论，教她认识病情与再发征兆，并学会如何有效的抗压与减压，以预防再发。

经过五周的心理治疗，她的忧郁情绪、对外在事件做负面联想与解释的强度与频率逐渐降低。

她于九月开学后复学，各种学业与人际适应均甚佳，完全恢复到她过去的状态，忧郁情绪与负面认知想法也变得越来越少。她变得更成熟了，因为她更了解自己，也更知道如何调适压力与让自己快乐。

思考题

1. 高同学存在哪些心理与行为问题？
2. 此心理疗法的原理是什么？

健康相关行为一般是指与防治疾病、增进健康、维护健康及恢复健康相关的行为。基于行为与健康和疾病的相关性及其可改变性，参照行为科学与健康教育学理论方法，采取多种措施改变个体或群体的健康相关行为，无疑是健康行为学的重要任务。

第一节　健康相关行为干预的基本问题

健康相关行为干预是健康教育和健康促进的核心策略与主要内容。当前以个人、群体、社会行为和环境改变为着眼点的健康教育与健康促进已成为第二次卫生革命的核心策略。健康相关行为干预的最终目的是建立良好的健康生活方式，改变不良行为和生活方式，使人们的行为趋向健康。干预的方法是多方面的，如信息传播、组织与政策法规干预、环境干预、教育与培训干预、行为指导与咨询，以及从行为矫正技术中移植过来的行为矫正方法等。这些方法与策略分别作用于行为的形成、变化、保持与发展的各个环节。

一、影响行为改变的主要因素

影响人们的行为向着有利于健康方向转变的要素有以下几点：

1. 知识　掌握健康保健领域中的知识，一方面有助于人们的健康决策。例如，当知道血脂水平高可能危害健康，人们就会采纳医生或健康教育师的建议，尝试通过平衡膳食来降低血脂。另一方面知识有助于行为干预的目标人群了解健康危险因素以及如何实现干预目标。只有目标人群了解健康行为对健康有哪些好处、益处有多大,危险行为对健康有哪些害处、危害程度如何,才会产生行为转变的动机。

2. 认识　又称为认知,是行为转变的前提,可以促使人们理解健康、幸福和生活质量的提高取决于对行为和生活方式的选择。人们对健康的关注越大,就更容易做出健康的选择。干预对象对促进健康行为与危害健康行为的准确而客观的认识是影响行为改变的极为重要的倾向性因素。

3. 动机　是转变行为的动力因素,可以使人们产生一种内在驱动力,使之朝着所期望的目标行动。它是在需要基础上产生的,当需要的强度达到一定的水平并具备相应的条件时,需要就会转化为动机。引发动机的因素主要包括价值观、兴趣、信念、理想、情感、认知和行为因素等,其中内在的驱动力更为持久。根据心理学家的观点,动机有三个要素:自主的而不是强迫的,相信自己有能力、有信心去实现行为的转变(自我效能),有良好的人际关系。

4. 技能　技能有助于实现某种行为的转变。例如,怎样进行情绪控制?如何选择有营养的饮食?如何在繁忙的工作中进行体育锻炼?如何做好自我监测?技能有助于将自我管理的策略融合到行为和生活方式改变的过程中。

5. 社会支持　组织和环境的支持对于行为改变是十分重要的。例如,当一个人要戒烟的时候,他的领导、同事、朋友及家属是否吸烟对其的影响极大。因为行为的转变并非在真空条件下,必须创造支持性、导向性环境,使人们更容易做出健康的选择。健康教育者或行为干预者要倡导社会支持、鼓励或引导人们采纳健康行为、改变危险行为;受教育者或干预对象要有采纳健康行为、转变危险行为的愿望,并决心采取行动。

6. 评估与监测　一旦确定了健康行为的选择,就应当评估现在的生活方式和需要转变的目标行为。评估内容可以是医学检验(如血压、血脂、血糖等)结果和体育锻炼、膳食、行为习惯等危险因素,甚至包括态度问题,这将有助于理解健康与个人行为之间的关系。干预者应加强对健康行为转变的评估和监测,干预对象要巩固和发展有益于健康的行为。

7. 责任感　责任感也是转变行为的动力因素,责任感可以促使人们对个人和群体的健康承担责任,包括有主人翁意识和参与决策过程等,还包括行为的自我制约。行为转变过程应当重视契约责任的约束力量和个人授权,改变不健康行为不仅仅是个人的事,还涉及整个社会甚至子孙后代。

二、促进健康行为的培养原则

促进健康行为并非天生,而是在人的社会化过程中逐步形成和发展起来的,这就给培养促进健康行为提供了可能性。因此,促进健康行为的培养应注重以下几项原则:

1. 给予足够的条件刺激　从促进健康行为的养成入手,在人的行为定型之前，通过各种途径提供足够条件刺激，使之形成丰富的内在动因(行为冲动的源泉)。刺激在可接受的范围内，种类越多越好，强度越强越好，使个体形成牢固的行为动机，养成良好的健康行为，并能够根据环境变化进行适当调整。

2. 贯穿于个体社会化的全过程　促进健康行为的养成应从小抓起，以培养良好的生活方式并形成习惯，同时还需要指导父母为子女提供正确的角色模式。

3. 注重个人行为控制力的培养　虽然在有关健康和疾病的价值判断上，人们总是对健康促进行为持肯定的态度，然而在实际生活中表现的行为往往与此相悖。健康教育工作者应通过包括健康教育在内的一切教育和学习形式，提高个体的这一“获得免疫力”，使每个人都能成为促进自身健康行为的自觉承担者。

4. 把握行为培养的关键期　健康行为学强调在行为发展过程中提供尽可能多的强化培养机制，但也应该注意什么样的行为，刺激在什么年龄阶段或什么发展阶段最合适。在多数情况下，过早或过迟都不适宜。因此，要把握人的行为发生、发展的关键期，依据客观规律选择最佳的时间窗。

5. 注意个体化原则　由于遗传因素和早期成长环境的不同，以及个体智力和体力的差别，每个人对健康相关行为的亲和性也有很大的差别，因此行为培养的目标和方式要按个体化的原则进行。

6. 造就强大的社会氛围　要动员和依靠各种社会力量，综合应用信息传播、法律规范、教育文化影响和经济措施等多种手段和渠道，营造促进健康行为的社会风尚。

三、健康相关行为干预的一般手段

1. 行政干预　是指通过政府机构运用行政手段，对社区或团体的不健康行为进行行政措施的干预。例如，北京市政府免费向居民发放限盐勺，鼓励居民每日限盐。

2. 行为规范干预　行为规范具有一定的强制性和约束性特点，它以行为规范作为特殊手段，使群体的行为符合社会或社区所提倡的健康规范。例如，市民健康行为管理规范、社区居民卫生规范、企业工间操制度、母乳喂养规范等都是行为干预的有力措施。

3. 传播干预　主要是采用信息传播的方法干预、影响人的行为。大量反复的信息传播，可以使人的行为发生改变。正如电视公益广告多次播放，对居民文明素质的提高有促进作用。

4. 教育干预　教育干预是较行政干预更专业化，较传播干预更具有针对性的一种社会教育活动。它不仅提供知识信息，唤起人群的健康意识，而且指导受训者建立健康行为。

5. 技能干预　通常称为技能训练，目的是使目标人群通过掌握自我保健技能来获取健康。例如，指导家庭主妇识别真假碘盐，教授幼儿家长配制口服补液盐和糖盐水，培训糖尿病患者学会自测血糖和注射胰岛素方法等都属于技能干预。

人的行为形成是一个非常复杂的过程，改变行为更是一个相当艰难的过程，因此干预者应根据需要，综合选用不同的行为干预策略和技术方法才能达到个体或群体干预的预期目的，促使他们养成健康生活方式。

四、健康相关行为改变的常用方法

在健康相关行为改变过程中需要应用多种行之有效的技术来促进健康生活方式的形成，常用的技术方法有以下方面：

1. 教育　通过传递知识，确立信念，转换态度，改变行为，即所谓的“知”“信”“行”。

2. 激励　主要通过强化手段来完成，即通过正强化、负强化、反馈促进、惩罚等措施进行行为矫正。

3. 训练　通过一系列参与式训练与体验，培训个体掌握行为矫正技术。

4. 营销　利用社会营销手段和技术推广健康行为，营造健康的大环境，让百姓接受政府等部门提供的公共卫生产品，促进个体改变不健康的行为。

上述这些技术单独或联合应用都能有效地促进人们的健康，但有利于健康生活方式形成的各种环境条件和支持系统也具有至关重要的保障作用，因此健康行为规范和生活方式管理应运而生。

五、行为矫正技术的应用

行为矫正技术是行为改变过程中普遍应用的技术，行为矫正由行为矫正对象、行为矫正环境和行为矫正过程三要素构成。

1. 行为矫正对象　这是行为矫正的核心因素，根据其态度可分为三类：① 需要型对象。这类矫正对象的突出特点是对自身存在的行为问题已有认识，并感到“有必要摆脱这种状况”，他们具有寻求行为转变途径和方法的心理倾向。对于这类矫正对象，行为矫正的主要策略就是提供适宜的环境条件使对象的需要转化为动机，并引发行为向理想的方向发展。② 冷漠型对象。这一类型的对象是指那些对自身行为问题有一定认识但并不认为有接受行为指导和改变行为的必要，或虽有接受行为指导的愿望但对行为转变缺乏信心的个体或人群。这类对象对行为矫正的接受与否很大程度上受“从众心理”的影响。因此，激发他们转变行为的需要便成了对其实施行为矫正的重要环节。③ 无需要型对象。这类对象对自身的行为问题全无认识，或根本不承认有行为问题，因此他们没有接受行为指导的需要。他们的行为问题往往是由亲友或家人等希望对其行为进行矫正的人反映出来的。对这一型对象来说，行为矫正的工作就是激发他们接受行为指导的需要。

2. 行为矫正环境　包括行为指导者、矫正场所和矫正时机。行为指导者应由训练有素的专业人员担任，并通过全面、深入的分析确定矫正场所和矫正时机。

3. 行为矫正过程　是行为矫正技术的选择和实施过程，其核心是针对矫正对象的具体行为来选择矫正技术，确定实施的程序及步骤。

六、常用的行为矫正方法

（一）个体行为矫正

通常运用操作式条件反射及生物反馈的原理和方法，以矫正个体偏离正常的不健康行为。个体行为矫正首先必须明确问题行为的所在、起源和程度，分析危害健康行为的社会和自然环境以及心理因素，选用适当的矫正方法并制订矫正计划，实施全程监测与督导。行为矫正往往是长期的过程，因此需要制订长远的矫正计划，并适时地进行评估和监测矫正的全过程。目前，在健康教育领域内运用较为广泛的行为矫正技术主要有脱敏疗法、厌恶疗法、示范疗法和强化疗法等。

（二）群体行为干预

有些行为干预在群体的环境条件下进行效果更佳。群体行为干预通常是以行政单位（社区、学校、工厂、医院等）为基础，运用行为矫正技术进行群体行为干预。群体行为干预可促使某一特定人群形成健康行为，转变和控制危害健康行为。一般情况下，运用综合干预手段最为有效，其具体的干预机制包括以下几点：

1. 领导人与领导层　通过领导人与领导层的开发，使领导团队认识到健康相关行为改变的重要性、必要性和可行性，并将健康教育工作内容纳入议事日程，出台相应的政策、法规，使群体行为干预得到组织、资源和舆论等方面的支持，这是一种非常有效的干预途径。领导对健康相关行为干预目的、意义的理解与支持是目标人群行为干预成功与否的重要环节，其作用不仅在于领导自身的行为可以成为群体的榜样，更重要的是领导具有决策倾向性和人格影响力。领导对健康相关行为干预的理解和赞同，可以使行为干预工作得到组织、资源、舆论各方面的支持。

2. 目标人群行为干预　目标人群行为的转变是健康教育和健康促进过程中行为干预的落脚点，因此通过各种方法促使目标人群的每一个体采纳促进健康行为、转变危害行为是健康相关行为干预的根本所在。通常采用的人群干预方法有以下几种：① 提高群体的健康意识。主要利用大众媒体、培训与讲座、分发宣传材料等方法，向目标人群传播有关疾病与健康、如何改变行为等信息，提高群众的健康意识，为行为转变奠定基础。② 心理支持与压力。一方面，群体成员之间往往具有较亲密的人际关系，每个成员有群体归属感和集体荣誉感。在这样的群体环境下，率先改变行为的个体可能成为群体中的骨干，起到示范与带动他人共同行动的作用。另一方面，由于群体行为互动的影响，群体成员会受到群体规范的制约，形成群体压力。这种支持与压力的联合作用，能有效地促进群体中的个体形成有利于健康的行为。③ 竞争与评价。在群体间引入竞争与评价机制，利用群体凝聚力，激发群体的强大力量，促使群体成员健康行为的形成与巩固。评价可以总结成功的经验，发现存在的问题，激励行为干预取得良好效果的群体，督促存在差距的群体,最终达到整个人群增进健康的目的。④ 营造支持性环境。这其中既包括物质环境也包括社会环境。环境条件的改善是行为干预中必须考虑的促成因素之一,如果没有环境条件的支持,即使人们已经做出了改变行为的决定,也会由于环境条件的制约而无法实施。社会支持与制约同样重要,通过社会舆论的倡导,有利于达到支持促进健康的行为,反对危害健康行为的目的。同样,通过有关法规和行为规范的制定,可以约束既不利于自身健康又会对他人健康造成损害的行为。

第二节 生活方式的行为干预

一、生活方式概述

生活方式(lifestyle)是一个内容相当宽泛的概念,包括人的衣、食、住、行、工作、娱乐、休闲、社会交往、待人接物、宗教信仰等习惯性模式。生活方式甚至包括物质生活和精神生活的价值观、道德观和审美理想等相关内容。广义的生活方式定义是:不同的个人和群体在一定的社会条件制约和价值观念主导下满足自身生活需要的活动形式与行为体系。对个体而言,狭义的定义是指个体日常生活领域的活动形式与行为模式,是由个人情趣、爱好和价值取向决定的生活行为的独特表现形式。

对生活方式可从多角度分类:① 按主体的层面不同,可划分为社会、群体和个人三大类型的生活方式;② 按生活方式的不同领域,可划分为劳动生活方式、消费生活方式、闲暇生活方式、交往生活方式、政治生活方式、宗教生活方式等;③ 按不同的社区,可分为城市生活方式和农村生活方式两大类;④ 按时代特征,可分为现代社会生活方式、传统社会生活方式;⑤ 按主要经济形式,可分为自然经济生活方式、商品经济生活方式。

从健康角度探讨个体的基本生活行为方式,主要包括运动锻炼、饮食习惯、体重控制、睡眠休息行为和意外事故的行为管理等。

二、运动锻炼行为干预

运动锻炼是指人们根据需要自我选择,运用各种体育手段,结合自然力和运动措施,以发展身体、增进健康、增强体质、调节精神、丰富文化生活和支配余暇时间为目的的体育活动。据 WHO 估计,全球因缺乏运动而引致的死亡人数,每年超过 200 万。因此,运动锻炼的干预是人类生活方式行为干预的重要内容。运动锻炼行为干预是指以运动医学的基本理论为指导,以合理的个体化运动方案为依据,针对目标人群或个体的运动行为问题,进行指导和干预的行动计划方案及过程。

(一) 运动锻炼的基本原则

1. 全面性原则　运动锻炼应当追求身心全面协调发展,使身体形态、生理功能、运动能力及各种身体素质和心理素质等得到全面和谐发展。人体是由各系统、器官和组织所构成的一个整体，各局部、器官均按“用进废退”的规律发展。但是，每一项运动项目都有局限性，如果内容和方法单一化，机体就不能获得良好的整体效应。例如，长期只从事长跑锻炼，会获得良好的耐力，而速度和抗阻力量的发展会相对较差，因此长期从事力量练习和健身运动，还要注重心肺功能和耐力素质问题。

2. 经常性原则 运动锻炼必须持之以恒，使之成为日常生活中的重要内容。运动锻炼可对机体产生一系列刺激，连续不断的刺激作用会使机体结构和机能产生新的适应，体质因此会不断增强，动作技能形成的条件反射也会不断得到强化。

3. 渐进性原则 指要遵循人体发展的生理规律进行锻炼。人体各器官系统的活动功能有一个逐步适应和逐步提高的过程，运动量必须由小到大，运动的持续时间、距离、次数、速度、频度和强度等应当逐渐增加，锻炼的内容和方法也要由易到难，从简到繁，逐步提高。

4. 个别性原则 体育锻炼要以自己感兴趣的运动项目为主，辅以其他运动项目或辅助练习。锻炼身体的适宜负荷量，一般采用心率百分数来确定，即有氧锻炼。它以本人最高心率的70%～80%的强度(中等强度)为大致标准，无氧锻炼则以不超过本人最高心率的90%的强度进行锻炼。最高心率直接测量比较困难，一般用“220－年龄”来估算每分钟的最高心率，再用最高心率的70%～80%来确定中等强度的适宜心率。例如，20岁大学生的适宜负荷量应控制在心率为(220－20)×70%＝140～160次/min的范围内；60岁左右老年人的适宜负荷量还可采用“170－年龄”，其心率大约(170－年龄)＝110/min的范围内。

5. 自觉性原则 是指锻炼者必须有明确的健身目标，自觉自愿地从事运动锻炼。提高自觉性，一是要提高锻炼对健康意义的认知，二是指导锻炼者的方法与技巧，三是促进其良好习惯的养成。

(二) 运动锻炼行为干预理论

1. 计划行为理论 一项由94人新报名加入健身房锻炼的研究发现，行为控制能力能预测参与程度，即相信自己有能力控制自己的人更可能坚持锻炼，而且在干预过程中养成稳定的锻炼习惯可增强对行为控制的程度，从而使锻炼行为得以维持下来。认知行为策略(包括偶尔事件契约、自我强化、自我监测和目标设定等)都已被用于运动干预中，这些策略的应用似乎能够起到促进人们坚持锻炼的作用。

2. 预防复发的技巧 预防复发主要是通过提高个人对运动锻炼阻碍的认识，并学会一些适当的技巧来应对不良情况。例如，教会他们一些方法去抵抗不想锻炼的想法和打算。对老年人而言，即使是简单的生活或邮件提醒都可能促使他们坚持锻炼。

3. 行为改变过渡理论 此模式认为处于不同阶段的人应该接受不同的干预策略。例如，刚打算开始锻炼的人需要了解进行锻炼时的困难，可以通过劝说的方式让他们参与锻炼。对于那些已经开始锻炼的人，他们面临的问题是能否坚持锻炼并避免退缩，应教给他们预防放弃锻炼的方法。增加运动的行为改变过渡理论也适用于不常运动的人群，包括有年幼孩子的母亲和身体虚弱的老人。

4. 个性化锻炼计划 这是了解个体锻炼不同的动力和态度，为发展个人锻炼项目提供指导，寻找他们喜欢的、便于实施的、有动力并能够达到目标的项目。人们确认了这一点，就会促使他们坚持锻炼。

(三) 运动干预程序与方法

1. 当前身体活动状态和运动耐受性评估 包括：① 最近一周有无日常活动？有没有进行专门的运动？② 最近一周经常进行什么日常活动和运动？③ 最近一周每隔几天进行一次运动？每次运动量是多少？每次连续运动多长时间？根据患者的回答，并参考身体活动水平分级评估标准，明确患者当前身体活动/运动水平。身体活动水平很低：久坐少动，无日常活动。身体活动水平低：每天日常活动步行少于 4 000 步，或少于 30 min/d，少于 3 d/w。身体活动水平中等：每天步行 4 000 步～8 000 步，或 30 min/d，3～5 d/w。身体活动水平高：每天步行多于 8 000 步，或多于 30 min/d，多于 5 d/w。

2. 选择合适的运动强度

(1) 靶心率(适宜心率)法：简单易行，主要关注有效运动时的心率，一般以运动试验中最高心率的 70%～80%作为靶心率，也可以用年龄推算。运动中所达到的最高估计心率＝220－年龄，以 R 表示。

R×60%＝有效运动所需要的最低心率，即最低运动强度。

R×70%＝有效运动的适度心率，即适度运动强度。

R×80%＝有效运动可采取的心率上限，即最大运动强度。

R×85%＝运动中的最大可能心率，即最大可能运动强度(一般不可取)。

经研究证实，年龄在 50 岁以上，有慢性病史的中老年人，也可用 170 或 180 减去年龄后所得的余数简易估算运动治疗中的靶心率，即有效运动后脉率(次/分)＝170－年龄。

(2) 代谢当量(metablic equivalent，MET)推算法：是一种表示相对能量代谢水平和运动强度的重要指标。代谢当量是以安静且保持坐姿时的能量消耗为基础，表达各种活动时相对能量代谢水平的常用指标，也可以用来评估心肺功能。1 MET＝耗氧量 3.5 ml/(kg・min)。安静时每千克体重一分钟耗能约 17 Kcal 或耗氧 3.5 ml，其活动强度称为 1 MET，即 0.016 7 Kcal/kg/min。人体活动时耗能增加，增加几倍就是增加几个 MET，强度不同的活动其 MET 数值也不同。

例 1：体重 60 kg，运动强度 3 MET，运动时间 20 min；能量消耗为：

3 MET×0.016 7×20×60＝60 Kcal

例 2：体重 50 kg，能量监测仪上显示运动量 100 Kcal，运动时间 30 min，此段时间的运动强度为：

100 Kcal÷30 min÷50 kg÷0.016 7＝4 MET

3. 推荐运动方案　一般慢性病患者全身有氧耐力运动应当维持中等强度(3～6 MET,能量代谢当量),≥30 min/d,3～7 d/w,总共≥150 min/w,建议维持在180～300 min/w。抗阻力运动又称力量性运动或抵抗性训练。可增强肌力和肌耐力,恢复肢体活动功能,消除局部脂肪积聚,对于骨关节、肌肉、神经病变及肥胖的患者具有独到的治疗意义。抗阻力运动一次为最大阻力的50%～60%,重复10～15次×3组/项,2～3项/d,2～3d/w;伸展运动和柔韧运动,要坚持≥15 min/d,3～7 d/w。建议运动累计消耗总能量150～300 Kcal/d;≥750 Kcal/w,保持在900～1 500 Kcal/w,运动频率应保证≥3d/w。

4. 个体化选择运动方式　选择个人喜欢并能坚持的运动方式,是确保运动持续进行的重要因素。在通常情况下,步行是最安全的运动方式,快走对于大多数慢性病患者来说是中等强度的活动,可作为首选。对于身体活动水平中等者,可以选择慢跑、划船、有氧操、乒乓球或羽毛球等,进行乒乓球或羽毛球运动时,应提醒患者注意移动脚步,而不是固定在一个位置上,而且单打和双打的运动量也有差异。游泳、网球作为运动量较大的运动方式,适合于部分身体活动水平高和体能好者。

5. 运动效能评估　经常参加运动锻炼的患者在运动效能的影响下,机体各器官、各系统组织在形态、结构和功能等方面会产生适应性变化和良好反应。比较客观而且容易测定的生理指标和自我感觉的改变可以作为运动效果评价的主要指标。

(四) 注意运动安全

运动有一定风险,一些病情较重的患者或具有特殊疾病状态者,应在医生的严格指导和监控下进行,而且所有患者均应在制订运动干预计划之前进行必要的医学检查和运动耐受性评估。

三、摄食行为干预

摄食行为干预主要是指从医学和营养学基本原理出发,对个体不健康的饮食营养行为进行教育和督导干预,帮助其通过热量需求的科学化计算、营养平衡和饮食结构调整来达到控制体重、防治疾病及增进健康的目的。大约有80%的疾病与饮食有关,饮食不当可以引发多种疾病,这也是导致健康状态变化的重要因素。饮食也是一种可以控制的风险因素,对有慢性疾病危险或者已经被诊断出患有慢性疾病(如冠心病、高血压、糖尿病和癌症等)的人而言,改变饮食习惯十分重要。

(一) 饮食习惯的健康教育

饮食习惯的健康教育内容丰富多彩,包括科学进食的意义、知识、方法与技术等。这里主要叙述摄食行为教育对于健康的意义。

1. 饮食与疾病有关　几乎一切慢性非传染性疾病,如肥胖、高血压、高血脂、心脏病、糖尿病、癌症等,都可以从食物的营养学上找到原因。据西方国家统计,50%以上女性癌症和30%以上男性癌症是营养因素造成的。以高脂、高蛋白饮食为主的人群,其胆石症的发病率几乎是以蔬菜和碳水化合物类食物为主人群的五倍;摄入动物脂肪较多、盐过多、常吃甜食、过度饱食等均是冠心病和糖尿病形成的重要诱发因素。

2. 饮食与寿命有关　日本成为世界上人均寿命最长的国家与其饮食习惯密切相关。这是因为:一是日本人日常饮食离不开米饭、日本酱油(由大豆制成)、新鲜时蔬,清淡、营养且平衡互补;二是与海产品有关,日本人均每年吃鱼70 kg,是世界均值的五倍,海藻食用量为全球第一。

3. 饮食与心理健康有关　科学家惊奇地发现,某些饮食中所包含的自然态神经化学物质确实能增强大脑功能,促进注意力集中,化解压力情绪,使人精力充沛,反应敏捷,但饮食发挥作用的关键是在于吃什么和怎么吃。

(二) 健康摄食行为的基本原则

科学合理地设计与执行自己的食谱,做到种类多样、数量适当、粗细粮搭配、主副食均衡,是保持健康状态和良好体型的基本法则。

1. 饮食多样化　人体的各个组织器官的结构和功能不同,对各种营养素的需求不同,而各种食物中所含营养素也不同,单调的食物是很难满足人体需要的。为此提倡混合饮食,不要偏食,米、面不要过分精制,要合理搭配食物,经常变换食谱,力求食物多样化,尤其是要注意吃各种新鲜蔬菜和水果。避免食物单调的意义还在于一种营养素的吸收往往需要其他营养素的存在才能实现。例如,钙的吸收需要有胆汁参与,胆汁的分泌又取决于蛋白质、脂肪、维生素C等是否足量。所以,同一餐的饮食品种不能太单调,应尽量多样化、科学化、合理化。

2. 饮食不过量　一是不要吃得太饱(尤其是年龄大的人),一日三餐要定时定量。在我国,碳水化合物是人体热量的主要来源,若对其摄入总量不加限制,就等于埋下一个与冠心病、糖尿病、肥胖等有关的危险因子。二是有些食品一次不要吃得太多。例如,蛋白质虽然很重要,是生命的物质基础,但人体对它的需要量并不多,成人每天每千克体重只要1.2～1.5 g。同时,因蛋白质的利用需糖类配合,故蛋白质类食品应和米、面等食品同时食用,以使蛋白质被充分吸收利用。

3. 膳食结构合理　《中国居民膳食指南(2016)》一书由一般人群膳食指南、特定人群膳食指南和中国居民平衡膳食实践三部分组成。一般人群膳食指南共有10条,适合于6岁以上的正常人群。其内容为:食物多样,谷类为主;吃动平衡,健康体重;多吃蔬果、奶类、大豆;适量吃鱼、禽、蛋、瘦肉;少盐少油,控糖限酒;杜绝浪费,兴新食尚。

(三) 饮食干预的方法

1. 认知行为干预　认知行为干预的方法对改变饮食的习惯是有效的。此方法包括自我检测、刺激控制、偶尔事件契约,以及在复发高危情境(如聚会时)中使用的复发预防技巧。通过干预获得饮食改变的社会支持以及增加自我效能感，是促进饮食改善的两个关键因素。

2. 阶段性改变模式　这一理论模式认为，处于不同阶段的人应采用不同的干预方法。有研究者对验血检查胆固醇的人进行饮食习惯的问卷调查，结果表明那些已经打算改变饮食习惯的人比还未考虑改变饮食的人更愿意参加干预实验。行为计划理论，特别是执行行为的意图，将影响改变饮食习惯这个行为的实行的可能性。

（四）饮食干预的途径

1. 家庭干预　对高危个体实施饮食干预主要集中在家庭中完成，让所有家庭成员都参与到饮食改变的计划中来的时候，家庭中最需要改变饮食的个体更容易发生改变，而且家庭成员会从不同的方面影响整个家庭饮食习惯。

2. 社区干预　近来已建立了大量的以饮食改变为目的的社区干预方法，深入到超市的营养教育运动已初见成效。有研究发现，在超市中安装的、由电脑控制的、互动的营养信息系统，可以帮助顾客们了解了有关的营养信息，使顾客高脂肪食品的购买量明显减少了，高纤维食品的购买量则明显增加。

3. 社会工程干预　饮食改变不仅源于个人努力，也来自社会工程的作用。例如，学校通过禁止学生吃零食，提供营养午餐，将零食涨价而对健康食品降价等方式，促使学生选择健康食品。对学校来说，社会工程解决方案也许是最成功的。

四、体重控制与相关行为干预

通过节食减肥是最常用的一种方法，大多数的减肥计划开始于饮食治疗。但是实践表明，仅仅通过节食减肥的效果较差而且难以持久，很少能达到减肥者的期望值，这种对减肥的失望甚至能引起体重的反弹。应更多采用综合模式来改变不良摄食行为。

1. 筛查　目的是确定参与者，了解参与者对减肥的心理准备与动机，以使选择合适的减肥方法。

2. 自我监控　行为分析的目的是寻找并确定靶行为（目标行为），即确定影响进食的刺激。训练当事人去改变环境曾引起和维持其过度进食的刺激。这些步骤包括：① 购买低热量的食品；② 设法使其更易接近低热量食品；③ 限制高热量食物在家里的储存量。行为控制技巧也被用来训练患者改变进食的环境。限制当事人在特定的时间、特定的地方进食，可以让当事人学会培养新的、与进食有关的刺激。此外，还要注意关于体重问题及其管理方法的个性化反馈。

3. 控制进食　目的是减少能量摄入。减少能量要以能使人从事正常的活动为原则，过量摄食者应减少 10%～30%的总热量；每天胆固醇的摄入应少于 300 mg，其中老年人宜少于 200 mg（一个鸡蛋约含 180 mg 胆固醇）；减少精制糖的摄入量;增加蛋白质尤其是优质蛋白质、复合糖类、纤维素及矿物质和液体的摄入量。在训练患者控制靶行为的同时,也要训练他们学会自我奖励,即当他们成功地实施了某些行为时给予自我奖励,如坚持记录、数咀嚼的次数、进餐中的停顿,以及只在特定的地方就餐等,都是可奖励的行为。奖励的方法是采取一些正强化的手段,如看电影或打长途电话给朋友。培养对饮食的自我控制感已经成为行为主义治疗肥胖的一个重要部分,自我控制的训练有助于肥胖者克服食物的诱惑。

4. 增加锻炼　在任何减肥项目中,锻炼都是十分重要的一环。事实上,随着人们年龄的增长,增加运动量对于保持体重十分关键。高水平的体力活动有助于成人和儿童减肥的成功,而且可以起到长期维持减肥效果的作用。

5. 控制自我对话　认知重建是减肥计划的一个重要部分。不良健康习惯可能被功能失调的自我对话强化,应要求参与减肥者确认这种适应不良的思维方式,并以积极的自我指导取代它。乐观的期望和对治疗结果的满意都与体重的减轻相关。强烈的自我效能感,即对于减肥成功的信念,也有助于体重的减轻。

6. 社会支持　由于获得较多社会支持的参与者更可能成功地减肥,因此多模式减肥项目包括了对当事人进行方法训练,让他们学会有效地获得家人、朋友和同事的支持。即使是通过互联网的方式获得行为治疗师的支持信息,也对减肥有更好的帮助。

7. 预防复发　复发预防技术已经被整合到了许多的治疗方法之中。最初的复发预防主要针对申请参与减肥项目的人进行有效的筛查。其他的复发预防措施包括对特殊患者的进食问题进行有针对性的治疗,重建环境以减少诱惑,对复发高危情境的反复训练,培养应对高危情境的策略。

五、睡眠休息行为干预

休息的方式有变换活动或改变工作方式。例如,在体力和脑力劳动之间,穿插一些文娱活动就可得到积极的休息。闲暇休息也是人们精神生活中必不可少的内容。睡眠被视为“彻底的休息”,对恢复机体的疲劳特别有效。目前,许多干预方法已经用于治疗失眠,包括放松疗法、睡眠相关行为的控制以及认知行为干预。但要注意行为干预前要对失眠者进行必要医学检查和心理检查,了解失眠的原因、特点,以消除病因。在排除器质性疾病的情况下,对失眠患者主要施以心理行为治疗。相比之下,培养良好的睡眠习惯对于改善睡眠显得更为重要。

1. 一般性处理　寝具硬度适中,按时上床,不在床上工作和思考问题,睡前饮食量适中,不饮酒、不喝咖啡或浓茶,睡前 1～2 小时不进行身心兴奋的脑力、体力活动等。睡眠的姿势采取右侧卧位,睡眠的环境温度在 15～24 ℃,隔离噪声而且要关灯睡眠,创造良好的入睡环境,养成良好的睡眠习惯。

2. 药物治疗　药物是治疗失眠的常用手段,但要慎用。目前使用最多的是抗焦虑药、抗抑郁药和抗精神病药等。要注意因病施治、短期使用、正确停药等，还要进行综合治疗。

3. 心理行为治疗失眠　患者一般不重视或者意识不到失眠的心理原因。因此，要帮助患者寻找造成失眠的心理因素，配合心理治疗以消除这些心理因素。

六、意外事故行为干预

（一）家庭事故

家庭事故如意外中毒和跌倒，是导致五岁以下儿童死亡和伤残的主要原因。由于孩子的生活环境是受父母控制的，因此减少家庭事故的措施主要由父母来实施。例如，进行一些培训，教会年轻父母家庭中常见有害物质的识别与保管知识。研究表明，这些干预手段能有效地保障儿童的安全。

（二）摔倒

在老年人这一特定的群体中，摔倒是一个严重的问题，而且随着老龄人口的增多而变得更加严重。可采取以下措施可以降低危险性：① 通过饮食调整和药物干预来减少钙质流失，以解决骨质疏松问题；② 平衡、灵活性和步态训练和锻炼能降低摔倒的危险；③ 在家中做一些小小的改变，包括在浴室里放置防滑垫、楼梯两侧安装扶手，以及确保更好的照明条件，有助于防止老年人摔倒。有证据表明积极采取预防摔倒的措施能大大减少死亡率和伤残率。

（三）车辆事故

摩托车和汽车事故是导致意外死亡的主要原因，但迄今为止尚缺乏可用于帮助人们避免交通事故的心理学研究，只有一些诸如道路的保养、交通容量和车辆的安全标准的探索。然而，心理学的研究能发现一些与事故有关的因素，包括人们驾驶的方式和速度，以及一些提高安全性的预防措施。

第三节　致病行为模式的行为干预

行为模式（behavioral model）是指人的规则化或习惯化的某种行为系列，是可观察的规则行为。它具有稳定性与可重复性的本质特征，即在其他情境中重复出现，使人们感到它是固定的、有规则的、始终如一的。行为模式是包括动机、态度和价值取向等多方面心理特征的综合。目前提出的行为模式主要有 A 型行为、B 型行为、C 型行为、D 型行为、E 型行为等。

关于行为模式与健康关系的思想可追溯到古希腊医生 Galen，他认为抑郁女性容易患乳腺癌。在 19 世纪末，Osier 提出“在使人忧虑和紧张的近代生活中，冠状动脉退行性变不仅非常普遍，而且常常倾向于较轻的年龄。因此我相信，在高压下生活和以最大力量开足马力进行工作的习惯，比过度进食和饮酒更容易引起冠心病”。1919 年，Moschowitz E 报告个性特点与高血压有着密切的关系。随后西方医学开始了心理因素与疾病之间关系的研究，形成了行为模式的理论。1987年，美国心脏病专家 Friedman 说："尽管把任何一个心理因素都说成是病因还为时过早，也过于武断，但人格对于健康具有潜在的影响是毋庸置疑的。"

一、A型行为模式和B型行为模式

A型行为模式（type-A behavior pattern，TABP）又称为A型行为、A型人格（type-A personality）、A型性格（type-A character），是一种与"B型行为模式"相对的行为类型。它由美国临床医生 Friedman 和 Rosenman 于1959年提出，认为是与冠心病发病有关的"冠心病易患模式"，简称A型行为模式。

A型者的特征是：① 为取得成就而努力奋斗；② 过高的工作要求，常对工作成就不满意；③ 情绪易波动；④ 有闯劲，表现好斗、敏捷、有进取性；⑤ 过强的竞争性与好胜性；⑥ 常见时间紧迫感与匆忙感；⑦ 变动不定的敌意；⑧ 习惯做艰苦紧张的工作，即便休息时也难以松弛下来；⑨ 不耐烦；⑩ 经常同时进行多种思维与动作；⑪ 语言与动作的节奏快。具有A型性格的人一般有快节奏、高效率以及竞争意识强等适应现代社会发展的不少优点，但A型人要在少而又少的时间内，完成多而又多的事。面对剧烈的竞争，A型人不断地挣扎，容易发生恼火（aggravation）、激动（irritation）、发怒（anger）和不耐烦（impatience），Friedman 把这些特征称为 AIAI 反应，A型性格对人体的危害主要是 AIAI 反应。

B型行为模式（type-B behavior pattern）的特点与A型行为相反，以性情温和，悠闲自得，慢条斯理，不急不躁，容易满足，与世无争，有耐心，能容忍为特征。此类型是抗压力的个性类型。

Friedman 和 Rosenman 等人经过长达20年的观察研究，发现A型性格的人患冠心病是B型性格的1.7～4.5倍。后来，许多医学研究有统计表明，85%的心血管疾病与A型性格有关。1977年国际心肺血液病学会确认A型行为模式（也称A型性格）是引起冠心病的一个独立的危险因素。

1974年，Friedman 和 Rosenman 发表《A型性格和你的心脏》一书，指出 TABP 是一种特异性的模式——行为复合体（action-motion complex）。1984年，Friedman 与 Ulner 提出一个更加心理动力化的 TABP 模式。在这个模式中，起核心作用的是不安全及自尊不足。TABP 的两个主要症状是时间紧迫感及无端的敌意，当成就不能得到长期满足就会带来新一轮"更大、更高"的挑战。最终，时间紧迫感、过度的好胜，以及无端的敌意泛滥，导致个性衰颓及耗竭。

Friedman 将A型行为分成五种，即 A1，A2，X（M），B3，B4，TABP 是指 A1 型。行为类型的评定是通过以言词、行为挑逗下观察被试行为反应的结构或晤谈或包含时间紧迫感、竞争性、敌意等内容的问卷来评定，如"詹金斯活动调查表"和张伯源等编制的"A型性格问卷"。

专栏 14-1　A 型行为研究的不同观点

学术上的论点总会有不同见解出现，A 型行为与冠心病的关系也不例外。有的报道表明两者之间并无确定关系，甚至得出 B 型行为者冠心病发病率和病死率都高于 A 型行为的相反结论。这就使研究者们对 Friedman 的概念用更精确的研究去分析，并对 A 型行为与冠心病之间的关系提出疑点。

Dimtdale 在分析大量有关文献后认为，把 A 型行为作为冠心病高危因素的观点目前仍处于分歧状况，形成这一状况的原因有三点：① 争论双方缺少冷静地重复对方实验的科学态度，对不同的观点和不一致的结论应该认真考虑其意义。② 行为类型的含义不精确，因为行为的表现错综复杂，把哪些有关的行为归为一类更能恰当地反映其内在联系是问题的关键。现在采用的 A 型行为面谈提纲和问卷内容缺乏相关性，对 A 型行为的判断标准很难掌握一致，因而人群中 A 型行为者所占百分比也有相当差异。③ 至今未能发现 A 型行为的“冠心病倾向人格”的核心特征是什么，有没有比 A 型行为更精确细致的心理特征与冠心病高危因素相联系？如有资料认为敌视与冠心病的关系更密切；重新分析 Friedman 等的资料，也表明潜在的敌视是发生冠心病意外的重要预见性指征；在冠状血管造影的研究中，也发现冠状血管病变程度与敌视有关，而与 A 型行为无关。

A 型行为论点的提出，无疑是心身医学的一项重要进展。随着研究的深入，行为与疾病之间的关系也将得到进一步阐明。这一尝试引导医学将研究重点由“心理行为因素与冠心病的联系”向探讨“心理行为因素与冠心病之间联系的机理和本质”发展。

二、C 型行为模式

C 型行为(type-C personality)即“癌症倾向人格”(cancer-prone personality)。Baltrusch 于 1988 年首先提出。他认为具有 C 型行为(人格)特征的人是易患癌症的一个危险因素。C 型行为的主要特征为过度社会化，缺乏自我意识，以满足他人的需要为行为准则，过分容忍、姑息和谦让，压抑内蕴，怒而不发，抑郁焦虑，克制姑息等。Temoshok(1990)将 C 型行为特征描述为善良、隐忍、自我牺牲、不果断、耐心、服从外部权威，而且不将消极情绪外露，特别是气愤情绪。

Baltrusch(1988)报道有 C 型行为的人，其癌症发生率比非 C 型行为者高 3 倍以上。岳文浩(1992)发现胃癌组抑郁、焦虑、愤怒和压抑量表分均高于对照组，显示其有较高的 C 型行为倾向。Baltrusch(1988)、Eysenck(1994)、Temoshok 和 Dreher(1992)报告，可以用 C 型行为模式预测哪些个体容易患上癌症或者加速癌症病情发展。

C 型行为诱发癌症主要通过三条途径：① 降低机体免疫力。压抑愤怒可导致体内体液免疫和细胞免疫功能下降，IgA 和 T 细胞减少，吞噬细胞功能降低，自然杀伤细胞数目减少；② 减少内脏器官的血液量致脏器代谢障碍。愤怒、焦虑等负性情绪可使交感-肾上腺髓质系统、肾素-血管紧张素-醛固酮系统、下丘脑-腺垂体-肾上腺皮质系统激活，使肾上腺素、血管紧张素、醛固酮、氢化可的松等分泌增多，导致内脏器官的血管收缩，血供应减少，从而影响其正常代谢；③ 压抑情绪可使细胞内调控正常细胞增殖、分化的原癌基因转化为癌基因。此外，压抑、紧张都会破坏 DNA 的自然修复过程，愤怒使血中氢化可的松的含量增加，抑制细胞内 DNA 合成，抑制肝细胞等正常细胞的再生，为癌症的发生创造条件。

三、D 型行为模式

1998 年，比利时 Antwerp 大学心理学家 Johan Denollet 首先报道了 D 型人格(type-D personality)的特征，并发现具有 D 型人格的人易患心脏病和肿瘤。

D 型人格又称“忧伤人格”，特点是沉默寡言，待人冷淡；缺乏自信心，有不安全感；性格孤僻，爱独处，不合群；情感消极，苛求自己，忧伤，容易烦躁、紧张和担心。类似 Hippcrates 的抑郁质和 Eysenck 的不稳定内向型，也带有较明显的强迫性色彩。D 型性格的消极忧伤、孤独压抑，以及自我孤立所导致的缺乏社会支持等特点，是心血管疾病的重要心理危险因素。

Denollet 在一项心脏病康复计划中，对 319 例进行为期五年的跟踪观察发现，具有 D 型性格的人反复发生心绞痛或心肌梗死的几率为 52%，而同年龄组非 D 型人的发生率仅 12%，因此确定 D 型性格是使心脏病反复发作的一个危险因素；此外，他根据对其他 246 例观察 6～10 年的结果，发现 D 型人发生癌症的几率也有明显的增加。2005 年，荷兰学者对刚接受过心脏支架手术的近 900 名冠心患者的调查发现，D 型性格的患者，在接受手术后的 6～9 个月内，心脏病再次发作或因发作导致死亡的人，是其他类型性格者的 4 倍。Denollet 认为此类低落情绪倾向加剧了他们的社会心理障碍，使其不能与他人顺畅地交往，这些因素致使他们的心脏病发病率的增高。这些人所经历的慢性焦虑可能是导致心脏病的罪魁祸首，因为紧张压力会压迫动脉血流向心脏，加剧血液中的血小板运动(容易发生血栓)，迫使心脏跳动急剧加速，最终导致衰竭。他还认为 D 型的性格特征一般是持续一生的(而 A 型则不同，它仅仅是各种行为征候的大杂烩)。D 型的性格很难改变，但是 Denollet 表示没有必要进行性格类型检查，他表示“D 型并不是我们试图改变的类型，而是一个标记，用以告诉我们对何种患者要特别关注”。所以一旦患者被确定为 D 型性格，他们则应该接受额外的治疗，如心理咨询、行为治疗和社会技能培训等。

四、E 型行为模式

E 型人格(emotion personality)，精神型性格或神经质型性格。E 型性格的人大多感情丰富、善于思索、很少攻击性，他们不善于人际沟通，也很少找别人的麻烦，情绪较为消极，常过自留现实，自我评价偏于悲观。

此类性格易发神经症，如神经质型焦虑症。通常焦虑症大多因有严重的挫折或生活变故事件所引起，但神经质型焦虑症可被生活中点滴小事引发。在出现焦虑时易产生一系列生理功能紊乱，如心悸、头晕、头痛、失眠等。这种焦虑症具有波动性和不稳定性。

近年来，通过对上海长寿老人（90 岁及其以上）做了一系列性格调查，发现长寿老人 B 型倾向的性格占 83%；A 型倾向为主的占 14%；而 C 型、E 型性格则与长寿无缘。

表 14-1　五种行为类型的比较

类型	特　点	易患疾病	干预要点
A	过分的抱负，强烈的竞争性，固执，好争辩，说话带有挑衅性，急躁，好冲动，好生气，时间紧迫感，敌意，攻击性	冠心病、心肌梗死、高血压	降低期望值，学会倾听，学会平和对待他人，注意劳逸结合，改变追求完美的心态，戒骄戒躁
B	安宁，放松，随遇而安，顺从，沉默，声音低，节奏慢		多参加集体活动；适当培育上进心
C	压抑内蕴，怒而不发，抑郁焦虑、克制姑息	癌症	多交友，多倾诉，开阔心胸，增加社会活动，培养适当的宣泄途径
D	敏感多疑，易兴奋又易疲劳，求全求美，拘谨呆板，心胸狭窄，易后悔、责任心强，苛求自己	心脏病、肿瘤	多参加活动，多交友，培养兴趣爱好，学会正常倾诉
E	感情丰富，善于思索，很少攻击性，很少麻烦别人，消极，自我评价低	神经症	培养信心，加强交流，增强主动性

思考题

1. 根据上述介绍，你身边存在哪型人格的人呢？他们都是有哪些行为表现？
2. 人格是影响人的行为选择因素之一，其他可能的影响因素有哪些？

五、行为模式干预

（一）健康教育

宣传和讲授行为模式与健康关系的教育是防治行为模式易患性疾病的最重要措施之一。在一般人群中宣讲时要采用通俗易懂的语言，并针对不同行为模式的特点设计方案。

(二) 行为干预

精神分析、行为治疗和认知疗法等多种方法都可以选择,或者综合运用。例如,对 A 型行为者,可通过认知行为干预和行为矫正缓和 AIAI 反应。

第四节 成瘾行为干预

一般认为,成瘾是指个体不可自制地反复渴求从事某种活动,虽然明知这样做会给自己或已经给自己带来各种不良后果,但仍然无法控制的行为。在专业领域,主要指滥用某种药物的行为。这里,仅讨论吸烟与酗酒行为的干预问题。

一、吸烟行为干预

目前全球吸烟人数约为 11 亿,我国约占 33%,估计到 2025 年,全世界吸烟者将达到 13～17 亿。现在每年死于吸烟及其相关疾病的人数达 490 万,据预计到 2030 年,全球每年因吸烟而致死的人数将达 1 000 万人。

(一) 危害

烟草所含的 7 000 多种化学物质中至少有 43 种是致癌物质,还有 10 多种是会促进癌症发展的物质,其中对人体危害最大的是尼古丁、一氧化碳和多种其他金属化合物。被动吸烟的危害更大,每天平均 1 小时的被动吸烟就足以破坏动脉血管。一些与吸烟者共同生活的女性,患肺癌的几率比常人多出 6 倍。

(二) 干预

戒烟更多的是一种理念和意识,强烈的戒烟意识、坚强的毅力,加上科学的戒烟方法和技术肯定有确切的效果。

主要方法和途径包括:大力开展戒烟教育,以唤醒戒烟意识;创新戒烟方法,如利用牙膏戒烟等;采用替代疗法,以非烟草的形式、小剂量、安全性好的尼古丁制剂取代烟草;药物疗法,如载班(zyban)、畅沛(chantix)、acomplia 和中药等。

二、酗酒行为干预

饮酒是历史悠久且普遍的生活习惯和社会风俗之一,如今已经成为世界各国重要的公共卫生问题。据统计,仅美国就有 1 300 万人酗酒成瘾,而酒依赖及其相关性问题是仅次于心血管疾病和肿瘤,是居于第三位的公共卫生问题。2005 年我国的流行病学调查,酒依赖患病率为 3%。

(一) 危害

酒的危害包括对躯体和心理的伤害。酒精对身体多个系统可以造成损害,能引起多种疾病。酒精中毒有急性与慢性之分,病理损害比较复杂(见表 14-2)。

(二) 行为干预

1. 健康教育和认知行为干预是酗酒和问题饮酒的经典干预方案 但实施中

要注意个体酒精成瘾所涉及的生物因素及其所处的社会环境因素。该治疗方法的目的在于减少对酒精的固定需求，并使个体掌握一些除饮酒以外的闲暇生活或娱乐方式去适应和改变环境因素，该方法也可使那些不涉及酒精的行为、活动得到强化。

表 14-2　酒精中毒的分类与表现

急性酒精中毒	慢性酒精中毒
1. 单纯醉酒：又称普通醉酒。是由一次大量饮酒引起的急性中毒，临床症状的严重程度与患者血液酒精含量及酒精代谢速度有关。 2. 病理性醉酒：是一种小量饮酒引起的精神病性发作。患者饮酒后急剧出现环境意识和自我意识障碍，多伴有片断恐怖性幻觉和被害妄想，临床上表现为高度兴奋、极度紧张惊恐。 3. 复杂性醉酒：醉酒的过程比普通醉酒更强烈，迅速产生非常强并急速加深的意识模糊，急速出现精神运动性兴奋，正常礼仪行为紊乱，与平时性格和行为明显对立，而且持续时间更长。	1. 依赖综合征：由反复饮酒所至，产生对酒的渴求和不断需要饮酒的强迫感，可持续或间断出现，若停止饮酒则出现心身戒断症状。 2. 震颤谵妄：长期饮酒后骤然减少酒量或停饮产生短暂的意识障碍。 3. 酒精幻觉症：一般在突然减少或停止饮酒后 24 小时内出现大量丰富鲜明的幻觉，以幻视为主。 4. 酒精妄想症：出现嫉妒妄想与被害妄想，以前者多见。 5. 酒精性脑病：长期大量饮酒引起脑器质性损害，以谵妄、记忆力缺损、痴呆和人格改变为主要特征。 6. 柯萨可夫精神病(Korsakoff's psychosis)：又称柯萨可夫综合征，表现为记忆减退、虚构、错构和定向力障碍。 7. 酒精性痴呆(alcoholic dementia)：长期饮酒以及多次震颤谵妄发作逐渐发展所致，表现多种高级皮质功能如记忆、思维、理解、计算、定向力和语言功能损害

2. 复发是治疗酒精滥用中一个很难解决的问题　学习应对技能或者社会适应技能可以帮助其维持戒酒和预防复发。此外，掌握拒绝饮酒的技巧，以及在饮酒高风险场合中，用无酒精饮料代替饮酒，是预防复发的重要策略。

3. 行为矫正是比较正式的戒断治疗　包括厌恶疗法、系统脱敏疗法结合奖励强化法和暴露疗法。

思考题

1. 成瘾行为形成的心理学机制是什么？
2. 政府和社会在干预吸烟和酒精成瘾行为应承担的职责是什么？

人一般在什么情况下需要戒酒？可通过以下自测表进行初步筛查判断。

专栏 14-2 如何判断是否要戒酒?

酒依赖自测题

1. 您是否在一天内喝 200 ml 白酒,或 1 000 ml 果酒(或黄酒),或 4 瓶啤酒?

2. 您是否有过连续半月每天至少喝 100 ml(或更多)白酒,或 500 ml 果酒(或黄酒),或 2 瓶啤酒?

3. 您是否有过第二天对喝酒后所做的事、所说的话记不起来?

4. 您是否曾经想戒酒,但又没能做到?

5. 您是否为了控制喝酒而规定自己在下午 5 点以前不准喝酒,或不单独一个人喝酒?

6. 您是否有过在停止饮酒或减少喝酒后出现双手抖动的状况?

7. 您知道喝酒会使您自己所患的疾病(如肝炎、胃病等)病情加重后,是否还会继续喝酒?

8. 您是否有过连续两天或更长时间不停地饮酒,而从未清醒过?

9. 您是否曾在早晨一起床就空腹喝酒?

10. 您的家人是否因为您喝酒太多而经常提出反对意见?

11. 您是否在喝醉时和人打过架?

12. 您是否曾因酒后驾车、骑摩托、自行车而出过事(如摔伤、车祸、被拘捕等)?

13. 你的朋友、同事或医生是否向你提出过你喝酒太多了?

14. 您是否曾经因为喝酒影响过社会治安或被拘留?

15. 您是否因为喝酒在工作或学习中惹出过麻烦(如迟到、旷工过多等)?

16. 您是否因为坚持喝酒而被辞退、开除或受处分?

答案:如果 1、2 题中任何一条回答“是”,且 3～16 题中任何一条回答“是”,则您可能有酒依赖问题,需要接受戒酒治疗!

第五节 其他健康相关行为干预

一、认知行为干预方法

错误的健康信念、消极的求医保健行为、不良遵医行为和认知行为缺陷是导致慢性疾病发生、发展及难以控制的重要原因。许多患者对相关危险因素和疾病早期缺乏客观的认识,自我管理效能低下,遵医依从性较差,严重影响疾病的早期发现、早期防治和有效控制。有些高血压、糖尿病患者甚至已经到了发生脑卒中、失明、肾衰或截肢的地步,却仍然对严重的后果浑然无知。认知行为理论认为,行为的发生并不单纯取决于环境刺激或行为后果，还受其自身认识评价系统，即元认知系统的影响。人的认知活动在决定人的行为中起到重要作用，如果对认知缺陷加以改变与矫正，帮助其建立正确的认知方法和正确的信念，教会其有效的认知行为训练程序，那么不良生活行为方式、患病行为和不良遵医行为、消极情绪及适应不良行为也会得到改善。换言之，认知行为干预是旨在通过改变认知而达到改变行为，促进健康的干预方式。

新型的认知行为干预是在认知行为心理结构分析的基础上，逐步建立起来的干预处理认知行为缺陷的方法，通常是一种针对具体的目标行为的教育性的干预。基本程序有以下几步：

1. 知识的传播和教育训练　使患者或高危人群识别和意识到不合理的思维方式和不合理的健康信念。

2. 调整认知，使干预对象的认知内容、方法、出发点等发生改变　使其在认知方面对自己面对的问题和自身的行为缺陷有一个比较理智的认识。

3. 以信念辩论的方法为主的干预技术　帮助患者认清其信念的不合理性，进而使他们放弃这些不合理的信念，帮助其产生某种认知层次的改变。

4. 根据暗示学习的原理与技术，采用一系列认知策略训练、自我控制或自我指导训练　改变人们大脑中有关行为反应的知识结构，从而消除不良情绪，建立新的认知模式，促使信念、态度、观点及行为的改变。

以戒烟为例，对吸烟行为干预过程可参照健康信念模式的观点，从认知和信念的改变开始，不断强化戒烟动机与行为，最后达到较持久的戒烟效果。其干预程序又可称为“5R”法：① 指出相关性(relevance)，鼓励戒烟者指出自己戒烟的相关理由或原因，与自己情况(如疾病、健康危害、家庭、社会关系)越密切越好；② 强调危险性(risk)，鼓励吸烟者自己说出吸烟的不良后果。医务人员应强调与患者最相关的危害部分，并指出彻底戒烟是避免这些不良后果的唯一途径；③ 认识回报(reward)，鼓励吸烟者说出戒烟可获得的潜在益处，并强调与患者最相关的回报；④ 认清障碍(roadblock)，鼓励吸烟者说出阻碍其戒烟的理由，并告之能解决这些障碍的办法和措施；⑤ 反复动员(repetition)，动机干预应在无戒烟意愿的吸烟者每次看病时都反复进行。对过去尝试戒烟失败者应告知许多戒烟成功者都是经历反复尝试多次之后才获得成功。

二、求医和用药行为干预方法

主要指针对消极的或不科学的求医行为、不合理用药行为及不遵医用药行为的干预。科学的求医和用药行为是一个复杂的社会性行为，涉及医学、药学、行为科学、社会学、伦理学和心理学等多学科理论观念，也与医生、患者、药师、护士及其他社会支持体系相关人员的知识、信念、态度和行为方式有关。慢性病患者中的不合理的求医、用药行为非常普遍，如讳疾忌医、延迟就医、频繁求医、迷信巫医“神药”、随意用药或停药或减量、不遵医嘱、凭感觉用药、凭道听途说用药、频繁换药、药物成瘾、重复用药、过度用药等行为。合理用药行为是维护药物治疗的适应性、安全性和有效性的基本保证，是疾病治疗的重要环节，药物治疗行为干预应当贯穿慢性病干预治疗的全过程。实施程序与方法包括以下几个方面：

1. 开展疾病的早期筛查和健康咨询，强化社区高危人群和患病人群的健康评估和“三早”教育。

2. 注重医务人员的药学素质和服务意识的提高，合理开展全程化药学指导服务，开展多种形式的药物治疗的自我管理教育。

3. 提高医务人员对患者药物治疗知识及治疗依从性的关注度，改进医患交流沟通的效能，尽量简化药物治疗方案，使患者易懂、易操作。

4. 借助行为改变技术改变患者的健康信念及其对待疾病治疗的态度和行为，提高其对药物治疗方案的认同度，改善其遵医行为，促进药物治疗作用的发挥。

5. 对求医用药行为进行不间断的随访指导和干预管理。

6. 由社区全科医生、护士或医院的药学工作人员定期评估药物治疗方案的执行情况及治疗效果，与患者用药行为相关的疗效改进应当及时反馈给患者，以改善其自我效能感，坚定其药物治疗的决心。

三、遵医行为干预方法

遵医行为是指患者对医生治疗方案的配合性和依从性，即患者对医嘱的理解与执行程度。患者遵医程度的高低，直接影响到治疗效果的好坏，良好的遵医行为是疾病得以控制和康复的保证。另外，医疗行为方面的缺陷对患者遵医行为也有较大影响。例如，医生和患者交流沟通不畅，教育干预不到位，医嘱交代不清楚，对患者执行医嘱的情况缺乏随访，没有连续性督导等。因此，医护人员应当常规性的采取积极的干预措施，防止出现或改变已经出现的不遵医或不良遵医行为。实施程序与方法如下：

1. 分析评价个体的遵医行为及其影响因素，指导个体化的干预计划。

2. 以行为主义理论和健康相关行为改变模式为指导，加强医患沟通的教育及管理，开展各种形式的遵医行为指导，让患者更好地了解疾病相关知识，了解不遵医行为后果，引导其转变遵医信念和遵医态度，逐渐提高其遵医程度和对治疗的依从性。

3. 鼓励患者记录相关的用药信息和对治疗方案的自我评价。

4. 实施无威胁性的随访支持和监测，建立长期的用药行为指导机制。

5. 定期评价干预效果，调整必要的措施。

四、自我管理行为干预方法

当患者本人用行为改变技术方法来矫正自己的行为时，这个过程就称为自我管理行为，表现为以一种行为控制另一种行为（目标行为）的出现。自我管理行为干预的目的就是让患者不断掌握健康知识和相关的操作技术，认同合理的管理目标，达到理想的自我管理预期效果。

患者自我管理行为涉及认知行为、学习培训、饮食营养、运动锻炼、病情监测、用药管理、自我护理、心理调适、戒烟限酒、睡眠休息、旅游休闲、生活作息、卫生习惯、安全性行为、生活事件应激、压力应对和危险因素自我管理等方面。自我管理行为是可以通过健康教育和社会学习而习得的行为，在干预过程中患者特别关注具体的演示和指导，以观察和模仿学习及行为塑造等多种干预技术较为适宜，可以有效地促进患者的自我效能，提高疾病的自我管理水平。实施程序与方法如下：

1. 对个体或群体的行为方式和自我管理效能感进行评估。

2. 坚持开展自我管理教育，促进患者对疾病的认知能力和自我照顾技能的提高。

3. 借助于技能训练、同伴支持计划或群体互动活动，增强其对疾病的自我预防和自我管理能力。

4. 通过随访指导和定期的强化教育干预，帮助患者维持良好的自我管理状态。

阅读　A型行为评估过时了吗？

“A型行为者”系20世纪50年代美国心脏病学家Friedman（Meyer Friedman）和罗森曼（Roy H. Rosenman）发明的术语，用来指具有易引发冠心病的某类性格特点的中产白人男性。2012年《美国公共卫生杂志》（American Journal of Public Health）中一份报告断言，该研究受到烟草业的大力资助，使其避免提出吸烟有害健康的主张。

自此以后的数十年里，这一用词成为流行术语，人们以此为自己的性格划分阵营。1989年《人格与社会心理学杂志》（*Journal of Personality and Social Psychology*）发表了一份研究报告，其中的重大发现是人格的二分性——即你天生不是A型行为者，就是B型行为者，二者必居其一。

而多伦多大学博士后学生威尔莫特（Michael Wilmot）希望验证这些假设置于今天是否依然准确。因此他和他的团队重做以往的实验，运用更现代的调查方法，看看是否会得出相同的结论。他们的研究结果将发表于《人格与社会心理学杂志》。

20世纪50年代两位心脏病学家想要给因精神压力大易患冠心病的人做一个归类，因此发明了“A型行为”这样一个名词。

Wilmot研究团队重新考察了英美若干年前的调查档案数据，其中近4500人参与过传统的A型行为者调查。但他们并没有得出“A型行为”是一种天生的性格种类这样的结论。他们的最新研究发现，人的个性特点是因人而异，而不能简单归纳到某个固定种类。

Wilmot 说："人类喜欢分门别类的概念。科学用这种方法帮助我们了解世界，人类最感兴趣的便是人类同胞，因此也就给人类划分类别。"

将所有人笼统地划到某个类别可能会不够科学。

Wilmot 和他的团队表示，问题在于"被列入"A 型行为的人不可能是不折不扣的 A 型人格者。而更可能的是，你可能具备 A 型行为的某些特点，却没有 A 型行为的其他特点，或者程度上有一定差别。

1989 年的研究版本采用的是过时的研究方法，如二分法回答格式（"你会这样还是那样?"），而非采用浮动计算方法衡量性格特点（如进取心或性情急躁）。后者是更为现代的问卷调查。当今许多心理学家都避免提供单一类别的测试，而侧重于能探索人的性格特质的多维度调查，在这类调查中，每种性格特质会有程度不等的打分。

Wilmot 说："也许有的争强好胜的人并不急躁易怒或性格暴躁。"换句话说，有的人喜爱竞争但不会产生时间压力。某些人是 A 型行为者，即意味他们二者兼具，既进取又性格暴躁，既喜爱竞争但又怕压力。

资料来源：https://www.bbc.com/ukchina/simp/vert-cap-46217766

（张志如）

第十四章习题及答案

参考文献

[1] 刘新民，杨甫德. 变态心理学[M]. 3版. 北京：人民卫生出版社，2018.

[2] 刘新民，程灶火. 医学心理学[M]. 2版. 合肥：中国科学技术大学出版社，2017.

[3] 刘新民. 变态心理学[M]. 2版. 北京：人民卫生出版社，2013.

[4] 刘新民主编. 如何"吃"出你的好体型：肥胖症、厌食症与贪食症的防治与调适[M]. 北京：人民卫生出版社，2010.

[5] 白波. 行为医学[M]. 3版. 北京：人民卫生出版社，2018.

[6] 王翔南. 行为主义心理学和行为医学[M]. 北京：人民卫生出版社，2011.

[7] 韦波. 行为医学[M]. 2版. 北京：人民卫生出版社，2013.

[8] 杨志寅. 行为医学[M]. 北京：高等教育出版社，2008.

[9] 王明旭. 行为医学[M]. 北京：人民卫生出版社，2011.

[10] 李凌江. 行为医学[M]. 北京：人民卫生出版社，2009.

[11] 刘克俭，顾瑜琦. 行为医学[M]. 北京：科学出版社，2009.

[12] 李功迎. 医患行为与医患沟通技巧[M]. 北京：人民卫生出版社，2012.

[13] 田慧光，张建宁. 健康管理与慢病防控[M]. 2版. 北京：人民卫生出版社，2017.

[14] 杨丽，侯惠如，石海燕. 健康体检与慢性病健康管理[M]. 北京：人民军医出版社，2013.

[15] 刘新民. 儿童行为障碍与健康[M]. 北京：人民卫生出版社，2010.

[16] 张开金. 健康管理理论与实践[M]. 2版. 南京：东南大学出版社，2013.

[17] 洪倩. 社区健康风险干预与管理[M]. 北京：人民卫生出版社，2015.

[18] 姚树桥. 心理评估[M]. 北京：人民卫生出版社，2007.

[19] 郭清. 健康管理学概论[M]. 北京：人民卫生出版社，2011.

[20] 郑文岭. 健康管理基础[M]. 广州：华南理工大学出版社，2010.

[21] 郑振佺，霍建勋. 健康教育学[M]. 北京：科学出版社，2008.

[22] 郑频频. 健康促进理论与实践[M]. 2版. 上海：复旦大学出版社，2011.

[23] 田本淳. 健康教育与健康促进实用方法[M]. 2版. 北京：北京大学医学出版社，2015.

[24] 余金明. 健康行为与健康教育[M]. 上海：复旦大学出版社，2013.

[25] David H. 心理学史[M]. 郭本禹，等，译. 北京：人民邮电出版社，2011.

[26] 邹宇华. 社区健康教育技能[M]. 北京：人民卫生出版社，2017.

[27] 胡月琴，邓斌菊. 社区健康管理技术[M]. 合肥：安徽大学出版社，2016.

[28] 武鸣，李小宁. 社区健康教育指导手册[M]. 苏州：苏州大学出版社，2016.

[29] 侯怀银. 社区教育[M]. 北京：北京师范大学出版社，2015.

[30] 洪倩. 社区健康风险干预与管理[M]. 北京：人民卫生出版社，2015.

[31] 李祚山，陈小异. 行为改变技术[M]. 北京：北京师范大学出版社，2013.

[32] 赵淑英. 社区健康教育与健康促进学[M]. 北京:北京大学医学出版社,2011.
[33] 陆江,林琳. 社区健康教育[M]. 北京:北京大学医学出版社,2005.
[34] 姚树桥. 医学心理学与精神病学[M]. 2 版. 北京:人民卫生出版社,2007.
[35] 全国卫生专业技术资格考试专家委员会. 心理治疗学[M]. 北京:人民卫生出版社,2008.
[36] Timothy T. Clinical Psychology[M]. 7th ed. New York:Thomson Learning,2005.
[37] 钱明. 健康心理学[M]. 2 版. 北京:人民卫生出版社,2013.
[38] 潘芳,吉峰. 心身医学[M]. 3 版. 北京:人民卫生出版社,2018.
[39] 静进. 行为医学[M]. 广州:中山大学出版社,2009.
[40] 程灶火. 临床心理学[M]. 北京:人民卫生出版社,2014.
[41] 钱明. 健康心理学[M]. 3 版. 北京:人民卫生出版社,2018.